W0262641

KINDERHEILKUNDE UND PFLEGE DES GESUNDEN KINDES

FÜR

SCHWESTERN UND FÜRSORGERINNEN

VON

E. NOBEL UND **C. PIRQUET**

A.O.PROF.,O.ASS.D.UNIV.-KINDERKLINIK, LEHRER DER KRANKENPFLEGESCHULE IM ALLGEMEINEN KRANKENHAUS, WIEN

O. Ö. PROF. FÜR KINDERHEILKUNDE AN DER UNIVERSITÄT WIEN, VORSTAND D. UNIVERSITÄTS-KINDERKLINIK, WIEN

UNTER MITARBEIT VON OBERSCHWESTER HEDWIG BIRKNER UND LEHRSCHWESTER PAULA PANZER

ZWEITE, VOLLSTÄNDIG NEUBEARBEITETE AUFLAGE

MIT 77 ABBILDUNGEN IM TEXT

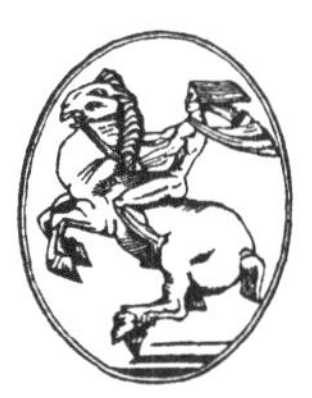

SPRINGER-VERLAG WIEN GMBH 1928

ISBN 978-3-662-27085-1   ISBN 978-3-662-28565-7 (eBook)
DOI 10.1007/978-3-662-28565-7

Vorwort zur zweiten Auflage

Innerhalb relativ kurzer Zeit wurde eine zweite Auflage des für Schwestern und Fürsorgerinnen bestimmten Lehrbuches nötig, ein Beweis für die Brauchbarkeit des Buches. Wir haben getrachtet, die in den zahlreichen, zumeist anerkennenden Besprechungen enthaltenen Vorschläge zu berücksichtigen und sind auch weiterhin für alle Anregungen und Ratschläge sehr dankbar. Der Meinung mancher Referenten, daß es überflüssig sei, so „gelehrte" Schwestern heranzubilden, konnten wir uns nicht anschließen, da wir überzeugt sind, daß die gründlich vorgebildete intelligente Pflegerin dem Arzt und dem Patienten viel wertvollere Dienste leisten kann, als wenn ihr die vom Arzt getroffenen Maßnahmen unverständlich bleiben. Dies müßte der Fall sein, wenn sie über den Ablauf der Entwicklung des Kindes, über seine Pflege in gesunden und kranken Tagen nicht durch theoretisch-praktische Schulung entsprechend vorbereitet wäre.

Die zweite Auflage des vorliegenden Buches erscheint völlig umgearbeitet und erweitert, alle Abschnitte wurden gründlich durchgesehen und ergänzt, insbesondere auch die allgemein als zweckmäßig anerkannte Schilderung der Krankenpflegetechnik.

Die moderne Schwester muß über die wichtigsten Probleme der Fürsorge orientiert sein, ebenso wie die moderne Fürsorgerin Einblick in die Tätigkeit der Pflegerin haben soll. Wir danken Herrn Doz. Dr. Lazar für die Schilderung der heilpädagogischen Probleme, die immer mehr an Bedeutung gewinnen und in das Arbeitsgebiet der Krankenpflegerin hineinreichen, und der Frau Fürsorgerin Hilde Wolf für die kurze Darstellung der Fürsorge.

Möge auch die zweite Auflage des Buches den Zweck erfüllen und Schwestern und Fürsorgerinnen in ihrem schönen, aber schweren Beruf ein verläßlicher Ratgeber sein.

Wien, im Juni 1928.

E. Nobel, C. Pirquet

Inhaltsverzeichnis

Der Neugeborene

Säuglingspflege

Ernährung

I. Chemische Bestandteile unserer Nahrung

II. Die Milch als Nahrungseinheit

III. Ernährung des gesunden Kindes

IV. Ernährung des gesunden Säuglings

Die wichtigsten Erkrankungen im Kindesalter

I. Infektionskrankheiten

II. Ernährungsstörungen

Die psychischen Abnormitäten des Kindesalters

Fürsorge

Krankenpflegetechnik

Der Neugeborene

I. Physiologische und pathologische Erscheinungen

Aussehen des Neugeborenen

Der Augenblick der Geburt bringt im kindlichen Organismus
eine große Veränderung mit sich. Nach Durchtrennung der
Nabelschnur ist das Kind genötigt, seinem kleinen Haushalte
selbst vorzustehen. Mit dem ersten Schrei entfalten sich die
Lungen, die Atmung muß nun das ganze Leben fortgesetzt

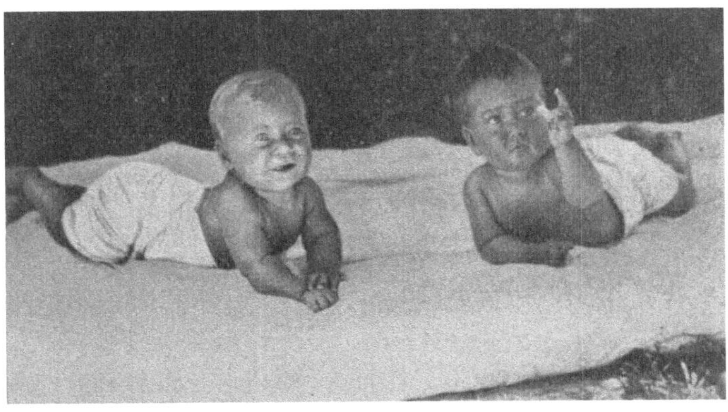

Abb. 1. Gesunde Säuglinge in der Sonne

werden. Der Blutkreislauf erfährt auch eine große Veränderung.
Nachdem die einfache Zufuhr der Nahrungsstoffe durch die
Nabelschnur unterbrochen ist, muß das Kind von jetzt ab für
seine Nahrungsaufnahme selbst sorgen, alle Verdauungsorgane
beginnen ihre Funktionen.

Durch den Übergang von der flüssigen zur luftförmigen
Umgebung werden an die Haut des Neugeborenen weitere Anforderungen gestellt. Aus einer gleichmäßigen Wärme von 37⁰ C,
wie sie im Mutterleibe herrscht, kommt das Kind in die wech-

selnde Temperatur der Außenwelt. Wenn er auch mit wärmenden Hüllen umgeben wird, so hat der kindliche Organismus doch erst zu lernen, sich den Temperaturschwankungen anzupassen: anfangs ist die Haut des Neugeborenen übermäßig gerötet, erst allmählich stellt sich die normale rosige Hautfarbe des Säuglings ein.

Der Neugeborene ist keinesfalls eine einfache Verkleinerung des Erwachsenen, seine Körperteile zeigen ganz andere Proportionen. Der Kopf ist schon im Mutterleib am besten entwickelt, er macht beim Neugeborenen ein Viertel der Körpergröße aus. Der Schädelumfang ist gleich dem Brustumfang und gleich der Sitzhöhe. Die einzelnen Schädelknochen sind miteinander noch nicht fest verwachsen, sie lassen in der Mitte des Scheitels eine ungefähr 2 cm große weiche Lücke frei, die „große Fontanelle".

Der Rumpf ist walzenförmig, der Hals kurz, der Bauch auffallend groß. Arme und Beine sind kurz und werden meist in gebeugter Stellung gehalten, die der Lage im Mutterleib entspricht. Die Haut ist zart und weich, am Rücken und an der Rückseite der Oberarme mit kleinen feinen Wollhärchen (Lanugo) besetzt. Das Kopfhaar ist meist dunkel und manchmal ziemlich lang, fällt aber in der Regel in den ersten Wochen aus, um dem bleibenden Haar Platz zu machen.

Die Muskulatur ist noch ganz wenig entwickelt. Die Bewegungen sind ungeordnet, ungewollt. An der Nase zeigen die meisten Neugeborenen kleine weiße Pünktchen, Talgdrüsen. Die Nabelwunde bedarf einer ganz besonders sorgfältigen Pflege.

Die physiologische Körpergewichtsabnahme des Neugeborenen

Wenn wir die Körpergewichtskurve eines vollständig normal entwickelten, ausgetragenen neugeborenen Kindes verfolgen, so können wir in der Regel beobachten, daß das Körpergewicht nicht vom Moment der Geburt an gleichmäßig ansteigt, sondern daß dasselbe in der ersten Woche um 200 bis 300 g abnimmt. Diese Erscheinung wird auch bei natürlich ernährten, vollständig gesunden Kindern und absolut gesunden Müttern mit normaler Brustdrüsensekretion so regelmäßig gefunden, daß man von einer physiologischen Körpergewichtsabnahme spricht. Bis vor nicht langer Zeit war man sich über die Ursache dieser Erscheinung nicht im klaren und ängstliche Mütter haben bei sorgfältiger Beobachtung ihres neugeborenen Kindes eine krankhafte Ursache dieser Körpergewichtsabnahme vermutet. Wir wissen

aber, daß die Milch in der Brustdrüse der Mutter in den ersten
Tagen nach der Geburt nur spärlich gebildet wird und daß diese
Milch der ersten Lebenstage eine andere Zusammensetzung hat
als die spätere Milch. Wir bezeichnen sie als Kolostrum. Sie ist
dicker, wasserärmer, an Quantität gering, und wir müssen annehmen, daß die Gewichtsabnahme in den ersten Tagen damit
zusammenhängt, daß die Kinder aus der mütterlichen Brust
nicht so viel an Nahrung aufsaugen können, als sie entsprechend
ihrem Nahrungsbedarf tatsächlich brauchen. Wir müssen also
die physiologische Körpergewichtsabnahme als teilweisen Hunger-
zustand des neugeborenen Kindes betrachten und können beobachten, daß dieselbe rasch ausgeglichen wird, wenn in
den folgenden Tagen die Milch in die Brust der Mutter „ein-
schießt" und die Säuglinge sich nun tatsächlich so viel Milch
aus der Brust beschaffen können, als sie brauchen. Die physiologische Körpergewichtsabnahme wird so rasch ausgeglichen, daß
ein Einschreiten von ärztlicher Seite nicht erforderlich ist.

Der Nabel

Während des intrauterinen Lebens liegt die Bedeutung des
Nabelstranges in der Ernährung des Kindes, dem die Nährstoffe
aus der mütterlichen Plazenta durch die kindliche Plazenta und
die Nabelgefäße direkt mit dem Blut in die Körpergewebe übergeführt werden. Die Blutzirkulation gestaltet sich vor der
Geburt in der Weise, daß das sauerstoffreiche, mit Nährstoffen
beladene Blut durch ein Blutgefäß in den kindlichen Körper
fließt. Zwei Blutgefäße führen das verbrauchte Blut wieder zur
Plazenta zurück. Diese drei Blutgefäße sind in eine sulzige Masse
eingeschlossen und bilden die Nabelschnur.

Die sorgfältige Pflege des Nabels beim neugeborenen Kinde
ist von allergrößter Bedeutung, weil sonst gefahrvolle Infektionskrankheiten entstehen können. Die Hauptsorge bei der
richtigen Pflege des Nabels ist die Achtsamkeit für rasche Eintrocknung desselben, die durch einen entsprechenden Nabelverband (s. Abb. 5) unterstützt wird. Nässe und Feuchtigkeit verzögern die Eintrocknung des Nabels, der gegen Ende der
ersten Woche bereits abfallen soll. Deshalb wird dem Neugeborenen nach der Geburt nur ein Reinigungsbad gegeben, das
nächste Bad erfolgt erst nach Abfallen des Nabelschnurrestes.

Das neugeborene Kind darf, insbesondere solange der Nabel
noch nicht vollständig abgeheilt ist, nur mit sorgfältig gereinigten
Händen berührt werden, da der Nabel, wie bereits erwähnt, die
Eintrittspforte für verschiedenartige Infektionserreger abgeben

kann. So kann z. B. vom Nabel ein Rotlauf ausgehen, der sich durch eine scharfbegrenzte, flächenhafte Rötung in der Umgebung des Nabels bemerkbar macht. Besonders gefährlich ist die Infektion mit Tetanusbazillen. Diese finden sich häufig in der Gartenerde. Tetanusinfektionen können daher leicht durch Hebammen zustande kommen, wenn diese in ihrer freien Zeit im Garten beschäftigt sind und mit Gartenerde in Berührung kommen, und dann, ohne sich entsprechend zu reinigen, die Nabelwunde des Neugeborenen berühren.

Manchmal kommt es vor, daß einige Stunden nach der Geburt die Nabelwunde stärker zu bluten beginnt, so daß das Blut durch den Nabelverband (s. Abb. 5) sichtbar wird. Da ein Neugeborener nur ungefähr 250 g Blut hat, darf er nicht viel Blut verlieren. Als erster Versuch wird ein Knäuel Watte über den Nabelverband auf den Nabel gelegt und mit einer Binde festgebunden. Steht auf diesen Druck die Blutung noch nicht, so legt man auf die Wunde ein Stück keimfreier Gaze und drückt mit dem Daumen darauf, so daß dadurch die Wunde verschlossen wird.

Jede Blutung, Eiterung, Entzündung am Nabel muß als krankhafte Erscheinung angesehen werden, die ärztlichen Rat erfordert.

Starrkrampf des Neugeborenen
(Tetanus neonatorum)

Der Starrkrampf des neugeborenen Kindes wird durch den Tetanusbazillus hervorgerufen. Es können schon am 1. bis

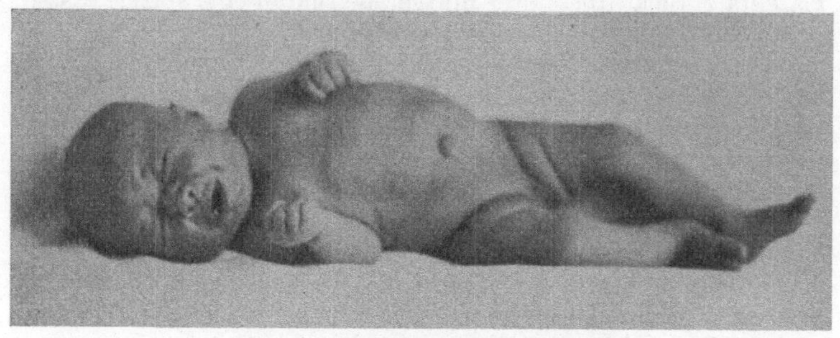

Abb. 2. Starrkrampf bei einem 12 Tage alten Kinde

2. Tag Erscheinungen auftreten. Meistens erfolgt der Ausbruch der Erkrankung Ende der ersten Woche, manchmal auch erst

nach 2 bis 3 Wochen. Je früher Erscheinungen auftreten, um so massiger ist die Infektion mit Tetanusbazillen erfolgt, es wurde ein um so heftiger wirkendes Gift in den Körper abgesondert.

Noch vor allgemeinen Krämpfen macht sich der Neugeborenen-Tetanus durch eine Erscheinung kenntlich, die bei sorgfältiger Beobachtung des Kindes nicht entgehen wird, das ist die Kiefersperre (Trismus). Die Kinder halten die Kiefer enge zusammengepreßt; durch einen Krampf der Kau- und Gesichtsmuskulatur zeigt das Gesicht einen eigentümlich lächelnden Gesichtsausdruck, das „sardonische" Lächeln. Beim Anlegen des Kindes an die Brust, oder wenn ihm die Flasche gereicht wird, bemerkt man, daß es nicht imstande ist, den Mund zu öffnen. Die Ernährung solcher Kinder mit Kiefersperre macht große Schwierigkeiten, da es häufig unmöglich ist, den Säuglingen vom Munde aus Nahrung beizubringen. Man muß in solchen Fällen zur Sondenfütterung (s. S. 97) greifen, wobei die Sonde meist durch die Nase eingeführt werden muß.

Im weiteren Verlauf tritt krampfartige Starre des ganzen Körpers auf, der Nacken ist steif, der Rücken überstreckt, die Arme sind steif gebeugt, die Beine gestreckt. Meist tritt Fieber bis über 40⁰ auf. In schweren Fällen erfolgt der Tod durch Zwerchfellkrampf.

Bei der Pflege ist auf vollkommene Ruhe in der Umgebung zu achten, da jede Erschütterung heftigen Krampf auslöst. Auch grelles Licht in die Augen verstärkt den Krampf.

Je früher Tetanus-Heilserum injiziert wird, desto besser ist das Resultat. Daher ist es ungemein wichtig, den Arzt gleich auf die allerersten Zeichen aufmerksam zu machen.

Kindspech (Mekonium)

Der Stuhl in den ersten Lebenstagen wird als Kindspech (Mekonium) bezeichnet. Der Name rührt von der pechschwarzen Farbe der ersten Entleerungen her. Bevor das Kind Nahrung in genügender Menge zugeführt bekommt, wird das eingedickte Darmsekret (verschluckte Lanugohärchen, Fruchtwasser, vom Gallenfarbstoff dunkel gefärbt) in der Form des Mekoniums entleert. Gewöhnlich vom dritten Tag an wird dann bei an der Brust genährten Kindern der normale, säuerlich-aromatisch riechende, goldgelbe Stuhl, zwei- bis dreimal täglich entleert. Bei künstlich genährten Kindern ist der Stuhl in der Regel viel konsistenter, mitunter pastenartig, käsig und mehr voluminös und hat einen unangenehmen Geruch (s. S. 38).

Angeborene Mißbildungen

Durch Keimschädigung oder durch Entwicklungshemmung, auch durch ganz unbekannte Ursachen kann es zu angeborenen Mißbildungen verschiedener Art kommen. Manche sind ganz harmloser Natur, manche aber führen zu bleibendem Schaden, manche zum Tod. Es kommen überzählige Finger und Zehen vor, auch Mißbildungen des Genitales. Hasenscharten und Wolfsrachen sind sehr entstellend und bilden ein großes Hindernis bei der Nahrungsaufnahme.

Angeborene Herzfehler sind äußerlich durch eine Blaufärbung der Lippen und der Haut (Zyanose) gekennzeichnet, Erscheinungen, welche mit der mangelhaften Sauerstoffversorgung der Haut und der sichtbaren Schleimhäute zusammenhängen.

Spinabifida (Rückenmarksbruch), eine angeborene Wirbelspalte mit Vorwölbung des Rückenmarkes ist meist mit Lähmung des Beckenbodens und Lähmung der Beine verbunden.

Geburtsverletzungen

Bei der Geburt kann das Kind verschiedene Verletzungen erleiden. Durch zu starken Druck auf den Schädel kann es zu Blutungen im Schädelraum kommen. Diese drücken auf das Gehirn und können schwere Krämpfe, Atemstillstände und auch Lähmungen zur Folge haben. Verletzungen der Knochen kommen auch manchmal vor, wie Bruch des Schlüsselbeines, des Schenkelknochens, einer Rippe usw. Bei Zangengeburten sind Verletzungen durch die Zange nicht selten, auch führt der Zangendruck manchmal zu vorübergehenden, sehr selten zu bleibenden Lähmungen des Gesichtsnerven.

Kopfgeschwulst (Caput succedaneum)

Die Kopfgeschwulst ist jene teigig weiche Schwellung, die durch Druck auf die Weichteile des Schädels beim Durchtreten des Kopfes durch die Geburtswege entsteht, meist in der Mitte des Hinterhauptes sitzt und dasselbe mützenartig verlängert. Diese Geschwulst hat keine Bedeutung und verschwindet einige Tage nach der Geburt vollkommen.

Kopfblutgeschwulst (Kephalhämatom)

Bei neugeborenen Kindern findet man manchmal an einem der beiden Scheitelbeine eine teigigweiche Geschwulst, welche durch eine Blutung zustande gekommen ist und dadurch bemerkenswert erscheint, daß diese Geschwulst nicht über den Rand des betreffenden Knochens hinausgeht und gewöhnlich einseitig sitzt.

Sie hat keine weitere Bedeutung und geht im Laufe einiger Wochen in der Regel zurück.

Brustdrüsenschwellung

Bei jedem reifen neugeborenen Kind, sowohl bei Mädchen als auch bei Knaben, schwellen die Brustdrüsen an. Man nimmt an, daß

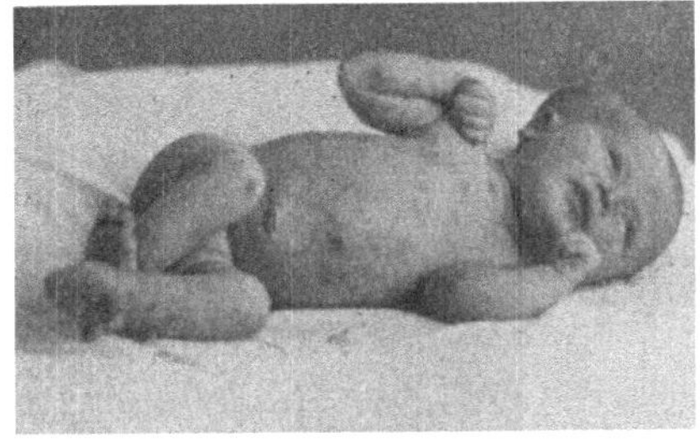

Abb. 3. Kopfblutgeschwulst (Kephalhämatom)

Stoffe, welche bei der Mutter die Milchabsonderung bewirken, durch die Plazenta auf das Kind übergehen und die Brustdrüse zur Anschwellung bringen. Beim Drücken auf die vergrößerte Drüse wird eine milchige Flüssigkeit („Hexenmilch") entleert, die im Mittelalter als Medikament sehr geschätzt war. Die Brustdrüsenschwellung hat weiter keine Bedeutung. Jedes Quetschen und Drücken der Drüse ist zu vermeiden, da durch Infektion der geöffneten Drüsengänge eine Entzündung (Mastitis) entsteht, die dann ärztlich behandelt werden muß.

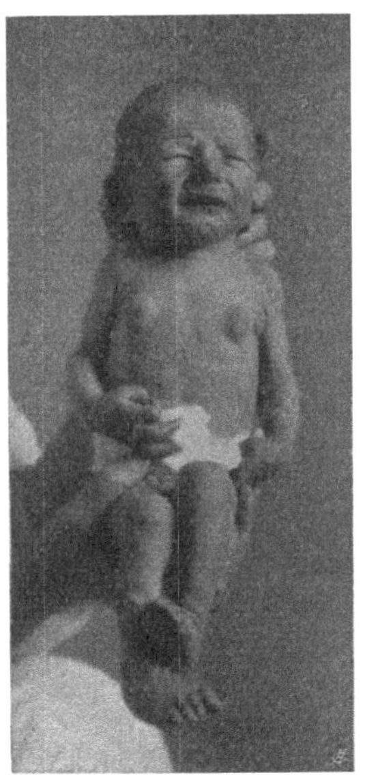

Abb. 4. Brustdrüsenschwellung bei einem neugeborenen Kind

Gelbsucht des neugeborenen Kindes (Ikterus neonatorum)

Bei vielen neugeborenen Kindern tritt zwischen dem zweiten und dritten Lebenstage eine gelbe Färbung der Haut und der Schleimhäute auf, welche in der zweiten Woche verschwindet. Stuhl und Harn sind dabei nicht verändert.

Die gewöhnliche Gelbsucht des neugeborenen Kindes ist eine vollständig unbedenkliche Erscheinung. Bleibt die Gelbfärbung über die zweite Woche hinaus bestehen, so kann sie eine ernstere Ursache haben und in diesem Fall muß der Arzt zu Rate gezogen werden.

Scheidenblutung (Vaginalblutung)

Seltener kommt bei neugeborenen Mädchen eine Blutung aus der Vagina vor. Sie wird auf die Weise erklärt, daß Stoffe, die bei der Mutter die Menstruation bewirken, auf das Kind übergehen und bei diesem die Vaginalblutung verursachen. Sie hat keine große Bedeutung, da der Blutverlust hiebei nicht groß zu sein pflegt.

Eine leichte schleimige Sekretion aus der Scheide ist bei neugeborenen Mädchen ganz normal.

Soor (Mehlmund)

Der Soor wird durch den Soorpilz hervorgerufen. Es bilden sich auf der Zunge und Wangenschleimhaut punktförmige oder flächenhafte, fest haftende Rasen. Der Soor ist eine ungefährliche Erkrankung, welche aber hauptsächlich bei geschwächten, unterernährten Kindern haftet und ein Anzeichen dafür abgibt, daß die Widerstandskraft des Kindes aus irgend einem Grund gelitten hat. Gelingt es, den Ernährungszustand des Kindes zu heben, so verschwindet der Soor in der Regel von selbst. Häufig versuchen nicht entsprechend ausgebildete Personen oder unerfahrene Mütter, den Soorbelag von der Wangenschleimhaut wegzuwischen, ein Verfahren, das strengstens verboten ist. Bei derartigen Manipulationen, bei energischem Reiben der zarten, leicht verletzlichen Mundschleimhaut des jungen Säuglings kann es zu Schleimhautverletzungen kommen. Insbesondere an einer Stelle in der Mundhöhle pflegt die Schleimhaut verletzt zu werden, nämlich dort, wo die flügelförmigen Fortsätze des Keilbeines am harten Gaumen enden; es kommt an diesen Stellen durch Verletzung der Schleimhaut zur Ausbildung von eigentümlich halbmondförmigen Geschwüren mit speckigen Belägen, der Bednarschen Aphthen. Der Soor setzt sich mitunter durch die Speiseröhre in den Magen fort, niemals aber in die Luftwege.

Blennorrhoe des neugeborenen Kindes

Nach der Geburt und in den folgenden Tagen müssen die Augen des Kindes sorgfältig beobachtet werden und bei jedem eitrigen Ausfluß aus der Bindehaut muß der Arzt sofort verständigt werden. Besteht nämlich eine Gonorrhoe der Mutter, so werden die Schleimhäute der Augenbindehaut beim Durchtritt des kindlichen Kopfes durch die Geburtswege häufig mit Gonokokken infiziert, die dann die Augenblennorrhoe (Augentripper) hervorrufen. In dem eitrigen Sekret der Augenbindehaut können die charakteristischen, semmelförmigen Doppelkokken, die wir als Gonokokken bezeichnen und die in den weißen Blutkörperchen eingeschlossen sind, leicht nachgewiesen werden.

Die Augenblennorrhoe ist eine mit Recht außerordentlich gefürchtete Erkrankung, weil sie ohne rechtzeitige Behandlung zur Erblindung führen kann. Die Hornhaut kann vollständig erweichen, das Auge schrumpfen, so daß eine Heilung unmöglich wird. Zur Vermeidung derartiger böser Folgen wird gegenwärtig bei allen Neugeborenen die sog. CREDÉsche Prophylaxe vorgenommen, die in Einträufelung einer schwachen Silbernitratlösung in die Bindehäute beider Augen besteht.

Mit Daumen und Zeigefinger der linken Hand werden die Lider auseinander gezogen und aus einem Tropfröhrchen in der rechten Hand werden einige Tropfen einer Höllensteinlösung (zwei Teile Höllenstein auf 100 Teile Wasser) in die Bindehautsäcke geträufelt und mit physiologischer Kochsalzlösung nachgespült.

Wenn sich in den ersten Tagen an den Augen des Kindes Eiter zeigt, so ist sofort der Arzt zu befragen, da bei der Behandlung des Augentrippers keine Zeit verloren werden darf.

Ein an eitriger Augenentzündung erkranktes Kind ist ungemein sorgfältig zu pflegen, denn es liegt in der Hand der pflegenden Person, ob das höchste Gut, das Augenlicht, erhalten bleibt. Ist nur ein Auge erkrankt, so ist das zweite ängstlich vor Infektion zu schützen. Der Säugling ist dann immer so zu legen, daß er an der Seite des kranken Auges liegt. Nicht zu vergessen ist, daß sich durch Unvorsichtigkeit auch die Pflegerin mit dieser Erkrankung infizieren kann. Gleich nach jeder Berührung mit dem Kranken sind die Hände gründlichst zu desinfizieren.

Bläschenausschlag des Neugeborenen (Pemphigus neonatorum)

Der Pemphigus des Neugeborenen äußert sich im Auftreten von Blasen von verschiedener Größe, meist auf normaler Haut. Er ist übertragbar; der Blaseninhalt ist leicht getrübt. Die Bläschen platzen und hinterlassen kreisrunde Epidermisdefekte. Der gutartige Pemphigus ist über den ganzen Körper unregelmäßig verstreut, verschont auch die behaarte Kopfhaut nicht, läßt aber Handteller und Fußsohlen frei. Diese Stellen werden vom luetischen Pemphigus (s. S. 157) ganz besonders bevorzugt.

Die Frühgeburt

Wird ein Kind zu früh geboren, so bedeutet dies einen sehr großen Nachteil für dasselbe. Während es im Mutterleib noch einige Wochen Gelegenheit gehabt hätte, sich unter den allergünstigsten Bedingungen, fern von allen schädlichen Einflüssen zu entwickeln, muß es nun diese Entwicklung früher in der Außenwelt durchmachen.

Das frühgeborene Kind ist durch sein niedriges Geburtsgewicht und seine geringe Körperlänge von dem normalgeborenen unterschieden. Es ist in seiner Lebensfähigkeit wesentlich schlechter daran als das ausgetragene Kind, und zwar um so schlechter, je früher es zur Welt kam.

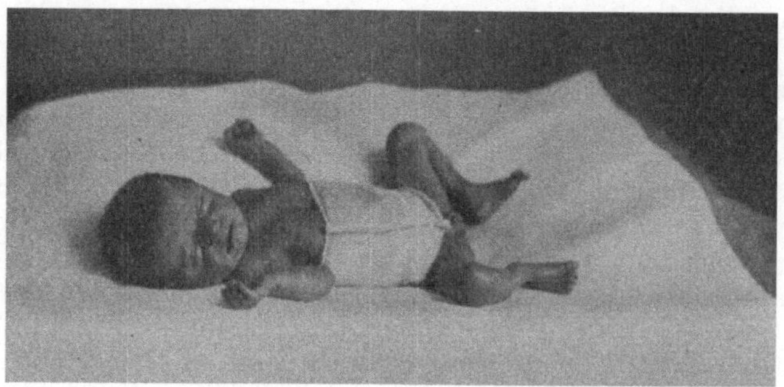

Abb. 5. 3 Tage alte Frühgeburt 1200 g

Im allgemeinen pflegt man die Lebensfähigkeit von frühgeborenen Kindern nach dem Geburtsgewicht in der Weise zu beurteilen, daß Frühgeburten über 1500 g als lebensfähig gelten und daß die Aussicht auf die Erhaltung des Kindes um so größer wird, je mehr sich das Geburtsgewicht der Norm nähert. Kinder mit einem Geburtsgewicht von weniger als 1500 g können nur ausnahmsweise am Leben erhalten werden. Parallel mit dem niedrigen Geburtsgewicht finden wir auch, daß die Gesamtkörperlänge und die Sitzhöhe kleiner ist als bei ausgetragenen Kindern. Wenn wir hören, daß ein Kind bei der Geburt ein Gewicht von 1900 g und eine Sitzhöhe von 29 cm hat, so können wir von vornherein sagen, daß es sich um ein frühgeborenes Kind handelt.

Das frühgeborene Kind ist in allen seinen Lebensäußerungen viel schwächlicher als das ausgetragene. Seine Stimme ist zart, wimmernd, es schläft fast die ganze Zeit hindurch. Die Körper-

oberfläche ist mit zarten, feinen Härchen bedeckt, sog. Lanugohärchen, die Fingernägel sind kurz, erreichen nicht die Finger-
kuppe.

Frühgeborene Kinder sind durch mehrere Eigenschaften
besonders ausgezeichnet, die bei der Pflege derselben von allergrößter Bedeutung sind:

1. Schlechte Wärmeregulierung;
2. erschwerte Nahrungsaufnahme;
3. Neigung zu Atemstillständen.
4. Widerstandslosigkeit gegen Husten- und Schnupfen-
infektionen.

Infolge mangelhafter Entwicklung der Wärmeregulierung kühlen solche Kinder außerordentlich leicht aus,
sie nehmen Untertemperaturen bis 35° und darunter an, anderseits

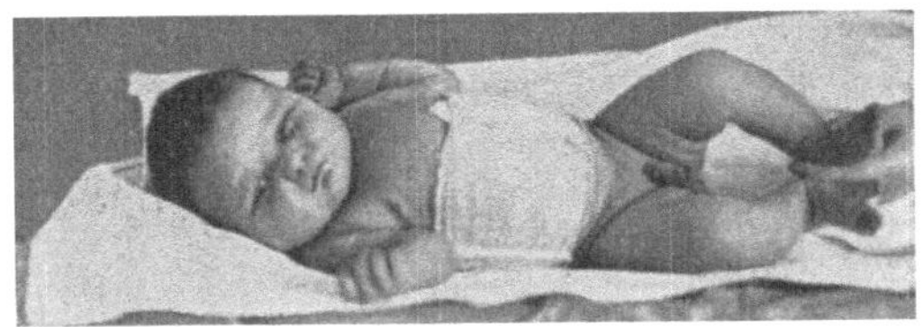

Abb. 6. 3 Tage alter Neugeborener 3600 g

können sie durch äußere Wärme auch auf hohe Fiebertemperaturen
gebracht werden.

Der Arzt pflegt, um die Auskühlung des frühgeborenen
Kindes zu verhindern, verschiedene Anordnungen zu treffen.
Man versucht, das unterkühlte Kind durch künstliche Wärmezufuhr auf normale Temperatur zu bringen, wobei aber auf die
Vermeidung der Überhitzung sorgfältig zu achten ist. In
früherer Zeit hat man sog. Brutkammern (Couveusen) benützt,
das sind Zimmer oder Kästen, in denen eine gleichmäßige
Temperatur von etwa 37° erhalten wurde und in die solche frühgeborene Kinder gelegt wurden. Gegenwärtig ist man von der
Anlage derartiger Couveusen in modernen Kinderspitälern ganz
abgekommen, weil es sich als zweckmäßiger erwiesen hat, daß
die Kinder den Kopf zur Atmung in der frischen Luft haben und
nur der übrige Körper künstlich erwärmt wird. Es wurden
die verschiedenartigsten Vorrichtungen angewendet, um künstlich
dem unterkühlten, frühgeborenen Kind Wärme zuzuführen. Man
kann große Flaschen mit warmem Wasser füllen, in Tücher
einwickeln und zu beiden Seiten des Kindes legen. Besser als

gewöhnliche Glasflaschen eignen sich für diesen Zweck solche
aus Ton oder Porzellan, die längere Zeit hindurch die Wärme
behalten und daher seltener mit Wasser gefüllt werden müssen.
Auch verschiedenartige Wärmevorrichtungen aus Blech oder
Kautschuk, Wärmewannen, Wärmeplatten, Teller, Wärmekasten stehen für den gleichen Zweck in Kinderspitälern in
Verwendung.

Bei der Anwendung von Wärmevorrichtungen jeglicher Art
muß auf einen Umstand besonders Rücksicht genommen werden,
nämlich, daß die Haut des frühgeborenen Kindes ganz außerordentlich empfindlich ist und durch Unachtsamkeit leicht
Brandverletzungen entstehen können, deren Behandlung mühe-

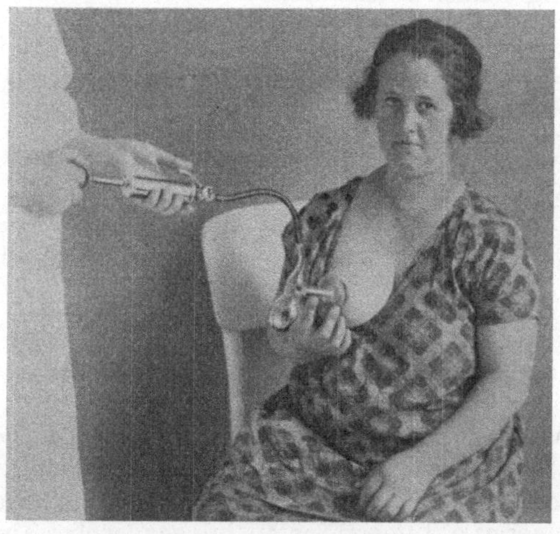

Abb. 7. Milchpumpe nach JASCHKE

voll und langwierig ist und die unter Umständen zu einem
bleibenden Schaden führen können.

Die zweite Schwierigkeit, die bei der Pflege frühgeborener
Kinder ganz wesentlich in Betracht kommt, ist die erschwerte
Nahrungsaufnahme dieser saugschwachen Geschöpfe. Durch
die allgemeine Schwäche der Organe, die mangelhafte Entwicklung der Saugpolster in den Wangen sind untergewichtige, frühgeborene Kinder oft nicht fähig an der Mutterbrust zu saugen,
weshalb verschiedenartige Behelfe in Anspruch genommen werden
müssen, um solchen frühgeborenen Kindern entsprechende
Nahrungsquantitäten zuführen zu können.

Man versucht zunächst, wenn die Kinder an der Mutterbrust zu saugen nicht imstande sind, die Milch der Mutter mit einer Pumpe abzuziehen. Bei einiger Übung sind geschickte Mütter auch ohne Anwendung einer Pumpe imstande, durch Druck auf die Brust mit der Hand die Milch herauszupressen. Die abgespritzte Milch wird nun den Kindern in der Flasche gereicht, doch wird man sich dabei häufig überzeugen, daß solche lebensschwache Kinder auch nicht die Kraft aufbringen, um aus der Flasche zu saugen. In diesem Falle versucht man, die abgespritzte Muttermilch durch besonders konstruierte Löffelchen (Einnehmelöffel nach KERMAUNER) oder mit dem Tropfenzähler, wie er in der Augenheilkunde verwendet wird, dem Kinde einzuflößen. Bei besonders schwachen Kindern muß zur Sondenfütterung gegriffen werden.

Die dritte Gefahr, in welcher eine Frühgeburt schwebt, ist die, daß das Atemzentrum noch so mangelhaft ausgebildet ist, daß es auf Kohlensäurereiz nicht genügend reagiert. Daher kommt es häufig vor, daß eine Frühgeburt zu atmen aufhört. Bei eingetretenem Atemstillstand ist durch mechanische und thermische Reize die Atmung zu erzwingen. Das Kind ist durch Aufnehmen, Schütteln usw. zur tieferen Atmung anzuregen (s. Künstliche Atmung, S. 236).

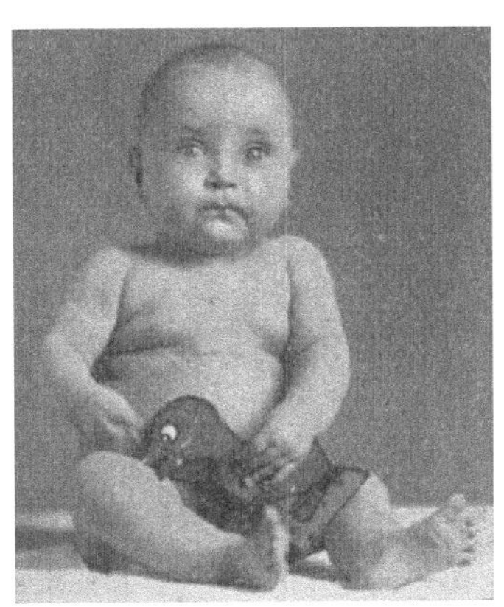

Abb. 8. Frühgeburt (von Abb. 5) 9 Monate alt, 5000 g

Wegen ihrer geringen Widerstandskraft ist die Frühgeburt Infektionen jedwelcher Art noch viel mehr zugänglich als ein rechtzeitig geborenes Kind und soll durch richtige Pflege vor solchen besonders bewahrt werden. Untergewichtige Zwillinge bedürfen ähnlicher Pflege, wie frühgeborene Kinder.

II. Entwicklung des Säuglings

Körperliche Entwicklung des gesunden normalen Säuglings
Wachstum

Das normal entwickelte neugeborene Kind hat ein Geburtsgewicht zwischen 2800 und 3500 g. Wir nehmen als Norm 3000 g an. Knaben sind in der Regel schwerer als Mädchen.

Die Gesamtkörperlänge beim ausgetragenen Kinde beträgt etwa
50 cm, die Sitzhöhe 33 cm. Die monatliche Zunahme der Sitzhöhe
bis zum Ende des ersten Lebensjahres entspricht ungefähr 1 cm,
die der Gesamtkörperlänge etwa 2 cm und die des Gewichtes 500 g,
so daß das Kind mit 12 Monaten 45 cm Sitzhöhe, 74 cm Länge und
9000 g Gewicht besitzen soll. Ein gesundes Kind soll also schon
in 6 Monaten sein Körpergewicht verdoppeln, in einem Jahr
verdreifachen.

Für die genaue Bestimmung der gesamten Körperlänge sowie
der Sitzhöhe eignet sich besonders gut die EPSTEINsche Meßbank (Abb. 29). Man kann aber bei entsprechender Übung auch ohne
eine derartige Vorrichtung, mit einem Zentimeterband, diese
Maße genügend genau bestimmen.

Beim normalen Neugeborenen sind Kopfumfang und Brustumfang annähernd gleich der Sitzhöhe, also rund 33 cm und sie
wachsen im ersten Jahr gleichartig mit der Sitzhöhe. Solange
das Gehirn wächst, sind die Kopfknochen in den Nähten noch
nicht fest miteinander verwachsen. Die Stellen, wo gewisse
Kopfknochen aneinanderstoßen und durch Membranen miteinander verbunden sind, nennt man die große und die kleine
Fontanelle.

Fontanelle

Die **große** **Fontanelle** bildet eine häutige dünne Membran
in der Mitte des Schädeldaches und liegt zwischen den beiden
Stirnbeinen und den beiden Scheitelbeinen. Wir können die

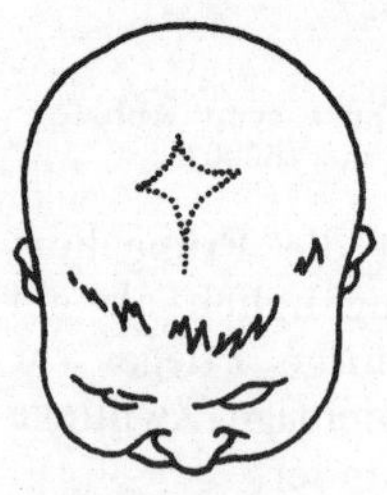

Größe der Fontanelle aus der Größe ihrer
schrägen Durchmesser, die wir mit einem
Zentimetermaß abmessen, beurteilen. Die
kleine Fontanelle liegt zwischen den beiden Scheitelbeinen und dem Hinterhauptsbein.
Sie ist zur Zeit der Geburt in der Regel
schon geschlossen, während die große Fontanelle sich erst von der Geburt an allmählich
verkleinert und sich mit 1½ Jahren vollständig schließt.

Abb. 9. Große
Fontanelle

Durch Erhöhung des Flüssigkeitsgehaltes
in den Gehirnhohlräumen kann es dazu kom-
men, daß der normale Verschluß der großen Fontanelle verzögert
wird, der Umfang des Schädels, der bei der Geburt etwa 33 cm
beträgt (also mit der Sitzhöhe gleich ist), abnorme Dimensionen
annimmt, die Fontanelle immer größer wird, sich vorwölbt und
sich jener Zustand entwickelt, den wir als **Wasserkopf** (**Hydro-**

cephalus) (s. Abb. 46, 47) bezeichnen. Anderseits bleibt die Fontanelle groß und durch lange Zeit ungeschlossen, wenn das Wachstum der Schädelknochen durch Rachitis verzögert ist.

Ganz ausnahmsweise kommt es aber auch vor, daß sich die Fontanelle schon besonders frühzeitig schließt, vielleicht schon bei der Geburt geschlossen ist. Dies ist gewöhnlich ein Anzeichen, daß die Entwicklung des Gehirnes nicht normal ist.

Zahnung

Die ersten Zähne sind schon vor der Geburt in der Anlage vorhanden und brechen beim normalen Kinde vom sechsten Monat an durch, etwa jeden Monat ein neuer Zahn, so daß das Kind ungefähr um sechs Monate älter sein soll als es Zähne zählt. Ein 12 Monate altes Kind soll demnach, wenn seine Entwicklung der Regel entspricht, sechs Zähne haben. Das Milchgebiß besteht aus 20 Zähnen. Es entstehen zuerst die mittleren unteren Schneidezähne, hierauf die mittleren oberen Schneidezähne, dann die äußeren oberen Schneidezähne, hierauf die äußeren unteren Schneidezähne. Dann folgen die oberen und unteren Backenzähne, nun erst die Eckzähne, so daß durch einige Monate das Gebiß lückenhaft erscheint, endlich die zweiten Backenzähne.

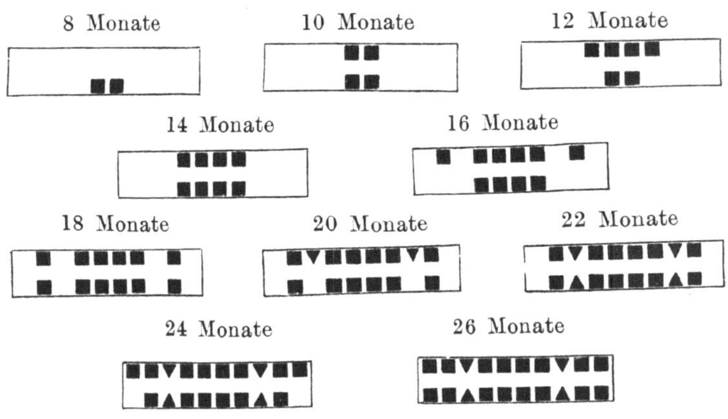

Abb. 10. Reihenfolge der Entwicklung der Milchzähne

Der Durchbruch der Zähne erfolgt ohne krankhafte Störungen. Früher hat man der Zahnung des Kindes insoferne große Bedeutung beigemessen, als man alle möglichen, um diese Zeit vorhandenen und unklaren Krankheitserscheinungen mit dem eben durchbrechenden oder gerade durchgebrochenen Zahn in Verbindung gebracht hat. Für eine derartige Annahme besteht gar keine wissenschaftliche Grundlage (s. Zahnpflege S. 276).

Entwicklung der Bewegungen des Kindes

Der gesunde Säugling hat starken Bewegungsdrang, er macht lebhafte Bewegungen mit Armen und Beinen. Im ersten Monat hat das Kind noch nicht die Herrschaft über seinen Körper, es fällt beim Aufrichten in sich zusammen, der Kopf sinkt herab.

Der Säugling braucht zu seiner normalen Entwicklung Bewegungsfreiheit, die Kleidung darf ihn nicht hindern, nach Herzenslust mit Armen und Beinen herumzustrampeln. Die Lage ist zu wechseln, um allen Muskeln Gelegenheit zu gleichmäßiger Entwicklung zu geben. Der Säugling soll jeden Tag einige Zeit am Bauch liegen, dadurch wird die Rückenmuskulatur gekräftigt. Man wird überrascht sein, wie bald er imstande ist, den Kopf zu heben, wenn er sich in Bauchlage befindet. Erst mit vier Monaten fängt der Säugling an, beim Tragen einigermaßen den Kopf festzuhalten.

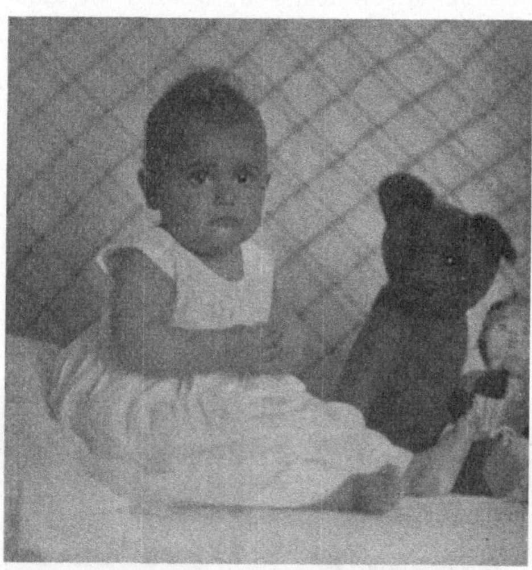

Abb. 11. Gesundes, acht Monate altes Kind

Mit vier bis sechs Monaten gelingt es dem Kind, vorgehaltene Gegenstände zu ergreifen und in seiner Hand festzuhalten.

Sitzen soll der Säugling erst lernen, wenn er dazu kräftig genug ist. Solange die Muskulatur noch zu schwach ist, wird sich beim Sitzen der Rücken krümmen, woraus bleibende Schäden erwachsen können. Ein fünf Monate altes gesundes Kind sitzt schon mit geringer Unterstützung, es lernt bis zum sechsten Monat frei zu sitzen. Vom Sitzen ist es nicht weit zum Kriechen und bald versucht der Kleine sich irgendwo anzuhalten und sich anfangs zaghaft, dann stramm auf seine Beine zu stellen, inzwischen ist er meist neun bis zehn Monate alt geworden.

Beginnt das Kind zu kriechen, so leistet eine Gehschule ausgezeichnete Dienste, sie gestattet ausreichende Bewegungsfreiheit, ohne daß das Kind mit dem Fußboden des Zimmers in Berührung kommt. Das Kind wird versuchen, sich an den Wänden der Gehschule aufzurichten und aufstellen, um sich allmählich am Rande des Käfigs weiter zu bewegen und so bald gehen zu lernen. Nach einigen zaghaften Schritten gewinnt das Kind endlich Vertrauen, um zur größten Freude der Mutter meist am Ende des ersten Jahres ohne Hilfe l a u f e n zu können.

Das Kind zum Stehen und Gehen zu zwingen, ist töricht. Laufstühlchen, Gängelbänder usw. schaden dem kleinen Körper in seiner Entwicklung, das Kind geht damit früher, als es wirklich die Fähigkeiten dazu hat. Will man das Kind bei den ersten Gehversuchen etwas unterstützen, so stellt man sich vor das Kind und hält es an beiden Händen fest. Oder man nimmt das Kind von rückwärts her fest unter beiden Achseln am Rumpf, um einige Schritte zu üben, wobei sich das Kind sicher fühlt. Das Anfassen an den Oberarmen ist sehr unvernünftig, es kann dabei zu Knochenbrüchen kommen. Das übliche Führen an einer Hand kann schlechte Haltung verursachen.

Zeigt sich in der Entwicklung irgendeine Abweichung von der Norm, so muß das Kind gleich in ärztliche Behandlung kommen.

PIRQUETsches Meßband

Um das Gewichts- und Längenwachstum des älteren Kindes zu verfolgen, bedienen wir uns des PIRQUETschen Meßbandes, das an der Wand befestigt wird. Eine Zentimetereinteilung dient zur Bestimmung der Standhöhe des Kindes. Daneben zeigen Zahlen, welchem Alter und welchem Gewicht die einzelnen Standhöhen entsprechen. Links sind die Zahlen für Knaben, rechts die Zahlen für Mädchen angegeben.

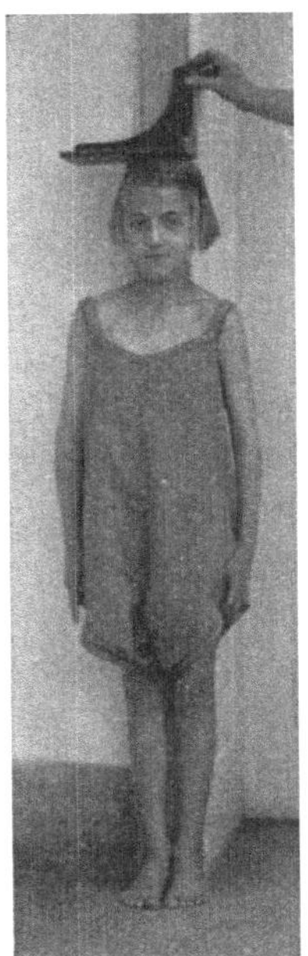

Abb. 12. Messung der Standhöhe (immer ohne Schuhabsätze)

Man kann dadurch ablesen, ob die Länge eines Kindes seinem Alter entspricht, oder welchem Alter die Länge des Kindes gleichkommt.

Alter, Länge und Gewicht des Kindes

nach den Durchschnittszahlen von CAMERER zusammengestellt von
C. PIRQUET

Gewicht kg (Knaben)	Alter (Knaben)	Länge cm	Alter (Mädchen)	Gewicht kg (Mädchen)	Gewicht kg (Knaben)	Alter (Knaben)	Länge cm	Alter (Mädchen)	Gewicht kg (Mädchen)
		49	Geburt	3·24	10 95	1. J. 4 M.	78	1 J. 5 M.	10·70
3·48	Geburt	50		3·5	11·20	5 Monate	79	6 Monate	10·95
3·7		51		3·7	11 45	6 „	80	7 „	11·20
3·9		52		3·9	11·70	7 „	81	8 „	11·45
4·1		53	1 Monat	4·1	11·95	8 „	82	10 „	11·70
4·4	1 Monat	54		4·3	12·20	10 „	83	11 „	11·95
4·7	„	55		4·5	12·45	11 „	84	2 Jahre	12·20
5·0	„	56	2 „	4·8	12·70	2 Jahre	85	2 Monate	12·45
5·3	2 „	57		5·1	12·95	2 Monate	86	3 „	12·70
5·6	„	58		5·4	13·20	3 „	87	5 „	12·95
5·9	„	59	3 „	5·7	13·45	5 „	88	6 „	13·20
6·2	3 „	60		6·0	13·70	6 „	89	8 „	13·45
6·5		61	4 „	6·3	13·95	8 „	90	9 „	13·70
6·8	4 „	62		6·6	14·20	9 „	91	11 „	13 95
7·0		63	5 „	6·9	14·45	11 „	92	3 Jahre	14·20
7·3	5 „	64		7·1	14·70	3 Jahre	93	2 Monate	14 45
7·6	„	65	6 „	7·4	15·00	2 Monate	94	4 „	14·70
7·9	6 „	66	6½ „	7 6	15 3	4 „	95	6 „	14·95
8·2		67	7 „	7·8	15·6	6 „	96	8 „	15·30
8·5	7 „	68		8·0	15·9	8 „	97	10 „	15·45
8·7		69	8 „	8·2	16·2	10 „	98	4 Jahre	15·70
8·9	8 „	70	9 „	8·5	16·5	4 Jahre	99	2 Monate	15·95
9·2	9 „	71	10 „	8·8	16·8	2 Monate	100	5 „	16·20
9·5	10 „	72		9·1	17·1	5 „	101	7 „	16·45
9·7		73	11 „	9·4	17·4	7 „	102	10 „	16 70
9·9	11 „	74	1 Jahr	9·7	17·7	10 „	103	5 Jahre	17·0
10 20	1 Jahr	75	1 Monat	9·95	18·0	5 Jahre	104	3 Monate	17·5
10·45	1 Monat	76	2 „	10·20	18·5	2 Monate	105	6 „	18·0
10·70	2 „	77	4 „	10·45	19·0	5 „	106	9 „	18·5

Knaben Ge-wicht kg	Knaben Alter	Länge cm	Mädchen Alter	Mädchen Ge-wicht kg	Knaben Ge-wicht kg	Knaben Alter	Länge cm	Mädchen Alter	Mädchen Ge-wicht kg
19·5	5 J. 7 M.	107	6 Jahre	19·0	32·0	10 J. 10 M.	134	11 J. 2 M.	29·5
20·0	10 Monate	108	2 Monate	19·3	32·5	11 Jahre	135	4 Monate	30·0
20·5	6 Jahre	109	4 „	19·7	33·0	2 Monate	136	6 „	30·5
21·0	2 Monate	110	6 „	20·0	33·5	5 „	137	8 „	31·0
21·4	4 „	111	8 „	20·3	34·0	7 „	138	10 „	31·5
21·8	6 „	112	10 „	20·7	34·5	10 „	139	12 Jahre	32·0
22·2	8 „	113	7 Jahre	21·0	35·0	12 Jahre	140	2 Monate	32·7
22·6	10 „	114	2 Monate	21·4	35·5	2 Monate	141	3 „	33·4
23·0	7 Jahre	115	5 „	21·8	36·0	5 „	142	5 „	34·1
23·4	2 Monate	116	7 „	22·2	36·5	7 „	143	7 „	34·8
23·8	5 „	117	10 „	22·6	37·0	10 „	144	9 „	35·5
24·2	7 „	118	8 Jahre	23·0	37·5	13 Jahre	145	10 „	36·2
24·6	10 „	119	2 Monate	23·4	38·0	2 Monate	146	13 Jahre	37·0
25·0	8 Jahre	120	5 „	23·8	38·6	4 „	147	2 Monate	37·8
25·5	2 Monate	121	7 „	24·2	39·2	6 „	148	3 „	38·6
26·0	5 „	122	10 „	24·6	39·8	8 „	149	5 „	39·4
26·5	7 „	123	9 Jahre	25·0	40·4	10 „	150	7 „	40·3
27·0	10 „	124	2 Monate	25·4	41·0	14 Jahre	151	9 „	41·2
27·5	9 Jahre	125	5 „	25·8	41·6	2 Monate	152	10 „	42·1
28·0	2 Monate	126	7 „	26·2	42·3	4 „	153	14 Jahre	43·0
28·5	5 „	127	10 „	26·6	43·0	6 „	154	2 Monate	44·0
29·0	7 „	128	10 Jahre	27·0	43·6	8 „	155	5 „	45·0
29·5	10 „	129	2 Monate	27·4	44·3	10 „	156	7 „	46·0
30·0	10 Jahre	130	5 „	27·8	45·0	15 Jahre	157	10 „	47·0
30·5	2 Monate	131	7 „	28·2	45·7	2 Monate	158	15 Jahre	48·0
31·0	5 „	132	10 „	28·6	46·4	3 „	159	6 Monate	50·0
31·5	7 „	133	11 Jahre	29·0	47·1	5 „	160	16 Jahre	52·0

Beispiel: Das 7½jährige Mädchen Anna R. hat eine Nettolänge von 119 cm (ohne Schuhabsätze!) und ein Nettogewicht (ohne Kleider!) von 21·3 kg. Zunächst die Länge: Ein Mädchen von 7½ Jahren ist durchschnittlich 115 cm lang. Anna mit 119 cm ist um 4 cm voraus. Dann wird das Gewicht verglichen, und zwar nicht mit dem Durchschnittsgewichte des Lebensalters, sondern mit dem Gewichte, das der tatsächlichen Länge entspricht. Ein Mädchen von 119 cm Länge soll 23·4 kg wiegen. Anna wiegt nur 21·3 kg, ist also um 2·1 kg zu leicht.

Notiert wird: Anna R., 7½ Jahre, 119 cm (+ 4 cm), 21·3 kg (− 2·1 kg).

Geistige Entwicklung des gesunden, normalen Säuglings

Der Schlaf

Vor der Geburt schläft das Kind fortwährend. Dieser Zustand dauert nach der Geburt noch insofern fort, als der gesunde Neugeborene fast immer schläft und nur bei Hunger, Kältegefühl oder ähnlichen unangenehmen Empfindungen aufwacht und schreit. Auch der größere Säugling schläft mehr, als er wacht. Während des Schlafes nimmt der gesunde Säugling eine ähnliche Haltung ein wie im Mutterleib. Die Beine sind leicht gegen den Bauch angezogen, die Arme gebeugt, die Fäuste an das Gesicht gelegt. Die Augenlider sind fest geschlossen, die Atmung tief und regelmäßig, die Gesichtsfarbe frisch. Der Schlaf ist in der Regel so tief, daß der gewöhnliche Lärm den Säugling nicht zu wecken vermag.

Der Schlaf soll nicht unnötig gestört werden. Ist es aber notwendig, den Säugling z. B. für die Mahlzeiten zu wecken, so soll dies langsam und liebevoll, nicht durch plötzliches Emporheben, oder durch geräuschvolles Öffnen des Bettes geschehen.

Sinnesorgane

Der Neugeborene hat wohl Gesichts- und Gehörsempfindungen, kann sie aber nicht verwerten. Die Augen sind lichtscheu, werden bei stärkerer Belichtung fest zugekniffen. Eine Verdunklung des Raumes ist jedoch nicht nötig. Die Augen gewöhnen sich bald an das helle Tageslicht. Anfängliches Schielen ist nicht beängstigend.

Schon gegen Ende der zweiten Woche wird der Kopf nach der Lichtquelle gedreht, allmählich folgt auch der Blick der Lichtquelle nach. Das Fixieren von glänzenden Gegenständen beginnt erst im dritten Monat.

Das anfangs anscheinend fehlende Gehör entwickelt sich ungemein rasch, so daß nach Ende der zweiten Lebenswoche bei starker Schalleinwirkung ein Erschrecken erfolgt, der Kopf wird rasch der Schallquelle zugedreht. Schrille gellende Töne sind dem Kinde sehr lange unangenehm und bringen es leicht zum Erschrecken. Im Alter von drei bis vier Wochen wird der Kopf in die Richtung der Schallquelle hingewendet. Das Kind sieht auf und läßt von der Brust ab, wenn während des Saugens gesprochen wird. Die beruhigende Wirkung des Gesanges auf den Säugling ist eine altbekannte Tatsache. Größere Säuglinge haben ein ungemein feines Gehör. Im dritten Monat wendet sich der Säugling schon mit merklichem Interesse der Schallquelle zu.

Geschmacks- und Geruchssinn sind schon beim Neugeborenen deutlich vorhanden.

Ebenso ist der Temperatursinn ausgezeichnet entwickelt, wie man aus der Wirkung der Bäder erkennt. Während sich der Säugling im warmen Bad ungemein behaglich fühlt, ist er über ein kühles Bad äußerst unglücklich. Kälte ruft beim Neugeborenen großes Unlustgefühl hervor.

Schmerzen werden lebhaft empfunden, nur dauert es von der Einwirkung des Schmerzes bis zur Schmerzäußerung beim jungen Säugling verhältnismäßig lange, die Reaktion erfolgt sehr langsam.

Eine große Rolle spielt das Hungergefühl, es gehört sicher zu den größten Unlustgefühlen im Säuglingsalter, ja es wird vielleicht als Schmerz empfunden.

Der Tastsinn entwickelt sich sehr langsam, Druck und Berührung werden aber bald wahrgenommen. Schon der Neugeborene ballt die Faust, sobald eine Berührung des Handtellers erfolgt. Lange Zeit dient der Mund als Tastorgan, alles wird an den Mund gebracht, um es zu betasten. Erst allmählich wird diese Funktion von den Händen übernommen.

Die geistige Entwicklung des Säuglings erfolgt um so rascher, je mehr man sich mit ihm beschäftigt. Es müssen ihm verschiedene Eindrücke geboten werden, der Gesichtskreis muß erweitert werden. Nur darf man dabei nicht ins Gegenteil verfallen und dem Kinde durch zu reichliche Beschäftigung keine Ruhe gönnen, die Eindrücke zu verarbeiten. Aber es ist ganz gewiß notwendig, daß man sich auch geistig schon früh mit dem Säugling abgibt, will man nicht, daß das Kind in seiner Entwicklung zurückbleibt. Der gesunde Säugling ist stets guter Laune, ruhig und zufrieden, zu Scherz und Spiel aufgelegt.

Das Schreien

Das Schreien ist die erste Funktion des Kindes, es ist seine Sprache. Im allgemeinen ist das Schreien der Ausdruck eines Unbehagens, wie Hunger, Naßliegen, Kälte, Hitze, Schmerz, Ungeziefer usw. Bisweilen schreit der Säugling wohl auch nur aus Langeweile. Vielfach kann eine gut beobachtende Mutter aus der Art des Schreiens dessen Ursache herausfinden.

Ist die Ursache des Schreiens nicht festzustellen, so ist daran zu denken, daß es auch durch Krankheit bedingt sein kann, zu deren Erkennung ein Arzt zu rufen wäre.

Ganz falsch ist es, den Säugling jedesmal, so oft er schreit, aus dem Bette zu nehmen und durch Schaukeln und Herumtragen zu beruhigen. Er würde sehr bald darauf kommen, daß man sich durch Schreien die Annehmlichkeit des Herumtragens erzwingen kann. Ein gut erzogener Säugling schreit nur, wenn er wirklich Grund dazu hat.

Was den Lutscher anbelangt so stehen manche Ärzte auf dem Standpunkt daß er völlig überflüssig ist. Sein Gebrauch ist aber bei den Müttern vielfach so eingewurzelt, daß der Kampf gegen den Lutscher erfolglos sein wird. Wird ein Lutscher verwendet, so ist selbstverständlich darauf zu achten, daß er allen hygienischen Bedingungen entspricht.

Liegt der Säugling wach und zufrieden, so beginnt er sehr bald verschiedene Gurgel- und Schnalzlaute von sich zu geben, er findet Vergnügen daran und versucht sie immer wieder. Mit vier bis fünf Monaten wird ein ganz bewußtes Lallen daraus, welches immer ausdrucksvoller wird, um gegen Ende des zwölften Monats dem Beginn der richtigen Sprache Platz zu machen.

Für das gesprochene Wort tritt schon viel früher Verständnis ein. Verschiedene Bewegungen mit den Händen werden schon zu Beginn des zweiten Halbjahres auf Befehl nachgeahmt, wie z. B. das beliebte „Bitte, bitte" usw.

Durch Erkrankungen bleibt die geistige Entwicklung meist sehr zurück und wird nur langsam wieder nachgeholt.

Das Spiel

Ein besonders wichtiger Faktor in der geistigen Entwicklung ist das Spiel, bei dem die Nachahmung die Hauptsache ist. Vom einfachen Spielen mit den eigenen Händen kommt das Kind zum Spielen mit verschiedenen Gegenständen, welches zuerst im Betasten und Ergreifen, später in Lage-, Formveränderung usw. besteht. Sehr früh schon wird das Kind auf glänzende Gegenstände aufmerksam, sie bereiten ihm großes Vergnügen. Das so sehr beliebte Säuglingsspielzeug, die „Rodel" oder „Klapper" erfreut durch ihr Geräusch. Zerknittern von Papier ist ein beliebtes Spiel, dabei macht die selbst hervorgerufene Formengestaltung dem Kinde große Freude. Das Fallenlassen und Fortwerfen von Gegenständen macht großen Spaß und ist als Vorstufe für die verschiedensten Wurfspiele anzusehen. Verstecken und Wiederauffinden spielt jedes Kind gerne („Guck, guck—dada"). Wie weit einem Kinde gewisse Dressurstücke beigebracht werden sollen, ist Ansichtssache, mit gewissem Maß sind dieselben aber sicher eine gute Schulung verschiedener Fertigkeiten.

Spielzeuge für Säuglinge sollen womöglich waschbar sein und ebenso wie der Lutscher allen hygienischen Anforderungen entsprechen. Da der Säugling in der Regel ihm dargereichte Gegenstände zum Munde zu führen pflegt, sollen Spielsachen nicht zu klein sein, da sie sonst verschluckt oder in Nase und Ohren gesteckt werden könnten.

Säuglingspflege
Richtlinien der modernen Säuglingspflege

Bei der Säuglingspflege muß man sich dessen bewußt sein, daß
man ein Wesen pflegt, das nicht sprechen kann und sich auch durch
Mienen und Gebärden anfangs sehr wenig verständlich machen kann.
Daraus erhellt, daß die Beobachtung eine ungemein große Rolle
spielt. Nur bei genauer Beobachtung können Störungen schon im
Beginne entdeckt und rechtzeitig zur Behandlung gebracht werden.

Eine der wichtigsten Aufgaben der Säuglingspflege ist, den
gesunden Säugling gesund zu erhalten. Fast jede Gesundheits-

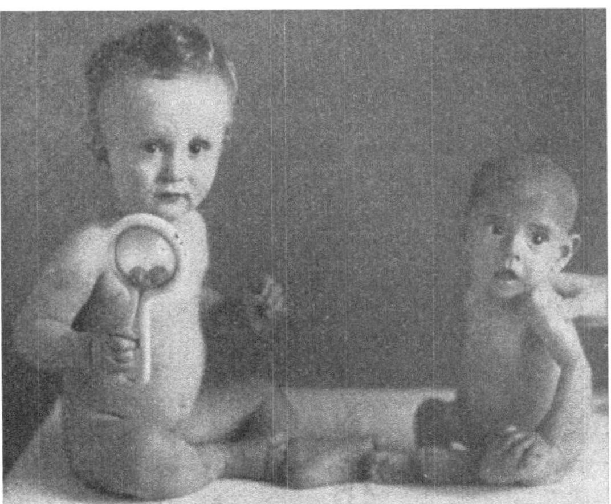

Abb. 13.   Beide Kinder sind gleich alt (zwölf Monate).   Das linke war immer
gesund, das rechte häufig krank

störung im ersten Lebensjahr hemmt sowohl die körperliche, als
auch die geistige Entwicklung. Gelingt es, den Säugling ohne jede
Störung durch das erste Lebensjahr zu bringen, so ist dem Kinde
sicher ein guter Grundstein für das ganze Leben gelegt.

Es ist daher so überaus wichtig, dem Säugling alle Schädigungen ferne zu halten. Unter diesen Schädigungen sind einerseits die zu verstehen, die durch unrichtige Pflege, ungenügende
Beaufsichtigung, schlechte hygienische Verhältnisse, falsche Ernährung usw. hervorgerufen werden, anderseits die, welche durch
Bakterien entstehen, in der Form von Kontakt- und Luftinfektionen. Der zarte Organismus des Säuglings hat noch eine sehr
geringe Widerstandskraft gegen eingedrungene Krankheitskeime,
auch ist sowohl seine Haut als auch seine Schleimhaut so zart, daß
dadurch den Keimen das Eindringen sehr leicht gemacht wird.

Um dem Säugling Kontaktinfektionen, wie z. B. Eiter-infektionen, Skabies, Blennorrhöe usw., ferne zu halten, ist es notwendig, die weitere (Zimmer-) und die engere (Bett) Um-gebung des Säuglings und alle seine Gebrauchsgegenstände so rein als nur möglich zu halten. Ganz besonders wichtig ist es, daß die pflegende Person an dem Säugling immer nur mit gut gereinigten Händen arbeitet. Ein Säugling soll nie unnötig be-rührt werden. Wer fremden Säuglingen liebkosend die Wangen streichelt, bekundet damit, daß er in der modernen Säuglings-pflege, die so aseptisch als möglich geführt werden soll, nicht bewandert ist. Glaubt man auch „reine" Hände zu haben, so haften doch daran unzählige, mit freiem Auge nicht sichtbare Krankheitskeime, die für den Erwachsenen zum größten Teil unschädlich sind, dem zarten Körper des Säuglings jedoch große Gefahr bringen können. Das Eindringen einer kleinen Unrein-lichkeit, welches die Haut des Erwachsenen mit einem „Wimmerl" beantwortet, kann auf der zarten Haut des Säuglings gleich einen Eiterausschlag hervorrufen.

Auch vor Luftinfektionen, wie Schnupfen, Tuber-kulose usw., muß der Säugling strenge bewahrt werden. Da in dieser Beziehung jede Person in der Umgebung des Säuglings eine Gefahr bedeuten kann, ist es von ungeheurer Wichtigkeit für die Gesundheit des Säuglings, daß sich keine unnötigen Personen in seinem Zimmer aufhalten. Ganz besonders wichtig ist es, daß Personen mit Schnupfen und offener Tuberkulose dem Säugling fernbleiben. Aber auch alle anderen Erwachsenen sollen sich bemühen, dem Säugling mit ihren Atmungsorganen nicht zu nahe zu kommen. Das Küssen auf den Mund des Säuglings soll auch die Mutter unterlassen.

Wenn alle diese Leitsätze beachtet werden, dann wird die Mühe auch durch gutes Gedeihen des Kindes belohnt werden!

Körperpflege

Die Körperpflege besteht im Säuglingsalter vornehmlich in einer ganz besonderen Hautpflege. Da sich die Haut nach der Geburt erst den ihr zukommenden Funktionen (Schutz des Körpers, Wärmeregulierung usw.) anpassen muß, bedarf sie einer ganz besonders sorgfältigen Behandlung. Außer dem täglichen Reinigungsbad ist nach jeder Stuhlentleerung eine Waschung vorzunehmen. Durch Einpudern der Haut ist diese vor Schädi-gung durch Reibung zu bewahren. Fleißiger Wäschewechsel unterstützt die Reinhaltung der Haut.

Reinigungsbad

Während des ersten Lebensjahres wird das Kind täglich gebadet mit Ausnahme der ersten Tage nach der Geburt (bis zum Abfall des Nabelstranges). Das tägliche Reinigungsbad wird gewöhnlich vor der zweiten Mahlzeit gegeben, doch kann man wohl auch jede andere Tageszeit wählen, keinesfalls aber soll man das Kind unmittelbar nach einer Mahlzeit baden. Wichtig ist, das Bad täglich zur gleichen Stunde zu geben. Manche Säuglinge, die sonst während der Nacht unruhig waren,

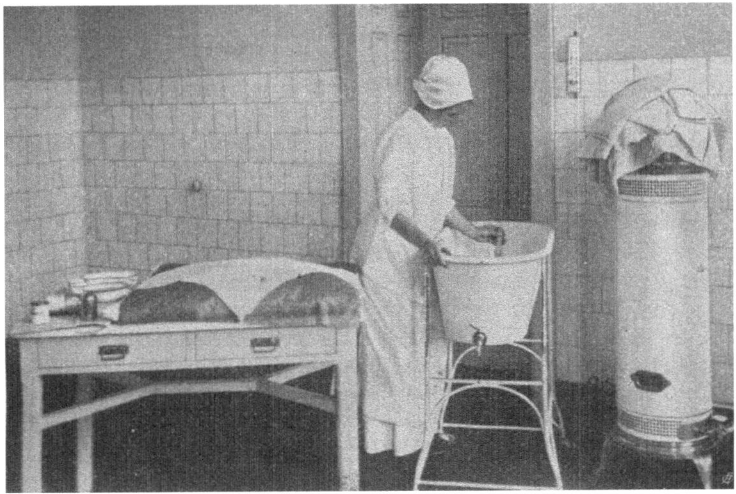

Abb. 14. Vorbereitung für ein Säuglingsbad. Die Temperatur des Badewassers wird geprüft. Wäsche wird auf dem Ofen vorgewärmt. Die übrigen Behelfe liegen auf dem Tisch vorbereitet

schlafen besser, wenn man sie abends vor der letzten Mahlzeit badet.

Die Technik des Badens ist beim Kinde eine andere als beim Erwachsenen, da es in jeder Beziehung empfindlicher ist und man sowohl auf die Temperatur des Badewassers als auch des Zimmers, dann auf die Waschmethode ein besonderes Augenmerk richten muß.

Größere Säuglinge sollen auch abends einer Reinigung unterzogen werden; diese muß kein Bad sein, sondern kann in einer tüchtigen Körperwaschung bestehen. Zu unterbleiben hat das tägliche Reinigungsbad nur, wenn es der Arzt verbietet.

Vorbereitung für das Bad

Bevor man anfängt, den Säugling zu baden, müssen alle notwendigen Gegenstände ordentlich zurechtgelegt sein, um den Badevorgang nicht unnötig zu verlängern. Die Zimmertemperatur soll 20 bis 22⁰ C betragen, Fenster und Türen sollen geschlossen sein.

Zum Säuglingsbad eignet sich am besten eine ungefähr 70 cm lange, 40 cm breite Emailbadewanne, es kann aber auch eine Badewanne aus Holz verwendet werden, nur muß jede Badewanne peinlichst rein gehalten werden. Sie darf nie einem anderen Zwecke, z. B. der Windelreinigung, dienen. Vor und nach dem Bade wird die Wanne mit Seife und Bürste gescheuert.

In der Badewanne werden ungefähr 30 Liter Wasser von einer Temperatur von 37⁰ C hergerichtet. Nicht ganz sicher ist es, die Wärme des Wassers nach dem Gefühl mit der Hand oder, wie es auch oft geschieht, mit dem Ellbogen zu prüfen. Die Haut des Erwachsenen ist oft derart abgehärtet, daß heiß und kalt nicht richtig empfunden wird. Für das Säuglingsbad soll die Temperatur mit dem Badethermometer gemessen werden. Das Badewasser soll immer gut durchgemischt sein, damit nicht oben das warme Wasser steht, während das Wasser unten kalt ist.

Zur Reinigung der Körperöffnungen verwendet man etwas Watte und eine kleine Schale, gefüllt mit reinem, 37⁰ C warmem Wasser. Der Zusatz von Borsäure ist nicht notwendig. Ist man nicht sicher, daß das Wasser rein ist, so ist es abgekocht zu verwenden. Das Wiener Hochquellenwasser ist verläßlich rein.

Zum Einseifen des Körpers wird eine etwas größere Schale mit 37⁰ warmer 3⁰/₀iger Seifenlösung gebraucht. Um die Seifenlösung zu bereiten, schneidet man 30 g Seife in dünne Scheiben und zerkocht sie in einem Liter Wasser. Milde Seifen sind für die Haut günstiger als scharfe. Für ein Reinigungsbad werden ungefähr 150 g dieser 3% Seifenlösung gebraucht. Die Menge hängt sowohl von der Güte der Seife als auch von der Größe des Kindes ab.

Zum Einseifen verwendet man einen Waschlappen aus Frottierstoff, der nach jedem Gebrauch ausgewaschen werden muß. Ein Badeschwamm soll wegen der geringen Reinigungsmöglichkeit nicht verwendet werden.

Zum Pudern ist venezianischer Talk (Federweiß) zu verwenden; Reismehl wird als organischer Stoff leicht zersetzt und quillt als stärkehältige Substanz, wodurch es zur Reizung der Haut kommen kann. Am besten eignet sich zum Einstuppen eine Büchse nach Art der Zuckerstreuer. Watte zum Pudern zu verwenden, ist nicht zu empfehlen, weil meist die schon gebrauchte Watte in die Puderschachtel eingetaucht wird und somit das ganze Streupulver verunreinigt werden kann.

Eine sehr weiche Kopfbürste dient der Pflege des Haares. Die Wäsche, mit welcher der Säugling nach dem Bade bekleidet wird, hat auch handgerecht gelegt zu werden. Nach dem Bade soll nur gewärmte Wäsche verwendet werden. Auf einen Wickeltisch wird ein Wickelpolster gelegt, mit wasserdichtem Stoff (Gummituch, Billrothbattist) überdeckt. Darauf legt man den nur in eine Windel gehüllten Säugling. — Erst wenn alle Vorbereitungen getroffen sind, kann das Bad begonnen werden.

Reinigung der Augen

Zuerst werden die Augen gereinigt. Der Kopf des Kindes wird mit der linken Hand nach der Seite des zu reinigenden Auges gedreht, um zu vermeiden, daß Unreinlichkeiten des einen Auges in das andere fließen können. Man taucht ein kleines Stück Watte in das reine Wasser ein und wischt damit sanft vom äußeren zum inneren Augenwinkel über das geschlossene Lid. Ist mit einem Mal nicht aller Schmutz entfernt, so wiederholt man das Verfahren; wenn nötig, legt man den nassen Wattebausch für kurze Zeit auf das Auge, damit das angetrocknete Sekret aufgeweicht wird. Bei der Reinigung des zweiten Auges verfährt man in der gleichen Weise, für jedes Auge wird aber frische Watte genommen. Zeigt sich in den Augen eitriges Sekret, ist sogleich das Kind ärztlicher Behandlung zuzuführen: besonders beim Neugeborenen können Augenentzündungen unter Umständen sehr gefährlich werden, und wenn nicht rechtzeitig behandelt, sogar zur Erblindung führen.

Der Naseneingang wird mit in Wasser getauchter Watte gereinigt.

Reinigung der Ohren

Ein Stückchen Watte wird in Wasser getaucht, etwas ausgedrückt und die Ohrmuschel in allen ihren Windungen sanft gereinigt, ebenso die Falte hinter dem Ohr, welche besonders gut getrocknet werden muß, da die Kinder hier sehr leicht wund werden. Man muß sich stets vor Augen halten, daß der Gehörgang des Säuglings viel kürzer ist als der des Erwachsenen. Eine Verletzung des am Ende des Gehörganges befindlichen Trommelfelles ist daher sehr leicht möglich. Die Reinigung mit harten Gegenständen, wie Schuhknöpflern, Haarnadeln ist unbedingt zu unterlassen.

Das Gesicht wird mit einem größeren Stück weißer Watte
und klarem Wasser gewaschen, und zwar die Stirne, die Augen-
brauen, der Nasenrücken, die Wangen, das Kinn, die Umgebung
des Mundes und ganz zum Schluß die Gegend unter der Nase.
Die Augen werden nicht mehr gewaschen, da sie zuerst der Reinigung unterzogen wurden.

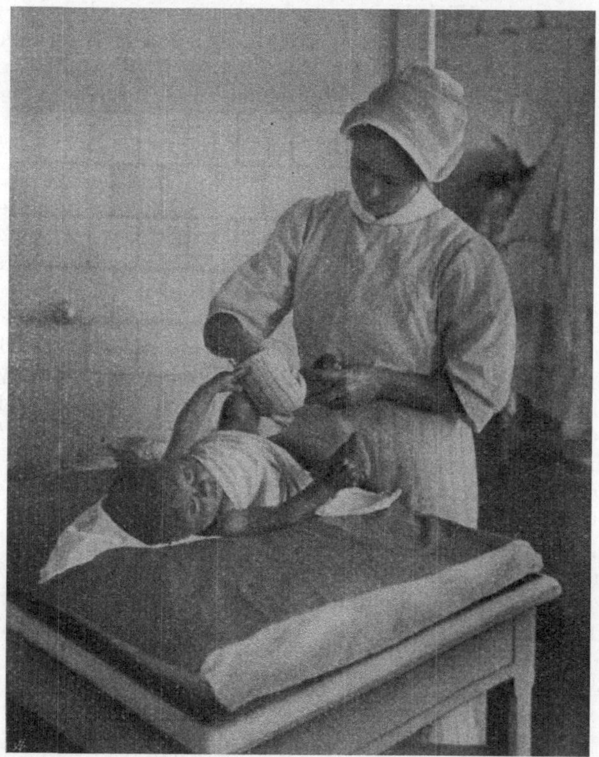

Abb. 15. Einseifen des Säuglings

Einseifen

Um wirklich alle Körperstellen gründlich reinigen zu können,
wird der Säugling außerhalb des Bades eingeseift.

Man taucht einen Waschlappen in die größere Schüssel
mit 3% Seifenlösung ein, wäscht damit gründlich die behaarte
Kopfhaut weit in die Stirne herein, aber so, daß keine

Seife in die Augen spritzt, weil sie brennenden Schmerz erzeugt, dann der Reihe nach Hals, Hände, Achselhöhlen, Brust und Bauch bis zur Nabelhöhe, Nabelfalten, Rücken bis zur Hüfthöhe, Füße, Beine, Unterbauchgegend, Schenkelfalten, Geschlechtsgegend, Gesäß, zum Schluß die Umgebung des Afters. Hat man bereits diese Stellen, deren Hautfalten ganz besonders gut zu reinigen sind, geseift, so darf man nicht mehr auf einen anderen Körperteil übergehen, denn es wäre gefährlich, dort befindlichen Schmutz auf andere Hautstellen zu übertragen.

Es muß die ganze Haut gut eingeseift werden, dabei darf aber nur zart gerieben werden, weil die Haut leicht wund gescheuert werden kann. Während des Einseifens bleibt das Kind in den Windeln eingehüllt, es wird nur der zu waschende Körperteil zur Reinigung entblößt und dann gleich wieder bedeckt.

Bei Knaben wird die Harnröhrenöffnung mit Watte und klarem Wasser abgewischt. Bei Mädchen werden die großen Schamlippen mit zwei Fingern der linken Hand von oben her sanft auseinander gehalten und mit einem in reines Wasser getauchten Wattestückchen zart von vorne nach rückwärts gewischt. Die Watte wird sehr naß genommen, damit die Stuppteilchen oder Stuhlreste tüchtig herausgespült werden. Mit einem Wattestück darf immer nur einmal gereinigt werden, dann muß ein frisches Wattestück genommen werden, denn sonst könnte die oberhalb der Scheide gelegene Harnröhre infiziert werden. Die Reinigung ist so lange fortzusetzen, bis alle allenfalls eingedrungenen Stupp- oder Stuhlteilchen entfernt sind.

Das Bad

Um dem Kleinen das Bad möglichst angenehm zu machen, taucht man ihn nicht rasch ins Wasser, sondern senkt zuerst die Beinchen hinein, dann allmählich den ganzen Körper. Der Säugling muß im Bad richtig gehalten werden, damit er sich sicher fühlt. Die linke Hand der Pflegerin umgreift die linke Schulter des Kindes, das Köpfchen ruht am linken Handgelenk. Der ganze Körper soll möglichst vom Wasser bedeckt sein, nur ist sehr darauf zu achten, daß Badewasser weder in Augen, noch in Mund und Ohren kommt. Die rechte Hand spült nun die Seife in der gleichen Reihenfolge des Einseifens ab. Die meist zum Fäustchen geballten Hände müssen sanft geöffnet werden, um auch hier die Seife zu entfernen. Der gesunde Säugling fühlt sich im Bad äußerst wohl und strampelt lustig herum.

Nach 3 bis 5 Minuten wird er in ein durch eine Hilfsperson

bereit gehaltenes gewärmtes Badetuch gehüllt und auf den Wickelpolster gelegt. Ist keine Hilfsperson zur Hand, so steckt man sich das Badetuch vor, um den Säugling gleich damit bedecken zu können. Man kann dem Vollbad eine Übergießung mit reinem Wasser von 37° C folgen lassen, damit das unreine Badewasser wieder von der Haut entfernt wird.

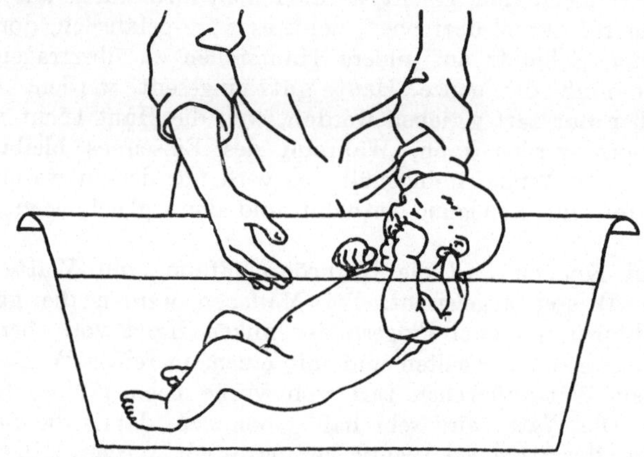

Abb. 16. Wie der Säugling im Bade gehalten wird

Oft wird gefragt, ob das tägliche warme Bad das Kind nicht schwächt. Das Bad schwächt sicher nicht, wenn es nur kurz dauert, eben so lange, als notwendig ist, um die Seife abzuspülen. Das Bad soll nur ein Reinigungsbad und kein Dauerbad sein.

Abtrocknen

Durch leichtes Streifen über den ganzen Körper wird der ins Badetuch gehüllte Säugling zuerst etwas erwärmt, der größte Teil Feuchtigkeit wird abgenommen, dann erst wird gründlich getrocknet. Der Säugling bleibt mit dem Badetuch bedeckt, nur der zu trocknende Körperteil wird entblößt.

Das Gesicht wird sanft abgetupft, die behaarte Kopfhaut wird mit dem Badetuch trocken gerieben. Am Kopf darf man etwas frottieren, weil die Haut dort nicht so empfindlich ist. Alle übrigen Körperstellen dürfen nur abgetupft und abgedrückt werden. Die zarte Haut des Halses wird sanft abgetupft; um gut in alle Falten zu gelangen, wird das Kind mit der linken Hand so im Nacken gehalten, daß der Kopf etwas rückwärts überfällt. Die Faust wird vorsichtig geöffnet, die Handfläche

und die Räume zwischen den Fingern gut getrocknet, die Arme
selbst abgedrückt, ganz besonders die Hautfalten der Handgelenke, der Ellenbeugen und der Achselhöhlen berücksichtigt.
Brust und Rücken werden mit dem Badetuch abgedrückt. Dann
kommen die Zehen und Beine an die Reihe, die Kniekehle
wird besonders berücksichtigt und ganz zum Schluß wird die
Schenkelbeuge peinlichst genau getrocknet.

Mit gedrehter Watte wird in allen Windungen der Ohrmuschel und in der Ohrfalte alle Feuchtigkeit entfernt.

Die Haut des Säuglings ist so zart, daß schon ein nicht ganz
gründliches Abtrocknen genügt, um Wundsein zu erzeugen.

Pudern

Das Pudern hat den Zweck, die Haut trocken zu erhalten
und außerdem die Reibung in den Hautfalten zu verringern. Der
Säugling wird überall dort eingestuppt, wo sich zwei Hautflächen
gegenüberliegen, so hinter den Ohren, am Hals, im Nacken, in
der Ellbeuge, unter den Armen, in der Fußfalte, in der Kniekehle und in der Schenkelbeuge. Bei Mädchen darf kein Stupp
in die Scheide gelangen, weil derselbe als Fremdkörper die zarte
Schleimhaut reizen könnte; sie wird während des Stuppens mit
zwei Fingern der linken Hand überdeckt.

Puder wird nur auf trockene Haut und sehr dünn aufgetragen und außerdem noch mit einer Windel sanft verstrichen,
so daß nur eine ganz dünne Schicht Stupp die Haut wie ein
Hauch überdeckt.

Ankleiden

Nun wird der Säugling mit gewärmter Wäsche bekleidet.
Erhält der Säugling außer dem Hemd noch ein Leibchen, so
werden die Ärmel desselben über die Ärmel des Hemdes gesteckt, um beides auf einmal anziehen zu können. Der Ärmel
wird aufgekrempelt, eine Hand faßt durch und ergreift alle Finger
eines Händchens, die andere Hand stülpt den Ärmel über. Das Kind
wird auf die Seite oder auf den Bauch gelegt, das Hemd im
Nacken geknotet.

Eine ins Dreieck gefaltete Windel wird aufgebreitet, der Säugling
daraufgelegt (s. Abb. 17). Ein seitlicher Teil wird schräg über den
Bauch gelegt und so darübergeschlagen, daß der Zipfel zur Schenkelbeuge weist. Der zweite Teil der Windel wird glatt über
den Körper gelegt. Jetzt wird das Hemd stramm heruntergezogen und so weit wieder zurückgeschlagen, daß es nicht bei
jedem Harnabgang naß gemacht wird; am Rücken wird es mög-

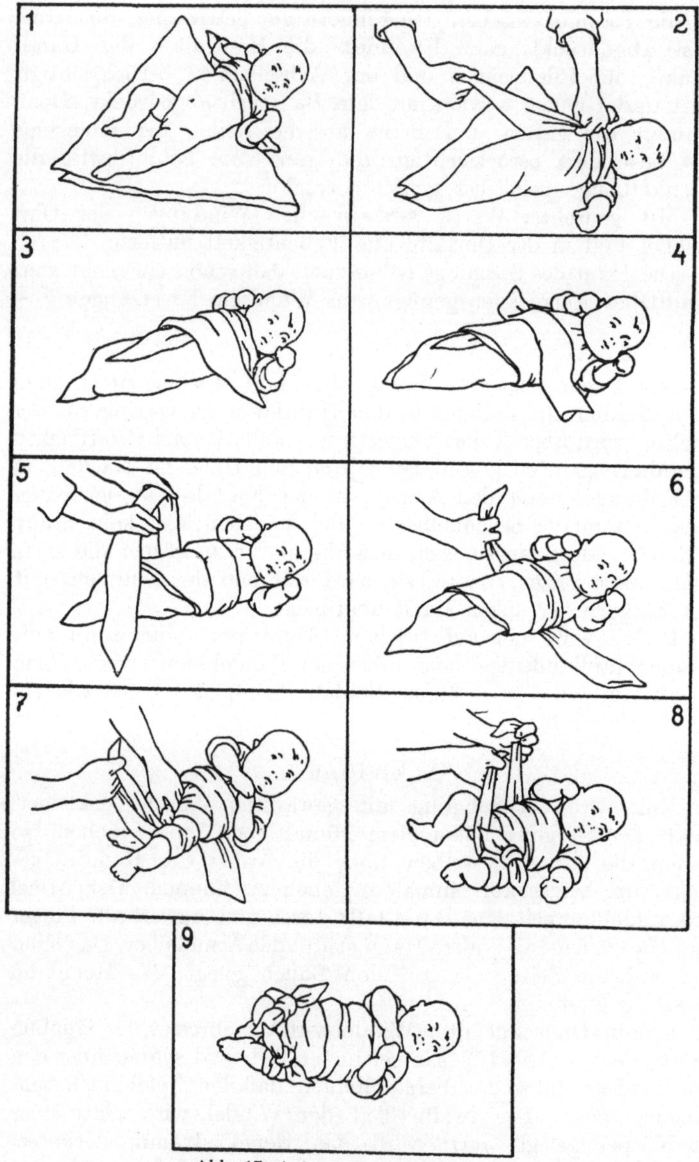

Abb. 17. Anlegen der Windelhose

lichst faltenlos übereinander gelegt. Eine zu einer Binde gelegte Windel wird über den Bauch geschlungen, am Rücken gekreuzt, die beiden Enden derselben oberhalb der Knie an die beiden losen Zipfel der ersten Windel geknotet, ohne daß die Windelhose den Säugling einschnürt (s. Abb. 18).

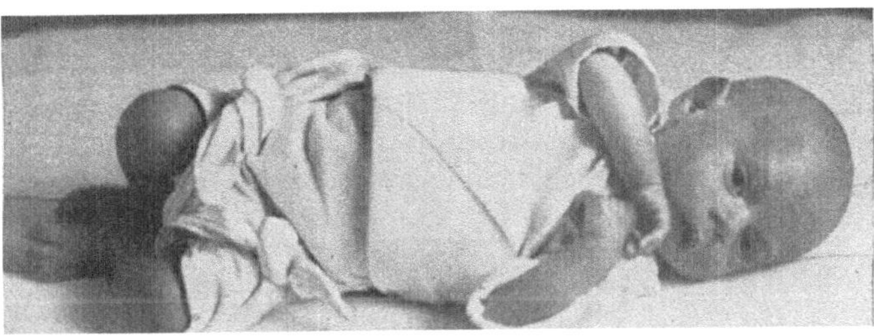

Abb. 18. Fertige Windelhose

Mundpflege

Der Mund des Säuglings darf niemals ausgewischt werden. Die Schleimhaut des Mundes ist noch sehr zart, an manchen Stellen liegt sie knapp über spitzigen Knochen, so daß sehr leicht kleine Verletzungen entstehen können, die, in Geschwüre übergegangen, dem Kleinen viel Schmerzen verursachen können. Hat der Säugling auch Milchreste im Mund, so schaden ihm diese viel weniger als eine Mundreinigung.

Beobachtung während des Bades

Beim Baden hat man Gelegenheit, den ganzen Körper des Säuglings anzusehen. Es wird nicht schwer fallen, dabei jede Veränderung zu bemerken. In der Atmung kann etwas Auffallendes sein, sie kann zum Beispiel beschleunigt, unregelmäßig, keuchend sein. Die Augen können gerötet, verklebt oder eitrig sein, die Nase kann verstopft sein oder sie kann verschiedene Sekrete absondern. Weint der Säugling bei der Reinigung der Ohren schmerzlich, so sehe man nach, ob nicht ein eitriger Ohrenfluß besteht; eine Empfindlichkeit ist meist mit einer Mittelohrentzündung verbunden. Hinter dem Ohr kann die Haut ekzematös werden, was gleich im Beginn bemerkt werden sollte und durch Einlage von etwas Watte in die Ohrfalte in den meisten Fällen leicht behoben werden kann.

Jede kleinste Veränderung an der Haut soll man beachten, besondere Trockenheit, Rötung, jedes Bläschen, jede Schwellung usw. Es muß auffallen, wenn ein Säugling ein Bein weniger bewegt als das andere, es allenfalls schlaff herabhängen läßt. Die Bewegung eines Gelenkes kann schmerzhaft sein oder es kann Druckempfindlichkeit an einer Stelle bestehen. Man achte darauf, ob der Bauch eingesunken oder aufgetrieben ist, hart oder weich, ob der Nabel verändert ist, die Geschlechtsteile in Ordnung sind.

Kurz, alles vom Normalen, Regelmäßigen Abweichende muß man sofort sehen, um den Arzt rechtzeitig zu Rate ziehen zu können.

Kopfpflege

Trotzdem man den Kopf täglich gründlich mit Seife wäscht, sammelt sich bei manchen Kindern an der behaarten

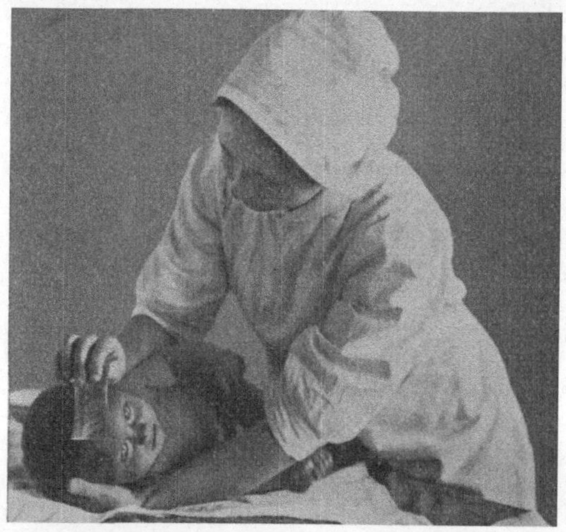

Abb. 19. Abkämmen des Grindes

Kopfhaut auf der Scheitelhöhe der sogenannte „Grind“ oder „Gneis“ an. Es ist dies eine Kruste, die aus dem Sekret der Tälgdrüsen und aus Hautschuppen besteht; bei ungepflegten Kindern kommt noch Staub und Schmutz dazu, wodurch die Kruste verstärkt wird. Im Volke besteht die Meinung, man dürfe den Grind wegen des „weichen Fleckerls“ (Fontanelle) nicht entfernen. Bleibt jedoch diese Kruste darauf, so wird die darunter befindliche Haut gereizt, es kann zu Entzündungen und Eiterungen kommen; so entsteht das Bild des „wehen“ Kopfes.

Um den Grind zu entfernen, tränkt man ein Leinenfleckchen in Öl und legt es auf den Kopf. In ungefähr einer halben Stunde ist die Kruste aufgeweicht und läßt sich nun ganz leicht mit einem gewöhnlichen Staubkamm abkämmen. Der Kamm wird flach gehalten, man kämmt mit sanftem Druck von vorn nach rückwärts. Über die Fontanelle kann man ganz unbesorgt hinwegstreichen. Im Bad wird das Öl wieder entfernt.

Nagelpflege

Die Nägel sollen wöchentlich einmal geschnitten werden, um dem Schmutz keine Unterkunft zu bieten und dem Säugling die Möglichkeit zu nehmen, sich aufzukratzen. Mit einer zarten scharfen Schere wird der Nagel abgeschnitten, darf jedoch nicht „manikürt" werden. Die Ecken werden nicht eingeschnitten, die Haut des Nagelfalzes unter keinen Umständen zurückgeschoben, sie bildet ja den natürlichen Schutz des Nagels.

Trockenlegen

Wer den ihm anvertrauten Säugling lieb hat, legt ihn trocken, so oft er naß ist. Das Trockenlegen geschieht besser vor wie nach der Mahlzeit, da manche Kinder nach dem Trinken erbrechen, wenn sie bewegt werden. Nach jedem Stuhlgang ist die Haut mit warmem Wasser in allen Hautfalten von den Stuhlresten zu befreien. Bei Mädchen ist stets von vorn nach rückwärts zu wischen, damit keine Stuhlteile in die Scheide oder Harnröhre gebracht werden, denn sie könnten dort Entzündungen hervorrufen. Jeder Stuhl ist genau auf seine Beschaffenheit und auf allfällige Beimengungen zu besichtigen. Es ist nicht nötig, auch nach jeder Harnentleerung die Haut zu waschen, insbesondere nicht bei Brustkindern, da dieser Harn fast reines Wasser ist. Bei jedem Trockenlegen wird die Haut in der früher angegebenen Weise eingestuppt, um das Wundwerden zu verhüten.

Den Windeln sollte eine besondere Sorgfalt gewidmet werden. Die beschmutzten sind in einen eigens dazu bestimmten, gut verschließbaren Kübel zu legen und zwar außerhalb des Säuglingszimmers. Irgendwie beschmutzte Windeln sollten zu keinerlei Manipulationen im Bereiche des Kindes verwendet werden. Es sollen überhaupt immer nur gewaschene Windeln benützt werden. Betreffs des Waschens von Windeln muß besonders betont werden, daß man Windeln nie im beschmutzten Zustande trocknen soll: sie sollen immer gleich eingeweicht und oberflächlich gereinigt werden, dann im Wasser liegen bleiben bis zur definitiven Reinigung. Diese geschieht in $\frac{1}{2}\%$ Sodalösung mit darauffolgendem Kochen von 10 Minuten Dauer. Diese Reinigung sollte aber jeden

Tag einmal vorgenommen werden, um einem längeren als 24stündigen Liegenbleiben der schmutzigen Windeln zu steuern. Wichtig ist, daß die Windeln nach dem Waschen gut gespült und ohne Bläuen gebügelt werden. Sehr zu warnen ist vor dem Gebrauch von noch feuchten Windeln, da diese die Haut reizen.

Das Wundsein des Säuglings läßt sich fast immer durch richtige Pflege vermeiden. Die häufigsten Ursachen des Wundseins sind:

1. Wäsche aus ungeeignetem Material:
2. schlecht gewaschene Wäsche;
3. schlechtes Abtrocknen der Haut nach dem Bade;
4. zu langes Naßliegen;
5. ungenügende Reinigung nach Stuhlgang;
6. zu dickes Einpudern und ungenügendes Verstreichen des Streupulvers;
7. zu starkes Reiben der Haut bei der Reinigung.

Das Wundsein macht dem Säugling große Schmerzen. Ein Kind mit Wundsein muß sehr oft trocken gelegt werden, die Haut wird durch Fett vor der Einwirkung der Feuchtigkeit geschützt. Etwas Öl oder Vaseline wird auf ein reines, weiches Leinenfleckchen gebracht und auf die gerötete Stelle gelegt. Da das Waschen mit Wasser der schon gereizten Haut schadet, werden die Stuhlreste mit Öl entfernt. Das Wundsein kann bei mangelnder Pflege an allen jenen Körperteilen ausbrechen, wo zwei Hautflächen einander gegenüberliegen, so z. B. in der Ellenbeuge, Achselfalte, Halsfalte, hinter dem Ohr usw.

Harn

Die Harnentleerung geschieht beim Säugling sehr häufig, meist unmittelbar nach der Nahrungsaufnahme. Der Harn ist bei Brusternährung in gesunden Tagen geruchlos und fast wasserhell. Bei Krankheiten wird die Haut empfindlich und kann durch Kontakt mit Urin leicht gereizt werden.

Die Harnmenge hängt von der aufgenommenen Flüssigkeit ab. Wenn das Kind sehr viel Flüssigkeit aufnimmt, so wird es sehr viel Harn haben. Durch reichliches Schwitzen kann die Harnmenge herabgesetzt werden.

Meist pflegen die Kinder sich bald nach der Nahrungsaufnahme naß zu machen. Das Liegen in der Nässe wird nach einiger Zeit unangenehm empfunden; durch lautes Schreien wird dieses Unbehagen gemeldet.

Wann man mit dem „Aufs-Töpfchen-setzen" beginnen soll, ist Ansichtssache; jedenfalls, sobald das Kind sitzen kann. Manchen

Müttern gelingt es durch das sogenannte Abhalten, den Säugling schon in den ersten Monaten an das regelmäßige Absetzen von Harn und Stuhl zu gewöhnen. Das Abhalten besteht darin, daß man in regelmäßigen Zwischenräumen das Kind über einen Topf hält und wartet, bis es Harn und Stuhl gelassen hat. Notwendig ist es aber nicht, so früh damit anzufangen; es genügt, wenn dies mit sechs bis acht Monaten geschieht. Dann aber sind ganz regelmäßige Zwischenräume einzuhalten, die man allmählich vergrößert.

Erscheint der Harn irgendwie auffallend, so ist gleich eine Probe für die ärztliche Untersuchung aufzubewahren. Harn darf aber nie unzugedeckt stehen, weil sonst durch Verdunstung das spezifische Gewicht beeinflußt wird und weil Bakterien in den Harn fallen und ihn sehr rasch verändern können (s. Erkrankungen der Harnorgane, S. 177).

Stuhl

Der Stuhl ist bei einem an der Brust genährten Kinde salbenartig, dottergelb, von angenehmem, säuerlichen Geruch, zuweilen etwas schleimig. Der normale Stuhl des mit Kuhmilch ernährten Säuglings ist ähnlich dem Brustmilchstuhl, häufig etwas fester, es fehlt der gute säuerliche Geruch. Bei Übergang zur gemischten Kost nähert sich auch das Aussehen des Stuhles dem der Entleerungen des größeren Kindes.

Der Abgang von Stuhl erfolgt zwei- bis dreimal täglich. Es kommt aber auch vor, daß ein Säugling nicht täglich Stuhl hat, was gar nicht beängstigend ist; eine Nachhilfe mit Klysmen ist überflüssig.

Von großer Wichtigkeit ist die gleichmäßige Anzahl und die gleichmäßige Beschaffenheit der Stuhlentleerungen. Während der eine Säugling stets etwas dünnbreiige Stühle in größerer Anzahl hat, hat der andere täglich nur einen festen Stuhl. Deutliche Schleimbeimengungen sind bei einem nicht an der Brust ernährten Kind stets auffallend.

Im Säuglingsalter bedingen fast alle Erkrankungen auch Störungen des Magendarmtraktes. Abweichungen von der normalen Anzahl und Beschaffenheit des Stuhles sind stets als ein Krankheitszeichen anzusehen, dem genügend Beachtung beigemessen werden muß.

Der normale Stuhl besteht aus unverdauten Nahrungsresten, dem Sekret der Verdauungsdrüsen, Bakterien und aus Wasser. Vom Wassergehalt hängt die Konsistenz des Stuhles ab. Passiert

der Inhalt den Dickdarm langsam, so hat dieser Gelegenheit, viel
Wasser zu entziehen, der Stuhl wird fest und hart. Ist dagegen
die Bewegung des Darmes eine sehr rege, so wird der Inhalt
rasch weitergeschoben, so daß der Darmschleimhaut wenig Zeit
bleibt, Wasser aufzunehmen. Dadurch ist der Stuhl bei der
Entleerung noch reich an Wasser, er wird dünnbreiig, ja selbst
flüssig sein und in häufigen Absätzen, meist spritzend, entleert
werden.

Die Farbe des Stuhles kann auch verschiedene Veränderungen
zeigen. Stühle, welche sich einige Zeit nach dem Absetzen an
ihrer Oberfläche grünlich verfärben, sind nicht bedenklich; im
Stuhl enthaltene Stoffe gehen mit der Luft eine chemische Veränderung ein, welche diese Verfärbung hervorruft.

Ganz dunkelgrüne, stark schleimige Stühle sind die „Hunger-
stühle“, sie bestehen fast nur aus Darmsekret und kommen
dann zustande, wenn fast keine Nahrung den Magendarmkanal
passiert, so daß die Nahrungsreste im Stuhl fehlen. Diese Stühle
sind dem Kindspech (s. S. 5) ähnlich.

Wenn ein Stuhl besonders übel riecht, so ist dies ein Zeichen,
daß im Darm abnorme Fäulnisprozesse vor sich gehen. Bei
schlechten Stühlen ist der Arzt zu befragen. Für diesen ist ein
Stuhl (zugedeckt) aufzubewahren (s. Magendarmkatarrh, S. 170).

Erbrechen

Dem Erbrechen ist eine ebenso genaue Beobachtung zu
schenken, wie den schlechten Stühlen. Die leichteste und un-
schuldigste Form des Erbrechens ist das „Speien“. Dieses
hat keine besondere Bedeutung, da dabei in der Regel nur geringe
Nährwerte verloren gehen. Ist das Erbrechen intensiver, so
kann der Verlust an Nährwerten ein recht bedeutender sein, so
daß der Organismus zufolge des bestehenden Erbrechens nicht
richtig gedeihen wird (s. Erbrechen, S. 168).

Besonderes Augenmerk ist darauf zu legen, wie und zu welcher
Zeit das Erbrechen erfolgt und welche Beschaffenheit das Erbrochene
aufweist. Wenn das Erbrechen bald oder unmittelbar nach dem
Trinken eintritt, so ist die Milch im Magen noch nicht geronnen. Das
Erbrochene ist dann „flüssig“; ist zwischen Trinken und Erbrechen
längere Zeit verstrichen, so ist das Erbrochene geronnen, es ist
„topfig“.

Heftiges, plötzliches Erbrechen kommt sowohl bei Säuglingen,
als auch bei älteren Kindern häufig vor und ist in der Regel harmloser Natur als bei Erwachsenen; es müssen aber auf jeden Fall alle
Nebenerscheinungen und vorhergegangenen Ereignisse in Betracht

gezogen werden. Der Brechakt löst immer ein Unwohlsein und
eine Hilflosigkeit aus und verlangt Unterstützung und Beistand.
Schmutzig gewordene Wäsche soll sofort gewechselt werden. Die
Art des Erbrechens, die Menge des Erbrochenen und die Beimengungen können von Bedeutung sein und all das muß sehr
genau beschrieben oder das Erbrochene für den Arzt zugedeckt
aufgehoben werden.

Kleidung

Die Kleidung hat den Zweck, den Säugling vor Abkühlung
zu schützen und Feuchtigkeit aufzusaugen. Sie darf den Kleinen
auf keinen Fall in seiner Bewegungsfreiheit hindern. Sie muß
zweckentsprechend und der Jahreszeit angepaßt sein. Das Hemd,
meist aus Leinen, soll zart und weich sein, um die Haut nicht
zu reiben. Es ist
ein Flügelhemd,
mit einem Bänd-
chen am Halse zu
knoten. Knöpfe
würden drücken.
Nadeln, auch
Schutznadeln,
sind von Säug-
lingskleidern voll-
ständig zu ver-
bannen. In der
kühleren Jahres-
zeit kann über das
Hemd eingestrick-

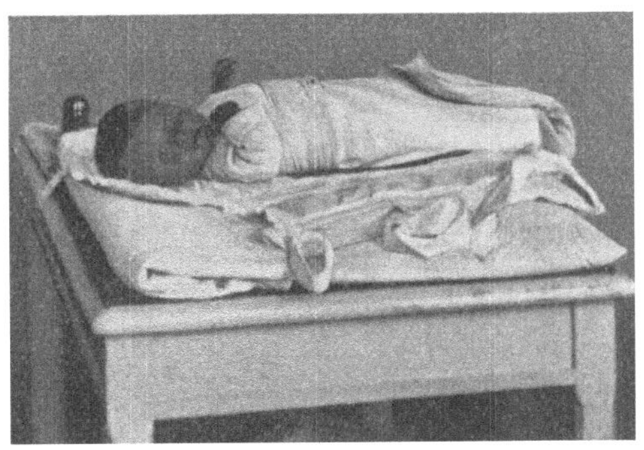

Abb. 20. Sonnengebräuntes Kind im Steckkissen

tes Jäckchen gezogen werden. Das Hemd soll täglich gewechselt werden.

Die Windeln haben am besten eine Größe von ungefähr
75 cm im Quadrat und müssen aus gut aufsaugendem Material sein.

Für gewöhnlich genügt es vollkommen, den Säugling in der
früher beschriebenen Weise zu bekleiden, nur zum Spaziergang
kann er allenfalls in ein Tragkissen gegeben werden. Für diesen
Zweck wird der Säugling anders gewickelt. Auf das Tragkissen
wird, um es vor Nässe zu schützen, ein ungefähr 35:35 cm großes
Gummituch gelegt. Dieses ist täglich durch festes Abseifen gründlich zu reinigen, sonst würde es übel riechen. Keinesfalls darf
die Einlage so groß sein, daß sie den ganzen Unterkörper einhüllt,
es würde dadurch die Wasserabgabe durch die Haut behindert,
Auf das Gummituch kommt ein Flanell (quadratisch mit 75 cm

Seitenlänge), darauf eine Windel, am oberen Rand etwa handbreit um den Flanell umgeschlagen, als letztes wird eine ins Dreieck gelegte Windel gegeben. Der mit Hemd und Jäckchen bekleidete Säugling wird daraufgelegt, die mittleren Zipfel der dreieckigen Windel durch die Beine des Kindes gezogen, dann die seitlichen Teile quer um den Leib herübergeschlagen. Windel und Flanell werden glatt herum gewickelt, am Fußende nach rückwärts umgeschlagen, Hemd und Jäckchen darübergezogen, ersteres wieder hinaufgeschlagen. Der Kautschuk wird unter das Gesäß des Kindes gelegt, das Tragkissen locker geschlossen (s. auch Säuglingsausstattung S. 41).

Das mumienhafte Einschnüren in den Wickelpolster mittels eines Wickelbandes ist energisch zu verbieten. Das arme Kind kann sich ja dann nicht bewegen, liegt fest gepreßt in einer schrecklichen Dunsthülle! Die Ansicht, daß es notwendig sei, dem Kind die Beine gerade zu strecken und festzubinden, ist vollkommen falsch.

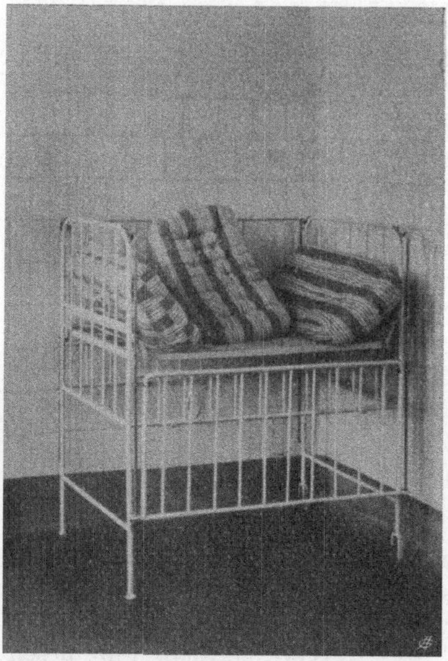

Zur kühleren Jahreszeit wird im Freien der Kopf mit einer gestrickten Mütze bedeckt; zu Hause braucht man kein Häubchen. Beginnt der Säugling zu stehen, so geht die Kleidung allmählich in die übliche Kinderkleidung über.

Mit dem Tragen von Lederschuhen soll man warten, bis das Kind im Freien laufen kann; die ersten Gehversuche macht das Kind am besten barfuß, damit sich die Muskeln und Gelenke des Fußes normal entwickeln.

Abb. 21. Säuglingsbett mit drei Matratzenteilen; die vordere Wand läßt sich hinunterschieben

Das Bett

Der Säugling soll sein eigenes Bett haben. Liegt der Säugling im Bett der Mutter, so muß er schlechte Luft atmen und es besteht die Gefahr, daß er von der Mutter im Schlaf erdrückt wird. Ein Wäschekorb kann als Lager dienen, nur muß er peinlichst rein gehalten werden. Allen hygienischen Anforderungen entspricht ein einfaches, modernes Eisenbett, durch welches auch die Gefahr des Herausstürzens des Kleinen beseitigt wird. Als Unterlage dient eine dreigeteilte Matratze, die durch ein Gummituch vor Nässe geschützt wird. Darüber wird faltenlos ein Leintuch gespannt. Auf das Leintuch legt man abermals einen Kautschuk, von einer Windel überdeckt, darauf ruht das Kind. Diese Windel wird ebenso wie die Windel des Höschens nach jeder Benässung erneuert. Der darunter befindliche Kautschuk muß täglich wenigstens einmal gründlichst gereinigt werden, und zwar wird er mit Waschel und 1% Seifenlösung auf Vorder- und Rückseite tüchtig gescheuert.

Als Bedeckung ist eine leichte Wolldecke dem Federbett entschieden vorzuziehen, sie muß beiderseits von einem waschbaren Überzug umhüllt sein. Ein Kopfkissen ist für den Säugling überflüssig, es würde ihn nur in seiner normalen Lage hindern.

Säuglingsausstattung

In welcher Ausführung die Mutter die Ausstattung für ihren Säugling anschafft, hängt natürlich von den Mitteln ab, über die sie verfügt. Jedenfalls soll aber die Mutter schon längere Zeit vor der Geburt ihres Kindes bemüht sein, nach und nach alle notwendigen Sachen einzuschaffen. Folgende Aufstellung gibt eine besondere reiche Ausstattung an.

Die mit * bezeichneten Gegenstände sind nicht unbedingt notwendig.

Bett, 3 Drittelmatrazen, wollene Decke,
Wickeltisch*,
2 Kautschukeinlagen, Wickelpolster*,
Kinderwagen*,
verschließbarer Kübel*, Badewanne,
Badethermometer, Zimmerthermometer,
Bürste zum Reinigen der Wanne,
Augenschälchen, Seifenwasserschälchen, wasserdichte Unterlage zum Baden,
Waschlappen, Watte,
Puderstreuer, venezianischer Talk, Vaselin, milde Seife,
weiche Kopfbürste*, Staubkamm, feine Nagelschere*,
Sauger, kleiner Löffel, Flaschenbürste,
Milchtopf,

Soxhletapparat* mit Flaschen und Verschluß, Saugerbehälter, graduiertes Meßglas, Kochlöffel,
Schalenwage*, Säuglingswage*.

Die Menge der notwendigen Wäsche ist davon abhängig, in welchen Zwischenräumen die Wäschereinigung vorgenommen wird. Erfolgt diese jeden zweiten Tag, so werden ungefähr gebraucht:

50 Windeln	5 Servietten
5 Flügelhemdchen	3 Wickelpolsterbezüge
5 gestrickte Jäckchen	3 Steckkissenbezüge
3 Leintücher	2 Steckkissen
3 Deckenbezüge	1 Wolljäckchen im Winter
5 Badetücher	1 Wollmütze im Winter.

Das Säuglingszimmer

Luft, Licht und Sonne müssen die Leitworte sein bei der Wahl der Wohnstätte des Kindes. Ein großes, helles, sonniges, leicht zu ventilierendes Zimmer mit möglichst einfacher Einrichtung, bei der unnötige Polsterungen und alle sonstigen Verzierungen, Ecken und Kanten vermieden werden, da diese nur Staubfänger sind. Wenn dem Prinzip Rechnung getragen wird, daß alle Gegenstände in der Nähe des Kindes waschbar sein sollen, so dürfte man dem Ideal eines Kinderzimmers am nächsten kommen. Selbstverständlich ist, nebst der Reinlichkeit und Staubfreiheit, für frische Luft Sorge zu tragen. Nicht nur dadurch, daß täglich oft gelüftet wird, sondern auch dadurch, daß im Kinderzimmer jede Verrichtung, die eine Verschlechterung der Luft mit sich bringt, wie Kochen, Trocknen von Wäsche usw. zu unterbleiben hat.

Lufthygiene

Gleich einer zarten Pflanze ist das Gedeihen des Kindes an Luft und Sonne gebunden. Sogenannter „Zug" schadet dem Kinde nicht. Vor plötzlicher Abkühlung jedoch soll der Säugling geschützt werden. Das Bett soll seinen Platz im Zimmer so haben, daß es möglichst viel von der Sonne erreicht wird. Bei schönem Wetter ist das Bett ans offene Fenster zu stellen, dabei ist der Säugling je nach der Außentemperatur zu bedecken, an warmen Sommertagen kann man ihn einige Zeit ganz nackt liegen lassen. Die zarte Haut muß allmählich an die Sonne gewöhnt werden, damit kein Sonnenbrand entsteht. Ist ein Garten zur Verfügung, so soll der Säugling in der schönen Jahreszeit möglichst den ganzen Tag im Garten zubringen. Zum Ausfahren wird ein Kinderwagen benützt, in dem der Säugling, je nach der Jahreszeit bekleidet, bequem liegen kann. Das Dach ist nur bei Regen zu schließen, sonst nimmt es zuviel frische Luft weg. Was das Ausführen des Kindes betrifft, so kann man im Sommer und Herbst schon den eine Woche alten Säugling ins Freie bringen, vorausgesetzt natürlich, daß es windstill und sonnig ist. Die günstigsten Stunden richten sich auch nach der Jahreszeit. Im Winter wähle man die Zeit zwischen 10 und 14 Uhr. Im Hochsommer sind die Morgen- und späteren Nachmittagsstunden die

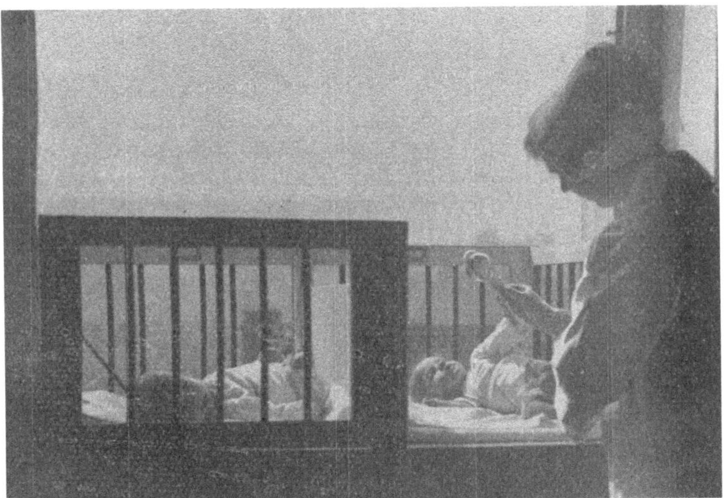

Abb. 22. Fensterbalkon für Säuglinge

günstigsten. Das tägliche Ausfahren hat nur bei ausgesprochen schlechtem Wetter zu unterbleiben. Bei niedriger Temperatur wird das Kind wärmer bekleidet, die Dauer des Ausganges wird abgekürzt. Gegen das Schlafen des Kindes im Freien ist gar nichts einzuwenden. Wenn die Wohnung mit einem Balkon nach Süden oder einem sonnigen Garten verbunden ist, ist es überflüssig, das Kind auf die Straße oder in öffentliche Gärten auszuführen. Es bewähren sich auch einfache Holzbalkone recht gut, die auf den Fensterrahmen bei geöffnetem Fenster aufgelegt werden und, auf den Fußboden des Kinderzimmers gestellt, als Gehschulen dienen können.

Eine immer wieder gemachte Erfahrung bestätigt, daß Kinder, die viel an der Luft sind, frischer, gesünder und widerstandsfähiger werden als solche, die man ängstlich vor jedem Luftzug schützt.

Im Säuglingsalter erfolgt die Abhärtung nur durch reichlich frische Luft (s. Abb. 1, S. 1), nicht durch Wasserbehandlung. Höchstens, daß zur Übung der Hautblutgefäße dem täglichen Bad eine kurze, etwas kühlere Übergießung folgen könnte (s. Freiluftbehandlung, S. 221).

Übersichtsblatt

Es ist empfehlenswert, für die erste Lebenszeit ein Übersichtsblatt für das Kind anzulegen. Der Arzt wird aus einem solchen richtig geführten Übersichtsblatte wichtige Schlüsse für seine weiteren Anordnungen ziehen können. Dasselbe soll das Gewicht des Kindes, die Temperatur, die Art und Menge der zugeführten Nahrung, die Zahl der Stühle, eventuell des Erbrechens aufgezeichnet enthalten.

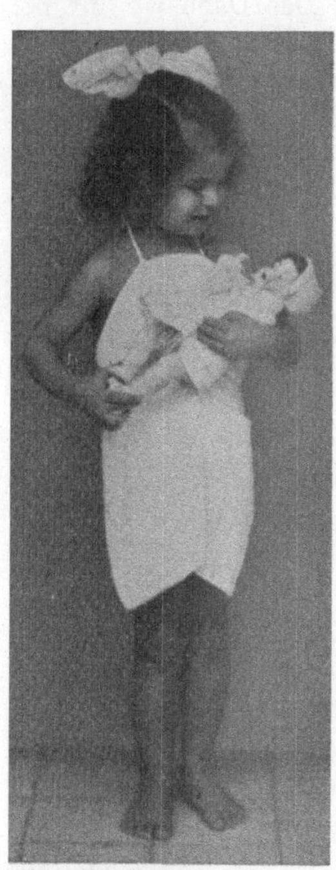

Abb. 23. Sehr abgehärtetes Kind

Die Abbildung 24 stellt dar, wie ein derartiges Übersichtsblatt auf ein gewöhnliches, rastriertes Papier gezeichnet werden kann.

Ernährung

Chemische Bestandteile unserer Nahrungsmittel

Alle unsere Nahrungsmittel enthalten Wasser; die einen mehr, die anderen weniger. Beim Trocknen im Trockenschrank (bei 100^0) verlieren sie an Gewicht, weil das Wasser verdampft. Es gibt Nahrungsmittel, welche sehr wenig Wasser enthalten (z. B. Zucker, Fette unter $1^0/_0$), und solche mit 90% Wasser und mehr (z. B. frische Gemüse, gewisse Obstsorten). Unsere Nahrungsmittel enthalten folgende chemische Bestandteile:

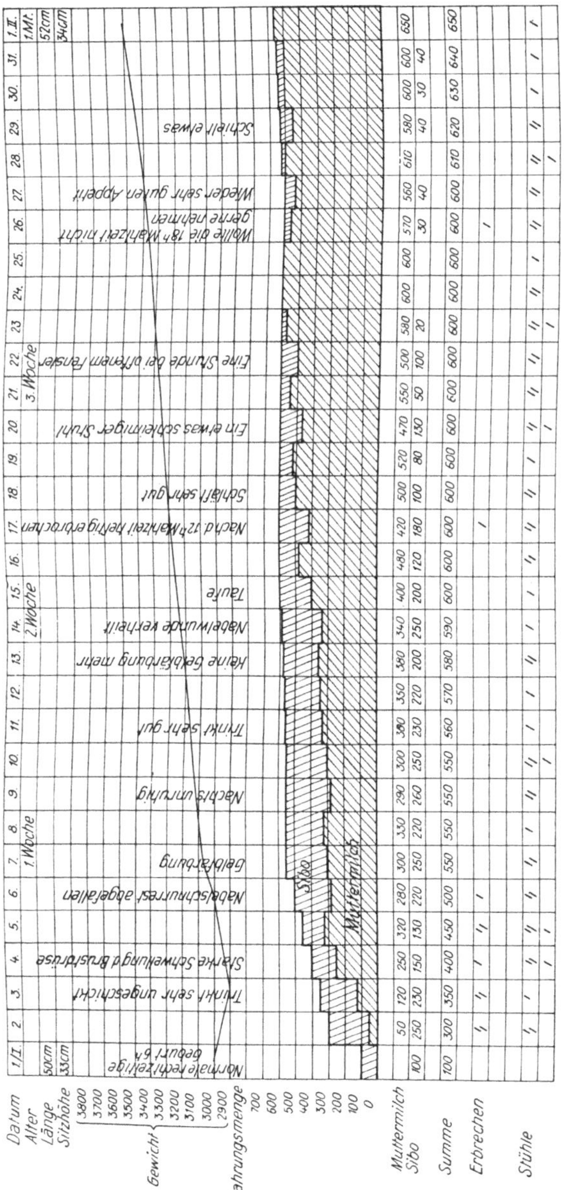

Abb. 24. Übersichtsblatt

1. Kohlenhydrate (Stärke, Zucker, Zellulose);
2. Fette;
3. Eiweißstoffe;
4. Wasser;
5. Salze;
6. Akzessorische Nährstoffe oder Vitamine.

Nach ihrer Verwendung im Körper werden diese chemischen Bestandteile in folgende zwei Hauptgruppen eingeteilt:

a) Nahrungsbrennstoffe (Kohlenhydrate und Fette);
b) Nahrungsbaustoffe (Eiweiß, Wasser, Salze, Vitamine).

Nahrungsbrennstoffe

Die Hauptbestandteile der Brennstoffe sind Kohlenstoff (C), Wasserstoff (H) und Sauerstoff (O). Die Kohlenhydrate enthalten neben Wasserstoff und Sauerstoff, die sich in der Regel in ihnen in derselben Relation wie im Wasser, also im Verhältnis von $2:1$ finden, als brennbare Substanz den Kohlenstoff, die Fette, außerdem noch brennbare Wasserstoffatome. Beide sind frei von Stickstoff, wodurch sie sich von den Eiweißstoffen unterscheiden. Durch die Atmung wird Sauerstoff aus der Luft aufgenommen. Er verbindet sich in den Geweben mit den Nahrungsbrennstoffen und es entstehen als Endprodukte dieses Vorganges, den wir als Verbrennung bezeichnen, Kohlensäure (O_2) und Wasser (H_2O). Die Kohlensäure wird durch die Atmung wieder abgegeben, das Wasser wird vornehmlich im Urin, zum Teil durch Lunge und Haut ausgeschieden. Bei dieser Verbrennung wird Kraft (Energie), die in diesen Substanzen enthalten ist, frei und kann in Arbeit umgesetzt werden, die nötig ist zur Ausführung unserer täglich zu erfüllenden Lebensfunktionen. Die Arbeit unserer Muskeln, die Atmung, die Aufrechterhaltung der Blutzirkulation wird ermöglicht durch Zufuhr von genügend Brennmaterial, also von Fetten und Kohlenhydraten. Bei der Verbrennung entsteht eine große Menge von Wärme. Um die gleichmäßige Körpertemperatur von 36^0 bis 37^0 C zu erhalten, steht dem menschlichen Organismus das Wärmeregulierungsvermögen bzw. das Wärmeregulierungszentrum im Gehirn zur Verfügung. Es wird überflüssige Wärme abgegeben durch:

1. Strahlung;
2. Leitung;
3. Schweißverdunstung;
4. Atmung.

Da die Hauptbestandteile der Brennstoffe auch im Eiweiß enthalten sind, wird es erklärlich, daß unter gewissen Umständen auch ein Baustoff wie das Eiweiß die Aufgabe der Brennstoffe übernehmen kann; niemals aber können umgekehrt Baustoffe in ihrer Funktion durch Brennstoffe ersetzt werden.

Kohlenhydrate

Die Kohlenhydrate werden hauptsächlich durch folgende Gruppen vertreten:

Polysaccharide	Disaccharide	Monosaccharide
Stärkegruppe	Rohr-(Rüben-)Zucker	Traubenzucker
(Stärke, Glykogen)	Malzzucker	(Dextrose)
Zellulosegruppe	Milchzucker	Fruchtzucker
Dextrin u. Gummiarten		(Lävulose)
		Galaktose

Stärke ist ein Stoff, der aus mikroskopisch kleinen Körnern besteht und als Reservesubstanz in Pflanzensamen und anderen pflanzlichen Gebilden (Wurzelknollen) vorkommt. Beim Kochen und Backen wird die Pektinhülle der Körner gesprengt und es entsteht der Kleister. Durch Ptyalin (ein Ferment, das im Speichel vorkommt) wird die Stärke chemisch gespalten.

Rohrzucker wird in Europa aus der Zuckerrübe gewonnen und daher auch Rübenzucker genannt. Bei stärkerem Erhitzen bräunt er sich und bildet das sogenannte Karamel.

Der Malzzucker (Maltose) entsteht bei der Spaltung von Stärke mit Malzdiastase, Speichel oder Pankreassaft.

Milchzucker (Laktose) kommt in der Regel nur in der Milch vor; doch hat man ihn auch im Harne der Wöchnerinnen bei Milchstauung wie auch im Harne nach Einnahme größerer Mengen dieses Zuckers gefunden. Die Laktose kann sich unter Aufnahme von Wasser in Dextrose und Galaktose spalten.

Der Invertzucker kommt in süßen Früchten vor. Er ist ein bei der Spaltung des Rohrzuckers enstehendes Gemenge von Dextrose und Lävulose.

Zellulose. Bei den Brennstoffen müssen wir der Zellulose gedenken, deren Zusammensetzung ähnlich der Stärke ist. Die Zellulose bildet das Gerüst des Pflanzenkörpers und kommt schon in der Membran der jungen Pflanzenzellen vor. Ihr Brennwert ist recht bedeutend, aber sie wird von den Verdauungssäften des Menschen nur sehr unvollständig angegriffen, um so mehr und leichter, je jünger und zarter die Pflanzenfaser ist.

Ihre Bedeutung liegt aber nicht in ihrer Verdaulichkeit, sondern gerade in den unverdaulichen Anteilen, analog dem Rauhfutter bei Tieren: sie ist für größere Kinder und Erwachsene zur Bildung des Stuhles erforderlich. Wenn die Nahrung zellulosefrei ist und ausschließlich in leicht verdaulicher Form verabreicht wird, so wird wenig Stuhl gebildet, der Appetit versagt und es treten verschiedenartige Störungen auf.

Fette

Die Fette bestehen ebenso wie die Zuckerarten aus Kohlenstoff, Wasserstoff, Sauerstoff und zerfallen bei der Verbrennung im Organismus in Kohlensäure und Wasser. Fett findet sich in der Natur überall dort, wo es sich darum handelt, stickstofffreie Reservesubstanz auf einem möglichst kleinen Raum unterzubringen, so bei Pflanzen als Öl in den Samen, bei Tieren in den verschiedenen Geweben als Reservesubstanz. Fette und Zuckerarten können sich in ihrem Nährwert gegenseitig weitgehend vertreten, wobei das Fett als doppelt so nahrhaft gelten kann wie die Kohlenhydrate. Es ist zu beachten, daß Fett als Träger der fettlöslichen Vitamine von großer Bedeutung ist. Aus diesen und aus küchentechnischen Gründen sollen 25 bis $30^0/_0$ des Nährwertes aus Fett bestehen.

Nahrungsbaustoffe

Eiweiß

Das Eiweißmolekül enthält an Hauptbestandteilen Kohlenstoff, Wasserstoff, Stickstoff, Schwefel und Sauerstoff. Der charakteristische Bestandteil im Eiweiß, durch den sich das Eiweiß von den Brennstoffen unterscheidet, ist der Stickstoff. Mageres Fleisch, das Hühnereiweiß usw. bestehen fast nur aus Eiweiß und Wasser. Andere Nahrungsmittel (Knollengewächse, Obst usw.) sind sehr arm daran.

Die Bildung der Zellen, aus denen unser Körper besteht, die Regeneration oder Neubildung verloren gegangener Körperbestandteile (Haare, Nägel) oder der Ersatz abgenützter Zellanteile des Organismus, ferner die Herstellung der Verdauungssekrete ist nur möglich bei genügender Zufuhr von stickstoffhaltigem Material in der Nahrung. Zu reichliche Zufuhr von Eiweiß ist unökonomisch und bisweilen gesundheitsschädlich. Im Organismus wird die Verbrennung von Eiweiß nicht zu Ende geführt: ungefähr ein Drittel des Nahrungseiweiß wird als Harnstoff unverbrannt wieder ausgeschieden.

Hierin liegt ein fundamentaler Gegensatz zu den Nahrungsbrennstoffen, die im Organismus vollkommen zu Wasser und
Kohlensäure verbrannt werden.

Wasser

Das Wasser spielt im Haushalt des Kindes eine sehr
große Rolle. Der menschliche Organismus besteht zum großen
Teil aus Wasser, in den einzelnen Organen und Geweben ist
reichlich Wasser enthalten. Wir nehmen vorgebildetes Wasser
nicht nur in flüssigen, sondern auch in allen festen und halb-
festen Speisen auf, außerdem wird noch im Organismus selbst
aus den Nahrungsstoffen durch Sauerstoffaufnahme (Atmung)
Wasser gebildet. Im allgemeinen können wir uns merken,
daß aus einer Speise im menschlichen Organismus annähernd
soviel Wasser gebildet wird, als die betreffende Speise wiegt.
Wir können demnach sagen, daß das Gewicht der aufgenommenen
Nahrung (Nahrungsgewicht) ungefähr gleich ist der auszu-
scheidenden Flüssigkeitsmenge. Die eine Hälfte dieser Flüssigkeitsmenge wird als Harn bzw. mit dem Stuhl wieder ausgeschieden, die andere Hälfte wird durch die Lunge und durch die
Haut wieder abgegeben. Ansammlung von übermäßig viel Wasser
(Ödem) oder Ausschwemmung von großen Wassermengen finden
wir bei den verschiedenartigsten krankhaften Störungen des
Menschen.

Salze

Die Salze (z. B. Kalium, Natrium, Kalzium, Magnesium usw.)
sind gleichfalls lebenswichtig. Durch Versuche wurde bewiesen,
daß Tiere, die mit salzfreier Nahrung gefüttert wurden, nicht
länger leben als Tiere, die gar keine Nahrung bekommen.

Vitamine

Die Vitamine, in ihrer chemischen Zusammensetzung unbekannt, spielen eine wichtige Rolle bei der Ernährung des Kindes.
Wir unterscheiden drei Gruppen von Vitaminen, bei deren Fehlen
oder Mangel Krankheiten bestimmter Art entstehen können.

1. Die fettlöslichen Vitamine sind hauptsächlich im
Lebertran, auch in Milch, Sahne, Butter und grünen Gemüsen
vorhanden. Man unterscheidet jetzt 3 fettlösliche Vitamine: das
wachstumfördernde Vitamin A, das antirachitische
Vitamin D und das Fortpflanzungs-Vitamin E. Wenn
in der Nahrung nicht genügend Vitamin A enthalten ist, so
bleiben die Kinder im Wachstum zurück, oder es entsteht
eine bestimmte Augenkrankheit (s. S. 163). Für das Auf-

treten von Rachitis ist außer Vitaminmangel eine fehlerhafte Mineralstoffzusammensetzung (Kalzium und Phosphor) verantwortlich.

2. Das Vitamin B ist hauptsächlich vorhanden in der Hülle der Getreidesamen, die als Kleie beim Mahlen abgesondert wird; wenn die Nahrung, wie bei den Japanern, hauptsächlich aus geschältem Reis besteht, kann eine Nervenkrankheit (Beri-Beri) entstehen.

3. Das Vitamin C ist vorhanden in der Milch, besonders reichlich aber in frischem Obst und Gemüse, Zitronen, Orangen, Rüben. Sein Fehlen verursacht Skorbut, eine Krankheit, die beim Säugling auch Möller-Barlowsche Krankheit genannt wird (s. S. 164).

Die Milch

Chemische Zusammensetzung

Die Hauptbestandteile der Milch sind außer Wasser: Fett, Eiweißstoffe, Milchzucker, Salze und Vitamine.

	Die Frauenmilch enthält:	Die Kuhmilch enthält:
Eiweiß	1·7%	3·3%
Fett...................	3·7%	3·7%
Milchzucker	6·7%	5 %
Salze	0·2%	0·7%.

Die Kuhmilch enthält also fast doppelt so viel Eiweiß als die Frauenmilch, weniger Zucker und mehr Salze.

Der Milchzucker schmeckt weniger süß als Rohrzucker und ist im kalten Wasser nur schwer löslich. Durch die Milchsäurebakterien wird er bei 15 bis 35° C sehr schnell zu Milchsäure vergoren, die Milch wird „sauer", das Kasein fällt aus.

Die Salze der Milch sind Verbindungen von Kalium, Natrium, Kalzium, Phosphor- und Schwefelsäure usw. Sie spielen eine große Rolle beim Wachstum des Skelettes.

Die Eiweißkörper der Milch sind:

1. Das Kasein (Käsestoff);
2. das Albumin (Milcheiweiß);
3. das Milchglobulin.

Den hauptsächlichsten und charakteristischen Eiweißkörper der Milch bildet das Kasein. Dieses befindet sich in der Milch nicht in gelöstem, sondern in gequollenem Zustand. Das Kasein wird durch Labferment „gefällt" und als „Topfen" zur Ausscheidung gebracht; die übrigbleibende Flüssigkeit wird als „Molke" bezeichnet.

Die Molke enthält noch die zweite Eiweißart, das Albumin, welches durch Kochen der Milch zur Ausscheidung gebracht werden kann, wodurch dann die „Haut" auf der gekochten Milch entsteht. Das Milchalbumin ist in der Kuhmilch nur in geringer Menge vorhanden. Eine Ausnahme macht die Milch in den ersten Tagen nach der Entbindung, das „Kolostrum", dessen Albumingehalt gewöhnlich viel höher ist.

Die Molke enthält außer dem Albumin die Salze der Milch und den Milchzucker und wird als Futter für Nutztiere, namentlich für Schweine verwendet. Die Molke bildet auch für den Menschen bei bestimmten Krankheiten ein beliebtes Nahrungsmittel (Molkenkuren).

Im Magen, dessen Drüsen das Labferment absondern, erfolgt die Labgerinnung, wobei das Fett der Milch vom Kasein mitgerissen wird.

Die Milch gerinnt außer durch Lab auch noch durch Zusatz von verschiedenen Säuren. Die Säuregerinnung tritt von selbst ein, wenn die Milch bei höherer Temperatur stehengelassen wird; in der Milch entwickelt sich der in der Außenwelt überall vorkommende Milchsäurebazillus, welcher den Milchzucker in Milchsäure umwandelt und dadurch die Milch zur Gerinnung bringt. Unter Joghurt (Ya-Urt), bulgarische Sauermilch, verstehen wir eine saure Milch, die sich von der gewöhnlichen sauren Milch dadurch unterscheidet, daß die Milch zunächst gekocht und erst nach entsprechender Abkühlung mit bestimmten Bakterien geimpft wird. Man überläßt also die Milchzuckergärung bei dieser Milch nicht zufällig in die Milch einfallenden Milchsäurebazillen, sondern bestimmten Bakterien („Maya"). Für die Zubereitung des Kefir wird in ähnlicher Weise das Kefirferment („Kefirhefe") verwendet, welches mehrere Mikroben enthält. Die Kefirmilch entsteht durch alkoholische Gärung und enthält Alkohol.

Das Milchfett ist in der Milch als eine „Emulsion" in Form unzähliger Kügelchen von ungleicher Größe vorhanden. Durch den Einfluß des Lichtes und der Wärme treten chemische Veränderungen des Milchfettes ein. Es wird „ranzig" und erhält dadurch einen scharfen, unangenehmen Geruch und Geschmack.

Das Fett der Milch wird durch Aufrahmen, Zentrifugieren und Buttern gewonnen.

Das Aufrahmen der Milch erfolgt selbsttätig bei ruhigem Stehenlassen der Milch. Die frische Milch rahmt leicht und schnell auf. Die Fettkügelchen steigen, da sie spezifisch leichter sind, in die Höhe und bilden an der Oberfläche eine dicke Schichte. Nach längstens 48 Stunden ist die Abscheidung des Rahms beendet. Der Rahm (Sahne, Obers) besteht aus mit Fettkügelchen angereicherter Milch. Der Fettgehalt schwankt von 10 bis 35%. Was nach dem Abschöpfen des Rahms übrig bleibt, wird abgerahmte oder Magermilch genannt.

Die Magermilch enthält alle Milchbestandteile, aber nur Reste des Fettes. Aus Magermilch wird das Kasein und der Milchzucker gewonnen.

Durch Zentrifugieren der Milch kann das Fett ebenfalls gewonnen werden, was viel schneller und vollständiger geht als das Aufrahmen.

Die Butterbereitung erfolgte früher aus dem abgeschöpften Rahm. Durch Schlagen und Stoßen (Butterfässer, Buttermaschinen) fließen die Fettkügelchen zusammen und bilden so die Butter. Die Flüssigkeit (Buttermilch) wird abgegossen. Die Buttermilch ist gewöhnlich sauer und enthält alle Bestandteile der Milch. Ihr Nährwert entspricht dem der Magermilch. Das Kasein ist in ihr in geronnenem, fein zerteiltem Zustand vorhanden. In moderner Weise wird die Butter aus dem zentrifugierten Rahm bereitet. (Süße Butter.)

Die Milch kann zufolge ungleichen Fettgehaltes im Nährwert schwanken. Durch Zuckerzusatz bei zu niedrigem Fettgehalt und Wasserzusatz bei einem zu hohen Fettgehalt läßt sich entsprechend der folgenden Tabelle, eine „Normalmilch" herstellen (s. Fettprobe nach GERBER, S. 220).

Tabelle 1. Korrektur der Milch auf den Wert von 1000 n in 1000 cm^3

Gefundener Fettgehalt	Zusatz pro Liter: cm^3 50% Zuckerlösung	Gefundener Fettgehalt	Zusatz pro Liter: cm^3 Wasser
2·5	43	3·7	30
2·6	39	3·8	50
2·7	34	3·9	60
2·8	30	4·0	70
2·9	25	4·1	90
3·0	21	4·2	100
3·1	16	4·3	110
3·2	12	4·4	130
3·3	7	4·5	140
3·4	—	4·6	150
3·5	—	4·7	170
3·6	—	4·8	180

In guter, frischer Milch sollen alle Arten von Vitaminen enthalten sein.

Bakterien der Milch

Die frisch gemolkene Milch ist fast bakterienfrei. Sie bildet aber einen vorzüglichen Nährboden für die verschiedensten Bakterien. Diese schweben vielfach in der Luft, sind in der Stallstreu, im Futter, auf der Erde usw. in enormer Menge vorhanden.

Zu den Bakterien der Milch gehören:

1. die Milchsäurebakterien. Wie bereits erwähnt, verursachen sie die Gerinnung der Milch, indem sie den Milchzucker in Milchsäure und Kohlensäure zerlegen. Milchsäurebakterien werden in den landwirtschaftlichen Instituten in Reinkulturen künstlich gezüchtet und als Säurewecker zum Ansäuern der Milch verwendet.

2. Die Erreger der Eiweißfäulnis zersetzen das Kasein. Sie werden bei 100^0 noch nicht zerstört (erst bei etwa 120^0), da sie Sporen bilden.

3. Die pathogenen Keime: Tuberkelbazillen, Typhus-, Ruhrbazillen, Scharlacherreger usw. Pathogene Keime können z. B. dadurch in die Milch gelangen, daß ein tuberkulöser Melker in die Milch hineinhustet, oder daß ein Melker, der Typhus gehabt hat, durch Verunreinigung der Hände Typhusbazillen in die Milch gelangen läßt. Die pathogenen Keime werden beim Pasteurisieren und Sterilisieren der Milch zerstört.

Gewinnung der Milch

Milch für Kinder, besonders für Säuglinge, soll nur aus Molkereien bezogen werden, die unter den günstigsten hygienischen Bedingungen betrieben werden. Größte Reinlichkeit der Stallung, der Kühe und der Melker ist Vorbedingung für einen derartigen Betrieb. Vor dem Melken muß sich der Melker sorgfältig die Hände reinigen; das Euter der Kuh muß mit lauwarmem Wasser gewaschen und wieder sorgfältig abgetrocknet werden. Milchkübel, Melkgefäße müssen mit kochendem Wasser gereinigt werden und die Milch ist sofort nach der Gewinnung zu unterkühlen. Die Kühe sollen mit Tuberkulin geprüft sein, damit nicht etwa Kindermilch von tuberkulösen Kühen bezogen werde. Auch der Melker muß gesund sein; besonders zu achten ist bei diesem auf Tuberkulose.

Im Haushalt muß die Milch kühl aufbewahrt werden.

Haltbarmachen der Milch

1. Pasteurisieren. Man unterscheidet zwischen der Hochpasteurisierung — kurzem Erwärmen der Milch auf 85^0 und der Dauerpasteurisierung — Erwärmen auf 63^0 durch eine

halbe Stunde. Das Pasteurisieren verhindert das vorzeitige Sauerwerden der Milch, da die Milchsäurebazillen abgetötet werden.

2. Aufkochen. Kurzes Aufkochen der Milch leistet ungefähr das gleiche wie das Pasteurisieren. In vielen Haushaltungen ist es üblich, die Milch nach der Lieferung aufzukochen und dann an einen kühlen Ort zu stellen.

3. Sterilisieren. Die Milch wird durch das Kochen um so mehr verändert, je länger die Hitze einwirkt. Bei dem eigentlichen Sterilisieren (wiederholtes = „fraktioniertes" Erhitzen bei 100⁰ oder Erhitzen unter Überdruck über 100⁰) werden alle Keime vernichtet und die Milch ist wirklich „steril". Gleichzeitig werden aber auch die Eiweißkörper und speziell die Vitamine geschädigt.

4. Kondensieren. Die kondensierte Milch (Kondensmilch) wird auf die Weise hergestellt, daß die Milch im Vakuum bei etwa 50⁰ C auf die Hälfte des Volumens eingeengt wird.

5. Trocknen. Wenn man der Milch den ganzen Wassergehalt entzieht, so entsteht ein „Milchpulver" die sogenannte „Trockenmilch". Es gibt ein Verfahren, welches gestattet, die Milch in wenigen Sekunden aus dem flüssigen Zustand in den pulverförmigen überzuführen. Stammt die Milch von Kühen her, die sehr sorgfältig mit Grünfutter gefüttert waren, so kann eine auf so rasche Weise getrocknete Milch noch relativ reich an C-Vitamin sein. Rohe Milch kann unter Umständen arm, Trockenmilch reich an C-Vitamin sein. Der Vitamingehalt hängt mit der Art der Fütterung und dem Aufenthalt auf besonnten Weiden innig zusammen.

Die Milch als Nahrungseinheit
Das Nem

Anstatt der bisher üblichen Kalorie wurde von PIRQUET zur Messung des Nährwertes die Milch als physiologische Einheit des Nährwertes eingeführt. Als Vergleichsmaß des Nährwertes dient der Brennwert der Frauenmilch, von welcher ein Gramm bei der Oxydation im menschlichen Körper eine Wärmemenge von 0·67 Kalorien liefert. Eine solche Standard-Frauenmilch enthält

1·7% Eiweiß,
3·7% Fett,
6·7% Milchzucker.

Die durchschnittliche Kuhmilch ist trotz der Abweichung ihrer chemischen Zusammensetzung mit der Frauenmilch im Nährwert gleichwertig. Ein Gramm der Standardfrauenmilch wird als Nem (Nahrungs-Einheit-Milch) bezeichnet. Der

Nemwert steht mit dem Gehalt an reinen Kalorien in einem innigen Zusammenhang, indem

1 Kalorie gleich ist $1\frac{1}{2}$ Nem;
1 Nem gleich ist $\frac{2}{3}$ Kalorien.

Das Nem wird in ähnlicher Weise wie die anderen metrischen Längen-, resp. Gewichts- und Hohlmaße abgewandelt.

0·1 Nem	= Nährwert von	0·1 g Milch	= 1 Dezinem	= 1 dn
1 ,,	= ,,	,, 1 g	,, = 1 Nem	= 1 n
10 ,,	= ,,	,, 10 g	,, = 1 Dekanem	= 1 Dn
100 ,,	= ,,	,, 100 g	,, = 1 Hektonem	= 1 Hn
1000 ,,	= ,,	,, 1000 g	,, = 1 Kilonem	= 1 Kn

Mit dieser als Grundlage angenommenen Menge von 1 g Milch = 1 Nem werden die verschiedenen Nahrungsmittel in ihrem Nährwert verglichen. Wenn es z. B. heißt, daß 1 g Zucker 6 n entspricht, so bedeutet dies soviel, daß 1 g Zucker sechsmal so nahrhaft ist als 1 g Milch oder daß diese Zuckermenge 6 g Milch im Nährwert gleichkommt. Demzufolge entsprechen 3 g Zucker = 18 g Milch im Nährwert oder sie enthalten 18 n, 5 g Zucker = 30 n. Um z. B. umgekehrt den Nährwert von 180 g Milch = 180 n nicht in Form von Milch, sondern in Form von Zucker zu verabreichen, muß der sechste Teil des Milchgewichtes, d. s. 30 g Zucker, verwendet werden. In gleicher Weise werden alle anderen Lebensmittel mit der Milch verglichen und angegeben, um wieviel sie nahrhafter sind als die Milch, bzw. dem wievielten Teil des Milchnährwertes ihr Nährwert entspricht. So z. B. entspricht 1 g Butter 12 n, 1 g Speck 10 n, 1 g Mehl 5 n, 1 g Schwarzbrot 3 n, 1 g Kopfsalat 0·2 n usw.

Für den praktischen Gebrauch ist das Hektonemgewicht der einzelnen Lebensmittel als Portionseinheit zu verwenden. Wir verstehen unter Hektonemgewicht das Gewicht von einem Hektonem der verschiedenen Lebensmittel in Gramm. Wenn z. B. 1 g Speck 10 n enthält, so haben 10 g Speck den Wert von 100 n oder von einem Hektonem. Das Hektonemgewicht von Speck ist demnach 10 g. Wir errechnen das Hektonemgewicht, indem wir 100 durch den Nemwert des Nahrungsmittels dividieren: demnach beträgt das Hektonemgewicht für Butter $8\frac{1}{2}$ g, für Mehl 20 g, für Schwarzbrot 33 g, für Kopfsalat 500 g, für Milch 100 g, für Zucker $16\frac{2}{3}$ oder abgerundet 17 g.

Nemwert der wichtigsten Nahrungsmittel

Die Tabelle gibt die Vergleichszahlen der wichtigsten Nahrungsmittel an, wobei dieselben in zwei Hauptgruppen eingeteilt er-

scheinen, nämlich in „eingekaufte und in der Küche zubereitete".
Die Zahlenkolonne links gibt den abgerundeten Nemwert von 1 g an,
diejenige rechts das Hektonemgewicht; gleichwertige Nahrungsmittel erscheinen in derselben Gruppe zusammengefaßt.

Tabelle 2. Nemgehalt der Nahrungsmittel

Die Zahl neben dem Nahrungsmittel bedeutet den Eiweißwert, 0 ohne Eiweißwert, 0·5 halber Eiweißwert

Nem in 1 Gramm (rund)	Nahrungsmittel		Hektonem wiegt Gramm
	eingekauft	in der Küche zubereitet	
13·3 ($^{40}/_3$)	Rindstalg 0, Schweineschmalz 0, Öl 0		7·5
12	Butter 0, Margarine 0, Knochenmark 0		8·5
10	Speck 0·5		10
9	Nüsse ohne Schalen 0·5		11
8	Speckwurst 1, Mandeln süß 0·5		12·5
6,7 ($^{20}/_3$)	Grieben 4, Salami 2, Schokolade 0·5, Mohn 1		15
6	Zucker 0, Kakaopulver 1, fetter Käse 3, Milchpulver 2		17
5	Kondensmilch mit Zucker 1, Käse mittel 4, Eidotter 2, frisch. Fleisch fett 2, Schinken 3, Hülsenfrüchtemehl 2, Getreidemehl 1, Teigwaren trocken 1, Zwieback 1, Reis 0·5, Honig 0, Sirup 0	Fette Mehlspeisen 1	20
4·5	Gerstengraupen 1, Hafer geschält 1		22
4	Käse mager trocken 5, Rindfleisch fett 3, Fischeier 5, trockene Hülsenfrüchte 2, Weizenbrot fein 1, trockene Datteln 0·5, Rosinen 0·5		25
3·3 ($^{10}/_3$)	Sahne 1, Zunge 3, Mischbrot 1, Dörrobst 0·5, Dörrgemüse 0·5—3, trockene Schwämme 3	Marmelade 0 Leichte Mehlspeisen 1	30

Nem in 1 Gramm (rund)	Nahrungsmittel		Hektonem wiegt Gramm
	eingekauft	in der Küche zubereitet	
3	Ölsardinen 5, Sprotten geräuchert 4, grobes Brot 1, Frankfurter, Pariser-, Extrawurst 3, Blutwurst 2		33
2·5 ($^{10}/_4$)	Topfen 6, frisches Fleisch mittelfett 5, frischer Fisch fett 4, Hering geräuchert 5, Ei 3, Kastanien 1	Gekochtes mageres Fleisch 6	40
2	Kondensmilch ohne Zucker 2, frisches Fleisch mager 6, Hering frisch 5, Kalbsbries 9, Leber 6	Doppelnahrung: Grießbrei 1, Gemüse fett zubereitet: Hülsenfrüchte 2, Spinat 1, Kohl 0·5, Sauerkraut 0·5, Reis 0·5	50
1·5 ($^3/_2$)	Innereien allgemein 5, Kalbshirn 3, Niere 6, Pferdefleisch 8	Zubereiteter Fisch 8	67
1·25 ($^5/_4$)	Lunge 7, frischer Fisch mager 9, Kartoffeln 0·5		80
1	Frauenmilch 1, Kuhmilch 2, Schellfisch frisch 9, Gartenerbsen grün 2, Weintrauben 0·5, Bananen 0·5, frische Feigen 0·5	Gleichnahrung: Gemüse zubereitet 1, Kartoffeln 0·5, dicke Suppe 1	100
0·67 ($^2/_3$)	Eiklar 9, Sellerie 1, frisches Obst 0·5, Fruchtsäfte 0	Suppe mittel	150
0·5 ($^1/_2$)	Magermilch zentr. 4, Schnittbohnen 2, rote und gelbe Rüben 1, Zwiebel frisch 1	Halbnahrung: Dünne Suppe 1	200
0·4 ($^4/_{10}$)	Frischer Spinat 3, Suppengrün 1, Kohl 2, Blumenkohl 2, frische Schwämme 3		250
0·33 ($^3/_{10}$)	Sauerkraut 2		300
0·25 ($^1/_4$)	Spargel 3, Tomaten 2		400
0·2 ($^2/_{10}$)	Kopfsalat 3, Gurken 2		500
0·1 ($^1/_{10}$)		Fleischbrühe 3	1000

Der Nährwert zusammengesetzter Speisen kann naturgemäß bei gleicher Benennung ganz außerordentlich schwanken, je nach Art und Menge der verwendeten Einzelbestandteile. Kraut kann z. B. in einem Falle als fast wertlose, wässerige Speise mit nur sehr geringem Nährwert verabreicht werden, im anderen Falle als wertvolle Nahrung, wenn es als „eingebranntes Gemüse" größere Mengen Mehl und Fett enthält. Anderseits kann der Nährwert trotz verschiedener Zubereitung einer Speise stets der gleiche sein, wie die folgenden Beispiele zeigen, wobei Spinat, mit verschiedenen Zutaten zubereitet, in jedem Fall den Nährwert von 1 Hn enthält

70 g Spinat	= 28 n	70 g Spinat	= 28 n	70 g Spinat	= 28 n
72 g Milch	= 72 n	2 g Fett	= 27 n	5 g Mehl	= 25 n
		9 g Mehl	= 45 n	$3\frac{1}{2}$ g Fett	= 47 n
	100 n		100 n		100 n

Konzentration der Speisen

Der Säugling erhält seine Nahrung gewöhnlich in Form von Muttermilch, die in einem Gramm ein Nem enthält. Jedes Nahrungsgemisch, das ebenfalls in einem Gramm ein Nem enthält, also die gleiche Nährwertkonzentration zeigt wie die Frauenmilch, nennen wir eine Gleichnahrung. Eine Milch, welche mit der gleichen Menge Wasser verdünnt ist, enthält in 2 g nur 1 n, also die Hälfte des Nahrungswertes einer Vollmilch; wir nennen eine solche Milchverdünnung „Halbnahrung". Anderseits heißt ein Nahrungsgemisch, das in einem Gramm 2 n enthält, Doppelnahrung.

$$1 g = 0\text{·}5 \text{ n Halbnahrung} \ldots \ldots 1 Hn = 200 g$$
$$1 g = 1 \text{ n Gleichnahrung} \ldots \ldots 1 Hn = 100 g$$
$$1 g = 1\text{·}5 \text{ n Eineinhalbfache Nahrung} . 1 Hn = 67 g$$
$$1 g = 2 \text{ n Doppelnahrung} \ldots \ldots 1 Hn = 50 g$$
$$1 g = 3 \text{ n Dreifache Nahrung} \ldots 1 Hn = 33 g$$

Im allgemeinen verstehen wir unter einer konzentrierten Nahrung eine solche, welche in der Gewichtseinheit mehr Nährwerteinheiten (n) enthält als die Milch. Die Anwendung einer konzentrierten Ernährung spielt eine wichtige Rolle bei der Ernährung des Säuglings. Eine „konzentrierte Ernährung" kommt überall dort in Betracht, wo es aus irgend einem Grunde nicht möglich ist, genügende Nahrungsquantitäten als Gleichnahrung zuzuführen, so z. B. bei schwächlichen Säuglingen, Neugeborenen und frühgeborenen Kindern mit schlechtem Nahrungsinstinkt, bei verschiedenartigen Ernährungsstörungen oder wenn es sich darum handelt, sehr große Nährwertmengen einem Kinde zuzuführen.

In einfachster Weise können wir z. B. die Milch durch Zuckerzusatz konzentrieren. 100 g Milch + 17 g Zucker, auf 100 g eingekocht, entsprechen bei einem Volumen von 100 g dem Nährwert von 2 Hn. Wir sprechen von einer doppelt konzentrierten Milch Eine Milchspeise von der Zusammensetzung

$$
\begin{array}{ll}
112\ \text{g Milch} & \dots\dots\dots\ 112\ \text{n} \\
8\ \text{g Grieß} & \dots\dots\dots\ 40\ \text{n} \\
8\ \text{g Zucker} & \dots\dots\dots\ 48\ \text{n} \\
\hline
\text{auf 100 g eingekocht} & \dots\ 200\ \text{n}
\end{array}
$$

entspricht ebenfalls einer doppelt konzentrierten Nahrung, da 100 g dieser Speise den Nährwert von 200 n = 2 Hn enthalten. Für den praktischen Gebrauch erscheint es wichtig, über die Art der Zubereitung der Speisen orientiert und insbesondere darüber im klaren zu sein, wie die fertige Speise beschaffen ist, welche Konzentration (Hektonemgewicht) sie hat. Die Menge der verwendeten Einzelbestandteile gibt darüber naturgemäß keinen genügenden Aufschluß, da bei der Zubereitung der Speisen (Kochen, Braten, Rösten usw.) je nach der verwendeten Wassermenge das Volumen wesentlich beeinflußt wird (s. Kochrezepte, S. 99).

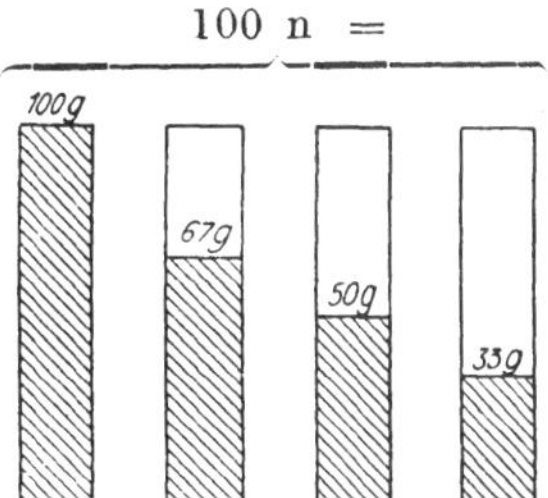

Abb. 25. Die Zeichnung stellt dar, wie bei konzentrierter Nahrung 100 n in verschiedenen Volumen enthalten sind

Wenn ein Säugling an der Brust ernährt wird, so trinkt er Muttermilch, d. i. eine Gleichnahrung. Beim gesunden Säugling wird zur künstlichen Ernährung in den ersten Monaten auch meist eine Gleichnahrung verwendet. Die Nahrung des größeren Kindes setzt sich meist aus $1\frac{1}{2}$ facher Nahrung zusammen, d. h., es wären z. B. 30 Hn (= 3000 n) in 2000 g enthalten. Eine stärkere Konzentration als Doppelnahrung (30 Hn in 1500 g) wird nur selten für längere Zeit verwendet, da sonst Gefahr besteht, daß der Körper Wassermangel leidet.

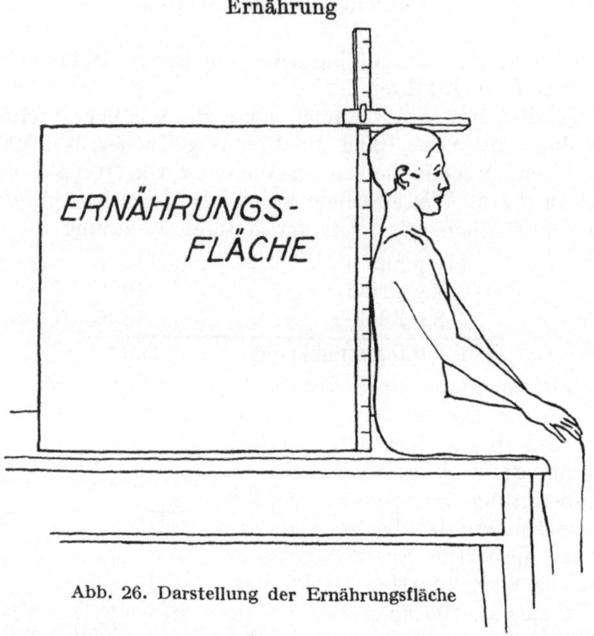

Abb. 26. Darstellung der Ernährungsfläche

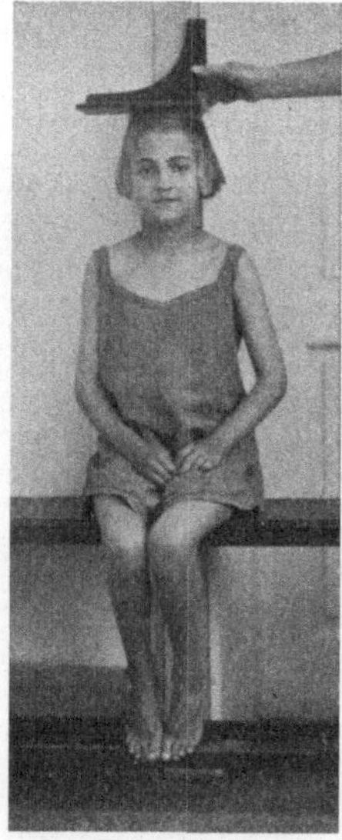
Abb. 27. Messung der
Sitzhöhe

Ernährung des gesunden Kindes
Nahrungsbedarf
Ernährungsfläche

Die Distanz zwischen dem Scheitel und der Sitzfläche eines aufrecht sitzenden Menschen, die „Sitzhöhe", ist ein lineares Körpermaß, das in einfacher Weise für die Berechnung des Nahrungsbedarfes verwendet werden kann. Zum leichteren Verständnis sei die folgende Betrachtung herangezogen. Die Länge des Darmes steht in einer annähernden Beziehung zur Größe der Sitzhöhe, und zwar derart, daß die Darmlänge ungefähr gleich ist der zehnfachen Sitzhöhe. Die Nahrungsaufnahme wird naturgemäß in einer innigen Abhängigkeit zu der Fläche des Darmes stehen. Da die Breite des Darmes annähernd mit einem Zehntel der Sitzhöhe angenommen werden kann, so sind wir imstande, die Oberfläche des Darmes zu berechnen, welche uns ein Bild der resorbierenden „Ernährungsfläche" darstellt, indem wir die Länge mit der Breite multiplizieren. Hiebei erhalten wir 10 Si $\times \dfrac{Si}{10} = Si^2 = $ Siqua.

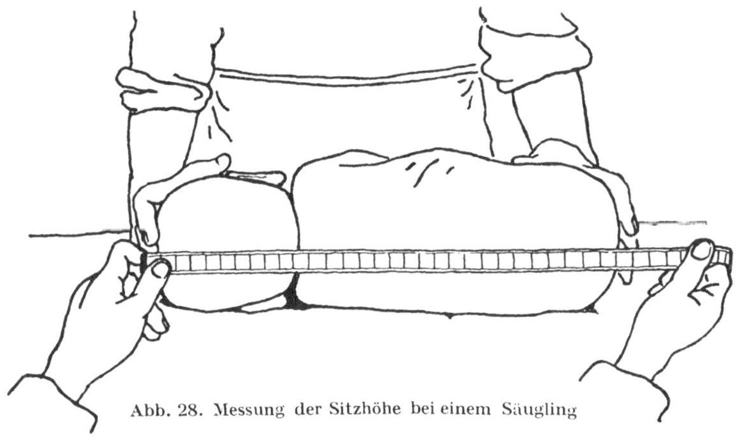

Abb. 28. Messung der Sitzhöhe bei einem Säugling

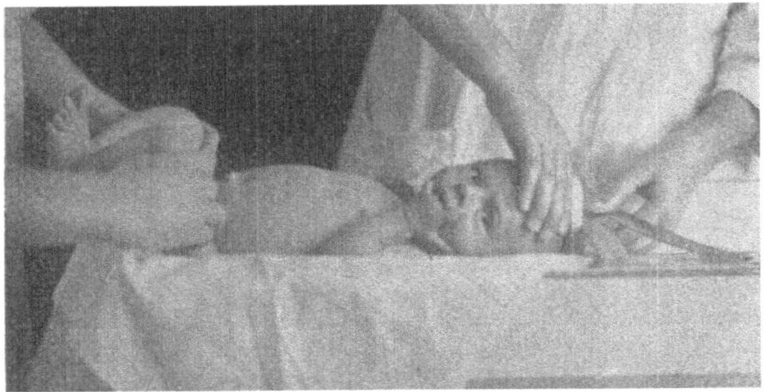

Abb. 29. Epsteinsche Meßbank

Messung der Sitzhöhe

Zur Messung der Sitzhöhe wird das Kind auf eine ebene Unterlage, die bis in die Kniekehle reichen soll, aufrecht gegen eine senkrechte Wand gesetzt, auf den Scheitel wird eine ebene Fläche rechtwinkelig zur Wand gelegt. Der Abstand der beiden Ebenen ergibt die Sitzhöhe. Um eine möglichst genaue Messung zu erreichen, genügt es nicht, nur einmal zu messen, sondern man nimmt hintereinander fünf Messungen vor, läßt inzwischen das Kind aufstehen und von neuem niedersetzen. Der Durchschnitt der so gewonnenen Zahlen ergibt die genaue Sitzhöhe. Es ist vorteilhaft, die Sitzhöhemessung morgens vorzunehmen, da abends die Muskulatur ermüdet ist und dadurch die Wirbelsäule nicht so stramm aufrecht gehalten werden kann.

Säuglinge werden liegend gemessen, indem eine Person eine Hand an die Sitzfläche, die zweite Hand an den Scheitel des seitlich liegenden Säuglings legt. Die zweite Person mißt nun mit einem Zentimetermaß die Distanz zwischen den gestreckten Fingern beider Hände.

Genauer ist die Messung in der EPSTEINschen Meßbank. Eine Schwester hält beide Oberschenkel des Säuglings und drückt dessen Sitzfläche leicht an das Brett der Sitzhöhebank, eine zweite Schwester legt an den fixierten Kopf die Pelotte an, mittels deren Zeiger die Sitzhöhe an dem seitlich angebrachten Zentimetermaß leicht abzulesen ist. Die EPSTEINsche Meßbank kann durch eine herausgenommene leere Schublade leicht improvisiert werden.

Auch bei Säuglingen soll erst die Durchschnittszahl aus fünf Messungen verwertet werden. Schwerkranke Kinder werden liegend gemessen.

Für Durchschnittssitzhöhen benützen wir folgende Merkzahlen:

33 cm	Neugeborener	65 cm	8 Jahr
40 „	6 Monate	70 „	11 „
45 „	1 Jahr	75 „	14 — ,
50 „	2 „	85 bis 90 cm	Frau
55 „	4 „	90 bis 95 „	Mann
60 „	6 „		

Ernährungsbreite

Unter **Nahrungsmaximum** (das Meiste) verstehen wir diejenige Nährwertmenge, die von einem gesunden Individuum innerhalb 24 Stunden resorbiert werden kann, ohne daß sein Darm überlastet wird. Überschreitung dieser Grenze führt zu Ernährungsstörungen.

Unter **Nahrungsminimum** (das Wenigste) verstehen wir diejenige Nährwertmenge, die einem Individuum in 24 Stunden zugeführt werden muß, damit dasselbe bei völliger Muskelruhe im Körpergleichgewicht erhalten wird. Die zugeführte Nährwertmenge dient in diesem Fall zur Aufrechterhaltung der allernotwendigsten Lebensfunktionen, der sogenannten

„inneren Arbeit" (Atmung, Blutkreislauf, Verdauung). Wird weniger als das Minimum an Nährwert zugeführt (bei Nahrungsmangel oder Appetitlosigkeit), oder wird bei Darreichung des Minimums Arbeit geleistet, so wird das betreffende Individuum an Körpergewicht abnehmen müssen, wobei es aus dem eigenen Körpergewebe entstammende Teile (Fett, Muskel) einschmelzen wird, um den Entgang an zugeführter Nahrung auf diese Weise zu decken. Die Distanz zwischen dem Minimum und dem Maximum nennen wir Ernährungsbreite.

Unter Nahrungsaequuum (das Gleichbleibende) verstehen wir jene Nährwertmenge, die wir einem Menschen in 24 Stunden bei gewohnter Betätigung des Körpers (Bewegung, Arbeit) zur Erhaltung des Körpergewichtes zuführen müssen.

Unter Nahrungsoptimum (das Beste) verstehen wir diejenige Nährwertmenge, die wir einem Individuum verordnen unter Berücksichtigung und richtiger Einschätzung seiner individuellen Betätigung, seiner täglichen Arbeitsleistung, des dem Alter entsprechenden Wachstums und der wünschenswerten Veränderung im Körpergewicht. Während wir das Nahrungsminimum und Nahrungsmaximum für dasselbe Individuum als ziemlich scharfe und feststehende Größen ansehen können, hängt das Nahrungsoptimum von verschiedenen Umständen ab: Es kann z. B. bei schwerer Erkrankung bis an das Minimum herunterreichen, bei demselben Kinde aber in gesunden Tagen, wenn das Kind lebhaft ist, in einer starken Wachstumsperiode sich befindet, körperlich sich sehr betätigt und viel Bewegung macht, fast dem Maximum gleichkommen.

Das sorgfältige Studium der spontan aufgenommenen Nährwertmengen und der Vergleich mit dem Sitzhöhequadrat hat ergeben, daß das Nahrungsmaximum, also diejenige Nahrungsmenge, die der Darmkanal in 24 Stunden eben noch verträgt, ohne Schaden zu leiden, im Nemwert ausgedrückt, 1 n pro Quadratzentimeter Ernährungsfläche beträgt, oder mit anderen Worten: Das Nahrungsmaximum beträgt soviel Nem, als die Ernährungsfläche Quadratzentimeter besitzt. Da nun die Ernährungsfläche soviel Quadratzentimeter beträgt, als das Quadrat der Sitzhöhe (Siqua) ausmacht, so ist das Maximum für 24 Stunden gleich dem Werte des Sitzhöhequadrats in Quadratzentimetern, ausgedrückt in Milcheinheiten (Si^2 mal n). Das Maximum der Tagesnahrung bei einem Säugling von 40 cm Sitzhöhe würde 1600 n betragen, bei einem Erwachsenen von 80 cm Sitzhöhe 6400 n oder 6400 g Milch bzw. andere Nahrungsmittel, die dem Nährwert von 6400 n gleichkommen.

Wir können sagen, das Maximum ist gleich 1 Nem mal Sitzhöhequadrat, oder ein Nemsiqua. Statt 1 n pro Quadratzentimeter Siqua setzen wir 10/10 n Siqua oder 10 Dezinemsiqua.
Das Maximum ist gleich 10 Dezinemsiqua.

Das Minimum beträgt ungefähr drei Zehntel des Nahrungs-
maximums oder 3 Dezinemisqua. Das Aequum entspricht
bei Kindern meistens 5 Dezinemsiqua.

Das Optimum stellt nun, wie schon oben ausgeführt, keine
so scharfe Zahl dar wie Minimum und Maximum und muß bei
verschiedenen Lebensaltern und bei verschiedener Beschäftigung
in seiner Größe sehr wechseln. Für Kinder berechnen wir das
Nahrungsoptimum auf die Weise, daß wir zum Nahrungsminimum
für die einzelnen Funktionen des Kindes Zuschläge geben, im
Ausmaß von je 1 Dezinemsiqua, und zwar

für Wachstum 1 Dezinemsiqua (dnsq)
 ,, Fettansatz 1   ,,
 ,, Sitzen   1   ,,
 ,, Stehen   1   ,,
 ,, Laufen   1   ,,

dnsq	Erstes Säuglingsalter	dnsq	Gesundes Kind	dnsq	Erwachsener Mann
10		10		10	Verschieden schwere körperliche Arbeit
9		9		9	
8		8		8	
7		7	Laufen Spielen	7	
6	Bewegung	6	Stehen	6	
5	Fettansatz	5	Sitzen	5	Stehen
4	Wachstum	4	Wachstum	4	Sitzen
3		3		3	
2	Innere Arbeit	2	Innere Arbeit	2	Innere Arbeit
1		1		1	

Es kann nun nach dem bisher Ausgeführten keine Schwierigkeiten machen, die für 24 Stunden erforderliche Nahrungsmenge auszurechnen. Ein viermonatiges Kind bekäme als Optimum folgende Nahrungsmenge:

$$
\begin{array}{lr}
\text{Minimum} \ldots \ldots \ldots & 3 \text{ dnsq} \\
\text{Zuschlag für Wachstum} \ldots 1 & ,, \\
,, \quad ,, \text{ Fettansatz} \ldots 1 & ,, \\
,, \quad ,, \text{ Bewegung} \ldots 1 & ,, \\
\hline
\text{Summe} \ldots \ldots 6 & \text{dnsq}
\end{array}
$$

Ende des 2. Lebensjahres:

$$
\begin{array}{lr}
\text{Minimum} \ldots \ldots \ldots & 3 \text{ dnsq} \\
\text{Zuschlag für Wachstum} \ldots 1 & ,. \\
\text{Sitzen, Stehen, Laufen} \ldots 3 & ,, \\
\hline
\text{Summe} \ldots \ldots 7 & \text{dnsq}
\end{array}
$$

Bei gesunden Erwachsenen fällt der Zuschlag für Wachstum weg, ebenso der Zuschlag für Fettansatz. Das Optimum ist bei ihnen gleich dem Erhaltungsbedarf, dem Aequum. Wenn ein Erwachsener aufgefüttert werden soll, erhält er einen Zuschlag für Fettansatz, soll er abmagern, machen wir einen Abzug, dann ist eben das Optimum kleiner als das Aequum.

Zusammengefaßt ist der Dezinemsiqua-Bedarf in den verschiedenen Lebensaltern des normalen Kindes folgender:

$$
\begin{array}{lll}
1 & \text{dnsq} & 1. \text{ Lebenstag} \\
2 & ,, & 2. \quad ,, \\
3 & ,, & 3. \quad ,, \\
4 & ,, & 4. \quad ,, \\
5 & ,, & 5. \quad ,, \\
5 & ,, & 1 \text{ Woche bis 3 Monate} \\
6 & ,, & 4 \text{ Monate bis } 6 \text{ Monate} \\
7 & ,, & 6 \text{ Monate bis 12 Monate} \\
7 & ,, & 1 \text{ Jahr bis 14 Jahre}
\end{array}
$$

Eiweißoptimum

Die in der Nemtabelle (auf S. 56 und 57) neben den Lebensmitteln angeführten Zahlen geben die **Eiweißwertigkeit** an. Da 1 g chemisch reines, ausgenütztes Eiweiß im Nährwert sechsmal so hoch steht als die Frauenmilch, entspricht dasselbe dem Nährwert von 6 n. Frauenmilch enthält $1 \cdot 7\%$ oder in 100 g $= 1 \cdot 7$ g Eiweiß. In 100 g Frauenmilch $= 100$ n sind demnach $1 \cdot 7 \times 6 =$ rund 10 n $= 1$ Dn Eiweiß enthalten; mit anderen Worten, 10%

des Nemgehaltes der Frauenmilch sind in Form von Eiweiß vorhanden.

Wenn also in der Tabelle neben Frauenmilch 1 steht, so soll dies besagen, daß in 1 Hn Frauenmilch ein Dekanem (1 Dn) Eiweiß enthalten ist. Wir sagen: Die Frauenmilch ist in bezug auf das Eiweiß „einwertig". Kartoffel sind „halbwertig", weil sie im Hn nur 5 n, ein halbes Dekanem Eiweiß enthalten, Kuhmilch ist zweiwertig, mageres Fischfleisch achtwertig.

Die Frage nach der Größe der täglich in unserer Nahrung unbedingt zuzuführenden Eiweißmenge, des Eiweißminimums, wurde sehr viel erörtert. Wir stehen auf dem Standpunkt, daß es praktisch ist, die notwendige Eiweißmenge aus dem Verhältnis zum Gesamtbrennwert der Nahrung zu erschließen. Die Quantität der für das normale Gedeihen erforderlichen Eiweißmenge berechnen wir aus dem Eiweißgehalt einer normal zusammengesetzten Frauenmilch. Wir wissen, daß die Frauenmilch als das für den Säugling im ersten Halbjahr am meisten erwünschte Nahrungsmittel allen Anforderungen zu einer Zeit entspricht, wo der Aufbau des kindlichen Organismus mit einer Raschheit und mit einer Intensität erfolgt, wie niemals mehr im späteren Leben wieder. Verdoppelt doch der Säugling sein Körpergewicht während der ersten sechs Monate! Wenn die Frauenmilch als einziges Nahrungsmittel dieser ungeheuren Aufgabe der Aufbautätigkeit genügt, dann müssen wir wohl schließen, daß in der Frauenmilch auch diejenigen Stoffe, die wir als Baustoffe bezeichnen, in genügender Quantität vorhanden sind. Wenn wir nun annehmen, daß das Eiweiß in der Frauenmilch in keinem Überschuß, sondern gerade in einer entsprechenden Quantität vorhanden ist, so werden wir sicherlich keinen Fehlschluß machen.

Das Verhältnis von Eiweiß zum Gesamtnährwert in der menschlichen Milch ist 1 : 10 (10%), in der Kuhmilch 2 : 10 (20%). 10% vom Gesamtnährwerte nehmen wir als Eiweißminimum an. Die Quantität von 10% soll nicht unterschritten werden. Das Optimum liegt zwischen 10% und 20%. Mehr als 20% des Nährwertes (Eiweißmaximum) zuzuführen, ist unzweckmäßig, unökonomisch, unter Umständen auch gesundheitsschädlich. Hätte z. B. ein Kind einen täglichen Nahrungsbedarf von 35 Hn, so wäre das Eiweißoptimum 35 Dn, das Eiweißmaximum 70 Dn.

Verteilung der Mahlzeiten

Während der ersten Monate des Säuglingsalters wird bei jeder Einzelmahlzeit der gleiche Nährwert verabreicht, und

zwar derart, daß wir trachten, von allem Anfang an die
Kinder an eine regelmäßige Einnahme der Mahlzeiten zu gewöhnen. Die Intervalle zwischen den einzelnen Mahlzeiten
sollen während des Kindesalters drei Stunden betragen. Wir
lassen aber in der praktischen Durchführung der Ernährung
bei kräftigen Kindern die Mahlzeiten um Mitternacht und um
3 Uhr morgens von Anfang an aus, geben also nur sechs Mahlzeiten, mit einer längeren Nahrungspause in der Nacht. Wenn wir

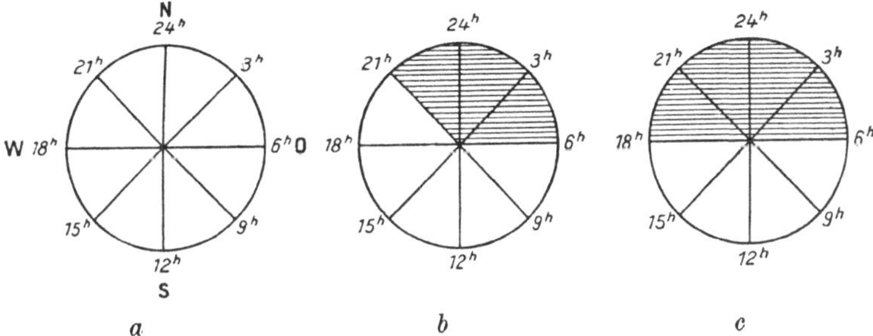

Abb. 30. *a* Kompaßuhr zur Bestimmung der Tageszeiten für die einzelnen Mahlzeiten; *b* 6 Mahlzeiten täglich; *c* 5 Mahlzeiten täglich. Die schraffierten Flächen
bedeuten die Ernährungspausen in den Nachtstunden

demnach bei einem ein Monat alten Kinde die erste Mahlzeit
um 6 Uhr früh verabreichen, so sollen die folgenden um 9, 12,
15, 18, und 21 Uhr gegeben werden. Die Gewöhnung des Säuglings
an Pünktlichkeit, die richtige Bemessung der Einzelmahlzeiten
nach ihrer Größe bildet den sichersten Schutz zur Verhütung
einer Ernährungsstörung.

Am Beginn des zweiten Lebensjahres wird die Zahl der
Mahlzeiten durch Weglassung der Mahlzeit um 21 Uhr von
sechs auf fünf reduziert; diese Mahlzeiten werden ebenfalls
in dreistündigen Intervallen verabreicht, so daß eine zwölf-
stündige Nachtpause resultiert. Falls die erste Mahlzeit statt
um 6 Uhr um 7 Uhr früh verabreicht wird, fallen die nächsten
auf folgende Zeiten: Vormittagsmahlzeit 10 Uhr, Mittagessen
13 Uhr, Nachmittagsmahlzeit 16 Uhr, Abendmahlzeit 19 Uhr.
Während wir bei jungen Säuglingen die Größe der Einzelmahlzeiten
in gleichem Nährwert verabreichen, differenzieren wir bei größeren
Kindern derart, daß wir die Vormittags- und Nachmittagsmahlzeit
als Nebenmahlzeiten im Nährwert klein gestalten, während
die Früh-, Mittags- und Abendmahlzeit als Hauptmahlzeiten im
Nährwert erhöht werden. Bisher hat man bei uns auf die Früh-

68 Ernährung

mahlzeit als auf eine nebensächliche Mahlzeit wenig Gewicht
gelegt, so daß die Kinder oft vom Abend des Vortages bis zum
Mittag des nächsten Tages nur ganz unzulängliche Nährwertmengen zugeführt erhielten. Nach englischem Muster hat es sich als
praktisch erwiesen, daß die Frühmahlzeit, das „Morgenessen“,
als eine Hauptmahlzeit betrachtet wird, welche denselben
Nährwert zu enthalten hat wie die Mittags- oder Abendmahlzeit.

Wir gehen nun bei der Errechnung der täglichen optimalen
Tagesnährwertmengen derart vor, daß wir für die Vormittags-
und Nachmittagsmahlzeit insgesamt 5 Hn in Abzug bringen
(3 Hn und 2 Hn oder umgekehrt) und die verbleibende Hektonem-
zahl in drei gleichen oder annähernd gleichen Teilen auf die Früh-,
Mittags- und Abendmahlzeit aufteilen. Hätte demnach ein Kind
im Tag 25 Hn zu bekommen, so wäre die Größe der Einzelmahlzeiten: Früh 6 Hn, Vormittag 3 Hn, Mittag 7 Hn, Nachmittag
2 Hn, Abend 7 Hn.

Das nachstehende Schema eignet sich sehr gut für die schriftliche Aufzeichnung einer ganzen Tagesdiät. Links sind die
Tagesstunden für die einzelnen Mahlzeiten verzeichnet, in der
nächsten Kolonne die Anzahl der Hektonem für jede Mahlzeit,
sodann in den einzelnen Kästchen des Mittelfeldes je 1 Hn
entsprechend seinem Hektonemgewicht. Bei einer optimal

	Hn	Dekanem Eiweiß im Verhältnis zur Frauenmilch							Eiweiß Dn + −
6h	5	+1 100 g Kuhmilch	+1 100 g	−1 17 g Zucker	−1 8·5 g Butter	0 25 g Weiß- brot			0
9h	3	−1 8½ g Butter	0 30 g Misch- brot	+2 1 Ei = 40 g					+1
12h	5	0 100 g Suppe	+5 40 g Fleisch	0 100 g Ge- müse	0 20 g Mehl- speise	−0·5 150 g Obst			+4·5
15h	2	+1 100 g Kuh- milch	−1 17 g Zucker						0
18h	5	0 50 g	0 50 g Milchspeise	0 50 g	−1 8·5 g Butter	0 25 g Weiß- brot			−1
	20	Schema für Eintragung der Nahrung von Einzelpersonen							÷4½

Summe
der Hn

Summe der Plus- u.
Minuszahlen für die
Eiweißberechnung

zusammengesetzten Diät muß auch der Eiweißgehalt berücksichtigt werden; er soll, wie bereits erwähnt, mindestens 10%
und höchstens 20% des gesamten Nährwertes betragen. Es wird
zu diesem Zweck bei jedem Kästchen, das eine Speise im Nährwert von 1 Hn enthält, der Vergleich des Eiweißgehaltes mit
dem der Frauenmilch angestellt und in Ziffern darübergeschrieben,
wieviel Dn Eiweiß mehr oder weniger als in der Frauenmilch in
1 Hn der betreffenden Speise enthalten sind. Da z. B. 1 Hn
(= 100 g) Kuhmilch 2 Dn Eiweiß enthält, würden wir bei Verordnung von 1 Hn Kuhmilch + 1 (1 Dn mehr als in der Frauenmilch) darüberschreiben. Bei Zucker — 1, bei Ei + 2 usw. In
der letzten Kolonne wird die Summe aller Zahlen, die sich auf
die Eiweißwertigkeit beziehen, gezogen und auf diese Weise
der Eiweißgehalt der ganzen Tagesdiät errechnet. Wenn wir
hier bei der Eiweißberechnung die Zahl + 4½ erhalten, so besagt
dies, daß in der ganzen Tagesnahrung von 20 Hn außer den
20 Dn, welche 10% Eiweiß entsprechen würden, noch weitere
4½ Dn Eiweiß enthalten sind, also im ganzen 24½ Dekanem in
Form von Eiweiß vorhanden sind; das ist innerhalb der gewünschten Grenze von 10 bis 20%, oder in diesem Falle 20 bis 40 Dn
Eiweiß.

Nahrungsklassen

Bei der praktischen Verabreichung der errechneten erforderlichen Nährwertmenge pflegen wir in der Regel so
vorzugehen, daß wir die erforderlichen Hektonemzahlen
von 5 zu 5 Hn nach oben oder nach unten abrunden. Wenn
wir z. B. bei einem Kinde als optimalen Nahrungsbedarf den
Nährwert von 39 Hn errechnen, würden wir das Kind mit
40 Hn in die vierte Nahrungsklasse einreihen. Ein Kind mit
37 Hn Nahrungsbedarf würde mit 35 Hn in die III a-Nahrungs-
klasse eingereiht werden. Die Einteilung in Nahrungsklassen
hat überall dort eine große Bedeutung, wo Kinder in größeren
Gemeinschaften ausgespeist werden, in Anstalten, Heimen, bei
Massenspeisungen jeglicher Art. Bei derartigen Ausspeisungen
sollen die Kinder bei den Mahlzeiten nach den Nahrungsklassen
geordnet beisammensitzen und die ihnen gebührende Portionen-
größe zugeteilt erhalten. Auf diese Weise läßt sich leicht feststellen, ob die Kinder die ihrem Nahrungsbedarf entsprechende
Mahlzeit tatsächlich aufessen. Bei dieser Art der Zuteilung der
Speisen ist Sicherheit geboten, daß man dem Kind nicht zu wenig
und nicht zu viel zumutet, wie dies nach einer nur dem Gefühl
nach geregelten Portionierung der Speisen leicht geschehen kann.

Die Klassenunterschiede bei Kindern mit einem verschieden hohen Nahrungsbedarf zeigen sich bei den drei Hauptmahlzeiten: Vormittags- und Nachmittagsmahlzeiten werden gleich gestaltet.

Tabelle 3

Hektonem	morgens	vorm.	mittags	nachm.	abends	Summe
Klasse I	2	2	2	2	2	10
„ I a	3	3	4	2	3	15
„ II	5	3	5	2	5	20
„ II a	7	3	7	2	6	25
„ III	8	3	9	2	8	30
„ III a	10	3	10	2	10	35
„ IV	12	3	12	2	11	40
„ IV a	13	3	14	2	13	45

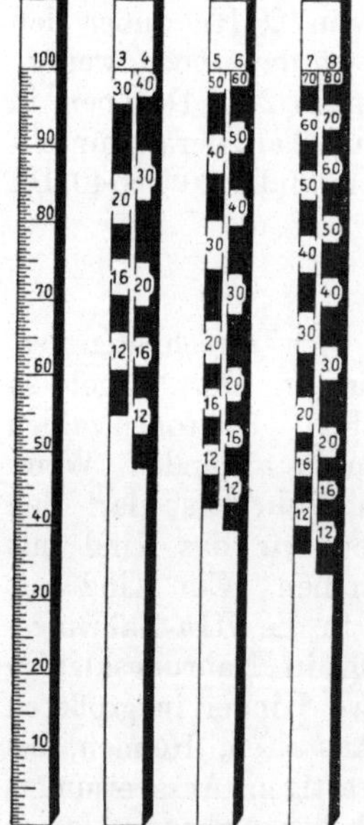

Abb. 31. PIRQUETscher Meßstab

Optimum bei verschiedenen Altersgruppen

10 Hn (I Nahrungsklasse) Säuglinge, anfangs von geringeren Mengen ansteigend.

15 Hn (I a Nahrungsklasse) Säuglinge von 8 Monaten bis Mitte des 2. Lebensjahres.

20 Hn (II Nahrungsklasse) Kinder von 2 bis 3 Jahren.

25 Hn (II a Nahrungsklasse) Kinder von 4 bis 7 Jahren, Frau mit sitzender Lebensweise, ohne Arbeit, ohne Spazierengehen.

30 Hn (III Nahrungsklasse) Kinder von 7 bis 12 Jahren, Frau mit sitzender Lebensweise und leichter häuslicher Arbeit.

35 Hn (III a Nahrungsklasse) Mädchen vom 12. Jahre bis zum Abschluß der Pubertät, Knaben vom 12. bis 14. Jahr, Frau mit stehender leichter Beschäftigung oder sitzender Beschäftigung mit körperlicher Arbeit. Mann mit sitzender Beschäftigung ohne körperliche Arbeit.

40 Hn (IV Nahrungsklasse) Knabe vom 15. Jahr bis zum Abschluß der Pubertät, Frau mit stehender Beschäftigung und körperlicher Arbeit, Mann mit stehender Beschäftigung ohne körperliche Arbeit oder sitzender Beschäftigung mit körperlicher Arbeit.

45 Hn (IV a Nahrungsklasse) Mann mit stehender Beschäftigung und körperlicher Arbeit.

50 und mehr Hn (V Nahrungsklasse) Mann mit schwerer Arbeit.

Sitzhöhemeßstab

Der PIRQUETsche Sitzhöhemeßstab gestattet, eine größere Anzahl von Kindern rasch in Klassen einzuteilen. Auf dem Stabe sind die Hektonemzahlen schon zu Klassen abgerundet ersichtlich.

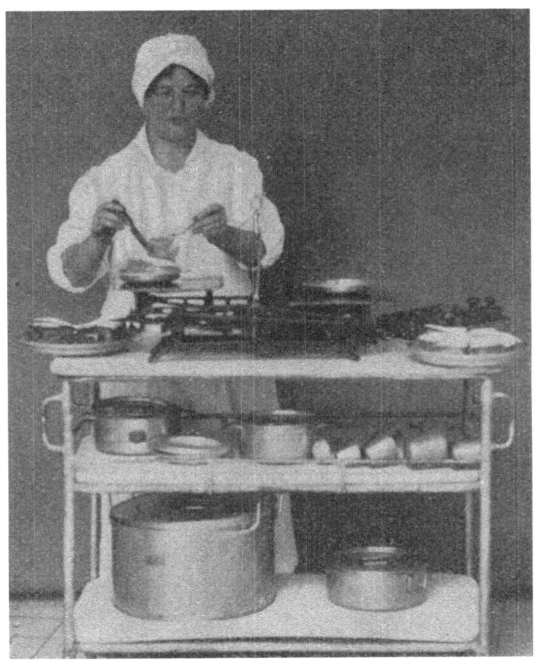

Abb. 32. Wägung der Speisen

Verteilung der Hektonem

Vom zweiten Lebensjahre an werden fünf Mahlzeiten gegeben. Früh-, Mittag- und Abendmahlzeit sind im Nährwerte gleich, vor- und nachmittags wird je eine kleine Mahlzeit mit 3, bzw. 2 Hn Nährwert gereicht.

Für gesunde Kinder vom dritten Lebensjahre an kann eine geeignete Speisenfolge nach folgendem Plan einfach zusammengestellt werden.

Tabelle 4. Speiseplan für gesunde Kinder

Sitzhöhe in Zentimetern	53—55	56, 57	58, 59	60—62	63, 64	65—68	69—73	74—77	78—82	83 u. m.
7 dnsq. Hektonem	20	22	24	26	28	30	35	40	45	50
Früh 7 Uhr — Milchgetränk	3	3	4	5	5	5	5	5	5	5
Brot	1	1	1	1	1	2	3	3	4	5
Butter oder Fett	1	1	1	1	1	1	2	3	4	5
Vormittag 10 Uhr — Milchgetränk	1	1	1	—	—	—	—	—	—	—
Ei, Käse, Wurst	1	1	1	1	1	1	1	1	1	1
Brot	1	1	1	1	1	1	1	1	1	1
Butter oder Fett	—	—	—	1	1	1	1	1	1	1
Mittag 13 Uhr — Suppe	0·5	1	1	1	1	1	1	2	2	2
Fleisch	0·5	1	1	1	1	2	2	2	3	3
Gemüse	2	2	2	2	3	3	3	3	4	4
Mehlspeise	1	1	2	2	2	2	2	3	3	4
Obst, Kompott	1	1	1	1	1	1	2	2	2	2
Nachmittag 16 Uhr — Milchgetränk	2	2	2	2	2	2	2	2	2	2
Abend 19 Uhr — Milchspeise	3	4	5	5	5	5	5	5	5	5
Brot	1	1	1	1	1	1	2	3	3	4
Butter oder Fett	—	—	—	1	1	1	2	2	3	3
Fleisch, Wurst, Käse	—	—	—	—	1	1	1	2	2	3
Milchgetränk	1	1	—	—	—	—	—	—	—	—

Tabelle 5. Beispiel für die Speisenanforderung
in einem Kinderheim

Nahrungsklasse		II	IIa	III	IIIa	IV	IVa	V	Summe Hn
Anzahl der Kinder		10	20	20	20	10	10	10	100
I. Frühstück	Kaffee.....	3	5	5	5	5	5	5	480 Hn
	Brot.......	1	1	2	3	3	4	5	250 ,,
	Fett.......	1	1	1	2	3	4	5	210 ,,
II. Frühstück	Butter.....	2	2	2	2	2	2	2	200 Hn
	Brot.......	1	1	1	1	1	1	1	100 ,,
Mittag	Suppe	1	1	1	1	2	2	2	130 Hn
	Fleisch.....	1	1	2	2	2	3	3	190 ,,
	Gemüse	1	2	3	3	3	4	4	280 ,,
	Mehlspeise..	1	2	2	2	3	3	4	230 ,,
	Kompott oder Obst..	1	1	1	2	2	2	2	150 ,,
Jause: Milch.....		2	2	2	2	2	2	2	200 Hn
Abend: Abendspeise ...		5	6	8	10	12	13	15	930 Hn
Summe der Tages-Hn......		20	25	30	35	40	45	50	3350 Hn

Nährwertbedarf der schwangeren und stillenden Frau

Innerhalb der neun Schwangerschaftsmonate erreicht die
Frucht bei normaler Entwicklung ein Gewicht von rund 3000 g.
Das Wachstum des Kindes ist in den ersten Fötalmonaten nach
der Länge sehr bedeutend, aber nach dem Gewichte gering. Die
Gewichtszunahme des Kindes erfolgt vornehmlich in
den letzten Schwangerschaftsmonaten.

Wir rechnen während der Schwangerschaft eine Zulage von
1 Dezinemsiqua, analog der Zulage für Sitzen, Stehen oder Wachstum.

Nach der Geburt erfolgt bei der stillenden Frau die Sekretion der Milch, die von 400 bis 500 g täglich allmählich bis gegen 1000 g ansteigen kann. Diese Milchabgabe der Mutter bedeutet einen Verlust an Nährsubstanzen und muß durch die Nahrung ersetzt werden. Die Mutter braucht außer ihrem Grundbedarf eine Zulage für die Produktion der Milch, die größer sein muß als die abgegebene Milchmenge, da für die Arbeit der Milcherzeugung Nährwerte verbraucht werden. Die Berechnung der Nährwertzulage ergab, daß zur Lieferung von 1000 n Milch ein Nährwert von 1500 n nötig ist. 500 n gehen bei der Umwandlung der Nahrung in Milch verloren. Um diese Zulage von 1500 n zu sich zu nehmen, kann die Mutter z. B. aus

$$
\begin{array}{ll}
55 \text{ g Mehl} & 275 \text{ n} \\
17 \text{ ,, Zucker} & 100 \text{ ,,} \\
100 \text{ ,, Milch} & 100 \text{ ,,}
\end{array}
$$

ein Milchbrot bereiten, ferner

$$
\begin{array}{ll}
500 \text{ g Milch} & 500 \text{ n} \\
20 \text{ ,, Zucker} & 120 \text{ ,,}
\end{array}
$$

zu sich nehmen und den Rest durch Milchspeise aus

$$
\begin{array}{ll}
260 \text{ g Milch} & 260 \text{ n} \\
15 \text{ ,, Grieß} & 75 \text{ ,,} \\
12 \text{ ,, Zucker} & \underline{70 \text{ ,,}} \\
& 1500 \text{ n}
\end{array}
$$

decken.

Wenn eine Frau mit sitzender Beschäftigung einen täglichen Nahrungsbedarf von 30 Hn hat, so muß sie, um einen Liter Milch zu erzeugen, noch die Hälfte ihres eigenen Nahrungsbedarfes, d. i. 15 Hn mehr zu sich nehmen. Als populäre Regel kann man sagen, die Frau soll von allen Speisen als Nahrung für sich so viel essen, als sie bisher zu essen gewohnt war und von jeder Speise soll sie außerdem die Hälfte mehr für das Kind essen.

In bezug auf die Qualität der Speisen sind keine besonderen Vorschriften für die stillende Frau nötig. Man wird ihr alle jene Nahrungsmittel erlauben, die normalerweise vom gesunden Menschen verzehrt werden. Das Wesentliche bleibt, daß die erforderlichen Nährwerte und genügend Flüssigkeit aufgenommen werden.

Rechenbeispiele

1. Hat ein bettlägeriger Mann mit 90 cm Sitzhöhe genug mit täglich 6 Eiern und 2½ l Milch?

Optimum = 4 Dezinemsiqua = 32 Hn; 2½ l Milch = 25 Hn, 6 Eier = 6 Hn. Summe: 31 Hn.

Es fehlt noch 1 Hn. Es würden z. B. 17 g Zucker das Fehlende ersetzen.

2. Ein zehnjähriger Knabe mit 70 cm Sitzhöhe erhält täglich 600 g Milch = 600 n, 30 g Butter = 360 n, 180 g Brot = 600 n, 100 g gekochtes Fleisch = 250 n, 200 g Kartoffeln = 250 n, 5 g Fett = 67 n, 150 g frisches Obst = 100 n. Er erhält zusammen 2227 n.

Genügt dies? — Nahrungsbedarf $^7/_{10}$ vom Maximum = 4900 × $^7/_{10}$ = 3430 n. Es fehlen noch zirka 12 Hn.

3. Wieviel Schwarzbrot und Milch müßte ein Mann mit sitzender Beschäftigung essen, ohne an Gewicht abzunehmen? (Andere Lebensmittel fehlen.)

Nahrungsbedarf 35 Hn. 1 Hn Schwarzbrot = 30 g, 25 Hn = = 25 × 30 = 750 g. 10 Hn Milch = 1 l Milch.

4. Drei Knaben im Alter von 13 Jahren wollen eine Landpartie für zwei Tage unternehmen und die nötigen Lebensmittel in Form von Brot, Hartkäse, Schokolade mitnehmen. Wieviel wiegen die Lebensmittel? Sitzhöhe 72 cm.

Täglicher Nahrungsbedarf 36 Hn., für drei Knaben in zwei Tagen 216 Hn = 21·6 Kn.

10 Kn Weißbrot = 2½ kg, 5 Kn Hartkäse = 1250 g, 6·6 Kn Schokolade = 990 g, Gesamtgewicht der Lebensmittel 4740 g.

Beurteilung des Ernährungszustandes

Pelidisi

Außer für die Berechnung des Nahrungsbedarfes ist die Sitzhöhe von großer Bedeutung für die Beurteilung des Ernährungszustandes. Ein objektives Maß für diesen kann aus der Beziehung zwischen Sitzhöhe und Körpergewicht festgestellt werden. Es besteht eine allgemeine Beziehung zwischen Sitzhöhe und Körpergewicht, da die Sitzhöhe der dritten Wurzel aus dem zehnfachen Körpergewicht gleich ist, oder mit anderen Worten: Die dritte Potenz der Sitzhöhe in Zentimetern ist (ungefähr) gleich dem zehnfachen Gewicht des unbekleideten Körpers in Gramm:

$$Si^3 = 10 \text{ Gew.}, \quad Si = \sqrt[3]{10 \text{ Gew.}}$$ Wenn wir nun $\sqrt[3]{10\,\text{Gew.}}$ durch die Sitzhöhe dividieren, bekommen wir 1 oder $\dfrac{100}{100}$, aber nur dann,

wenn Zähler und Nenner des Bruches tatsächlich vollkommen identisch sind, sonst werden wir eine Zahl erhalten, die kleiner oder größer sein wird, je nachdem, ob der Zähler des Bruches kleiner ist als der Nenner oder größer. Da nun die Si^3 wohl nur sehr selten mit mathematischer Exaktheit dem zehnfachen Körpergewicht entsprechen wird, wird man auch bei der Division nur selten genau 100, sondern entweder weniger oder mehr als 100 erhalten. Die Formel $\sqrt[3]{\dfrac{10\ \text{Gew.}}{\text{Si}}}$ stellt einen Ernährungsindex, d. h. einen zahlenmäßigen Ausdruck des Ernährungszustandes dar und wird Pelidisi genannt. Das Wort Pelidisi ist eine gesprochene Formel, abgekürzt aus folgenden lateinischen Worten:

P = *P*ondus (Gewicht),
e = *de*cies (zehnfach),
li = *li*neare (auf eine Linie reduziert = dritte Wurzel),
di = *di*visum (dividiert),
si = *si*dentis altitudine (durch die Sitzhöhe).

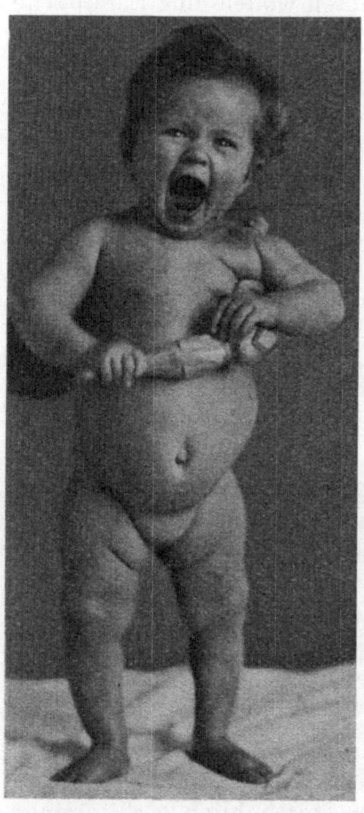

Abb. 33. Pelidisi 100 bei einem 1jährigen Kinde

Die Indexzahl Pelidisi ist beim muskelkräftigen Erwachsenen und fetten Säugling ungefähr gleich $\dfrac{100}{100}$. Wir nennen das 100 Grad Pelidisi. Beim heranwachsenden Kinde ist diese Indexzahl niedriger und beträgt ungefähr $94\frac{1}{2}$ Grad, beim mageren Kinde 90 bis $94\frac{1}{2}$. Ist die Abmagerung sehr hochgradig, kann das Pelidisi unter 80 herabsinken. Im Pelidisi haben wir ein ausgezeichnetes objektives Maß für die Beurteilung des Ernährungszustandes bei Kindern und Erwachsenen. Diese Indexzahl läßt sich mit Hilfe einer Pelidisitafel oder mit Zuhilfenahme des Rechenschiebers mit Leichtigkeit ausrechnen. Die Bestimmung des Pelidisi im Einzelfalle kann zunächst zum Vergleich des Wechsels im Ernährungszustande bei demselben Individuum dienen: 1 Grad entspricht einer Veränderung um 3% des Körpergewichtes. Zum Vergleiche des Ernährungszustandes verschiedener Individuen kommen nur Unterschiede im Pelidisi um mindestens 5 Grade in Betracht. Die Resultate großer Massenuntersuchungen an Schulkindern haben ergeben, daß Kinder im schulpflichtigen Alter bis zu einem Pelidisi von

94·5 als unterernährt, von 95 bis 100 als normal ernährt und·über 100 als überernährt anzusehen sind, wobei der Grad der Unterernährung, bzw. Überernährung durch die entsprechend niedrige oder hohe Indexzahl ihren Ausdruck findet. Selbstverständlich kann bei Deformitäten, wie Verkrümmung der Wirbelsäule, die Sitzhöhe nicht exakt festgestellt werden und daher auch nicht zur Bestimmung des Pelidisi in Anwendung kommen.

Sacratama

Außer nach dem Pelidisi können wir den Ernährungszustand eines Kindes nach dem Blutgehalt, Fettgehalt, der Beschaffenheit des Wassergehaltes der Gewebe und der Stärke der Muskulatur beurteilen, nach der sogenannten „Sacratama"-Untersuchung.

Der Blutgehalt wird nicht nur nach dem Aussehen der sichtbaren Schleimhäute und der Gesichtshaut, sondern nach dem Eindruck der gesamten Hautdecke beurteilt, der Fettgehalt wird durch Aufheben einer Falte unterhalb des Schlüsselbeines geschätzt.

Ohne entsprechende Übung ist es oft schwer, den Wassergehalt der Gewebe (Turgor) vom Fettgehalt zu unterscheiden. Der Tasteindruck beruht auf dem Verhältnis

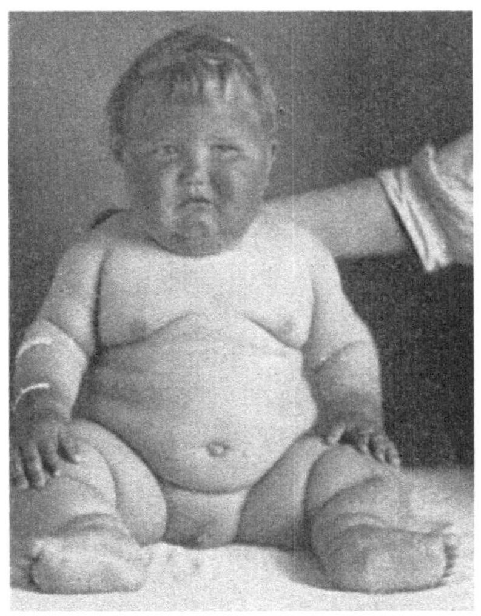

Abb. 34. 2 Jahre altes Kind mit übermäßigem Fettgehalt

zwischen dem Unterhautzellgewebe und der darüber ausgespannten Haut, hauptsächlich also auf dem Wassergehalt des Unterhautzellgewebes. Der Turgor ist nach Wasserverlusten (Diarrhöe, Erbrechen, Schwitzen) vermindert, anderseits ist er vermehrt nach rascher Zunahme des Fettes und überhaupt bei gutem Fettgehalt und gesunder junger Haut.

Die Stärke der Muskulatur wird an den Muskeln des Oberarmes abgeschätzt.

Die Anfangsbuchstaben der vier lateinischen Qualitäts-
bezeichnungen

s = *s*anguis (Blutgehalt),
cr = *cr*assitudo (Fettgehalt),
t = *t*urgor (Wassergehalt),
m = *m*usculus (Muskulatur).

werden durch Vokale zu einem die Ernährungsqualität mar-
kierenden Kennwort vereinigt, wobei

i = übermäßig vermehrte,
e = vermehrte,
a = normale,
o = verminderte,
u = stark herabgesetzte Qualität ausdrückt.

So beschreiben wir z. B. mit dem Kennwort S o c r o t a m u
ein Kind, das blaß ist, wenig Fettdepot hat, dessen Turgor normal, dessen Muskulatur jedoch sehr schwach ist. Bei dem Kennwort S o c r u t o m o würde es sich um ein Kind handeln, das
durch eine chronische Erkrankung sein ganzes Fettdepot einge-
büßt hat, a n ä m i s c h ist, mit welker Haut und schwacher Muskulatur. S e c r i t a m a würde ein sehr gut aussehendes Kind mit
übermäßigem Fettgehalt bezeichnen.

Ernährung des gesunden Säuglings

Natürliche Ernährung

Vorteile der natürlichen Ernährung

Die für das Kind günstigste Nahrung, bei der es am besten
gedeiht, normal sich entwickelt, am geringsten unter Ernährungsstörungen zu leiden hat und für das ganze weitere Leben am
meisten Kraft anlegt, ist unbestreitbar die natürliche, die
Muttermilch. Wir kennen keine andere Ernährungsart, die ihr
irgendwie gleichzusetzen wäre. Die Muttermilch enthält nach
Forschungen, die man angestellt hat, bisher noch unklare, aber
durch ihre Wirkung sich behauptende Kräfte, die das Kind in
den ersten Monaten seines Lebens, vor allem gegen Infektionen
und Schädigungen jeder Art widerstandsfähiger machen. Da
auch für den Gesundheitszustand der Mutter das Stillen nur
förderlich ist und bei einem entsprechenden Leben eine Beein-
trächtigung der Frische des Wuchses usw. absolut nicht zu befürchten ist, scheint es um so unerklärlicher, daß manche Mütter
sich gegen das Stillen sträuben, obwohl sich doch die Interessen des

Kindes mit ihren eigenen ganz decken. Jede gesunde Mutter
soll ihren Säugling an der Brust ernähren, und zwar so lange, bis
er für andere Nahrung reif ist. Das Stillen ihres Kindes ist die
erste und heiligste Pflicht jeder Mutter. Das Stillen vereinigt
Mutter und Kind inniger, es weckt die Mutterliebe intensiver.
Das hat zur Folge, daß Brustkinder im allgemeinen besser gepflegt werden als künstlich genährte Kinder.

Die Säuglingssterblichkeit ist unter den europäischen Völkern
verschieden groß. In allen jenen Ländern, wo es Brauch ist, daß
die Frauen ihre Kinder selbst stillen, sterben viel weniger Säug-

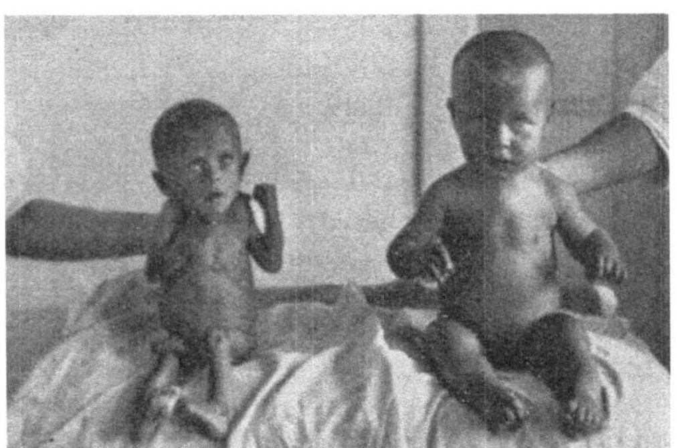

Abb. 35. 7 Monate altes
Flaschenkind   Brustkind

linge, als in jenen Ländern, wo die verwerfliche Unsitte herrscht,
die Säuglinge unnatürlich zu ernähren.

Die Höhe der Säuglingssterblichkeit ist von der falschen
Ernährung und von sozialen Verhältnissen abhängig. Sie ist
nicht, wie man lange Zeit glaubte, eine natürliche Auslese aller
nicht lebensfähigen Kinder. Im allgemeinen sterben in besseren
sozialen Verhältnissen weniger Kinder als in ärmeren Kreisen.
Ist die Mutter gezwungen, einem Beruf nachzugehen und liegt
die Pflege des Kindes deshalb in fremden Händen, so ist die Aussicht auf Gedeihen des Kindes eine bedeutend geringere. Eine alte
Tatsache ist die, daß die Sterblichkeit unter den Kostkindern
eine erschreckend hohe ist. Es ist von größter Bedeutung, daß
die Mutter in Verhältnissen lebt, welche ihr gestatten, ihr Kind
selbst zu pflegen. Es bleibt dann der Zusammenhang zwischen
Mutter und Kind wohl erhalten und die Gefahren für das Kind
sind geringer. Ist aber die Mutter gezwungen, ihren Erwerb außer
Haus zu suchen, so tritt meistens an Stelle der Brusternährung

die unnatürliche Ernährung. Es ist nachgewiesen, daß selbst in ärmlichen Verhältnissen das Brustkind weniger gefährdet ist, als das unter materiell besseren Lebensbedingungen aufgezogene Flaschenkind.

Fast jede Mutter, die stillen will, kann auch stillen, wenigstens während der ersten Monate. Von der Ernährung an der Mutterbrust darf nur dann Abstand genommen werden, wenn hiefür wirklich zwingende Gründe vorhanden sind (schwere Krankheit der Mutter, insbesondere offene Lungentuberkulose). Ein Stillverbot darf nur der Arzt aufstellen! Mitunter kann eine sogenannte Hohlwarze ein wirkliches Stillhindernis abgeben, wenn es nicht etwa doch noch gelingt, durch ein Saughütchen das Stillen zu ermöglichen. Auch durch Mißbildungen des Kindes (Hasenscharte, Wolfsrachen) kann das Saugen an der Brust erschwert sein oder unmöglich gemacht werden.

Die erste Sorge der Stillenden soll sein, daß sie gesund bleibt, denn von ihrer Gesundheit hängt die des gestillten Kindes ab. Sie führe deshalb eine vernünftige, geregelte Lebensweise. In der Wahl der Nahrungsmittel kann sie sich ganz von ihrem Appetit leiten lassen, sofern ihr die betreffenden Speisen erfahrungsgemäß auch sonst gut bekommen. So kann sie auch unbesorgt rohes Obst und mäßig gewürzte Speisen zu sich nehmen, da die viel verbreitete Ansicht, daß solche Kost die Milch in schädlicher Weise beeinflußt, ganz unrichtig ist. Medikamente dürfen nur mit Erlaubnis des Arztes genommen werden, da manche derselben in die Milch übergehen und dem Säugling Schaden bringen können. Wieder einsetzende Regeln sind kein Grund zur Unterbrechung des Stillens.

Wenn der Säugling nicht an die Brust der eigenen Mutter, sondern an die einer anderen stillenden Frau (Amme) angelegt werden soll, so muß sehr gewissenhaft und vorsichtig vorgegangen werden. Durch ärztliche Untersuchung der betreffenden Frau ist insbesondere offene Tuberkulose und Lues auszuschließen. Bei der Entscheidung der Luesfreiheit wird der Arzt stets auch das Ammenkind der Untersuchung unterziehen.

Brustdrüse der Frau

Die Brustdrüse ist eine zusammengesetzte Drüse, die in der Brustwarze in fünf bis sieben Ausführungsgängen mündet. Die Drüsenzellen nehmen aus dem Blute Stoffe auf, verarbeiten sie in ihrem Inneren und geben Milch in die Drüsenkanälchen ab. Diese Kanälchen vereinigen sich zu größeren Kanälen und kommen so zu den Ausführungsgängen. Während der Schwangerschaft

und nach der Geburt werden im Körper der Mutter Stoffe gebildet, welche die Brustdrüse in Funktion setzen. Der wichtigste
Reiz für die Brustdrüse ist der Saugreiz des Kindes. Bei Erst-
gebärenden kommt die Brustdrüse meist erst am dritten Tage
nach der Entbindung zur Funktion. Die Milch der ersten Tage
ist das gelblich aussehende Kolostrum.

Schon vor der Geburt muß die Brust für das Stillgeschäft
vorbereitet werden, indem eine zu zarte Haut der Brustwarze durch
fleißige kalte Waschungen weniger empfindlich gemacht wird.
Dagegen muß eine zu derbe Haut durch Einfetten mit Vaselin geschmeidig gemacht werden. Erscheint die Brustwarze schlecht
faßbar, so kann manchmal leichtes Vorziehen und zarte Massage
spätere Stillschwierigkeiten verkleinern.

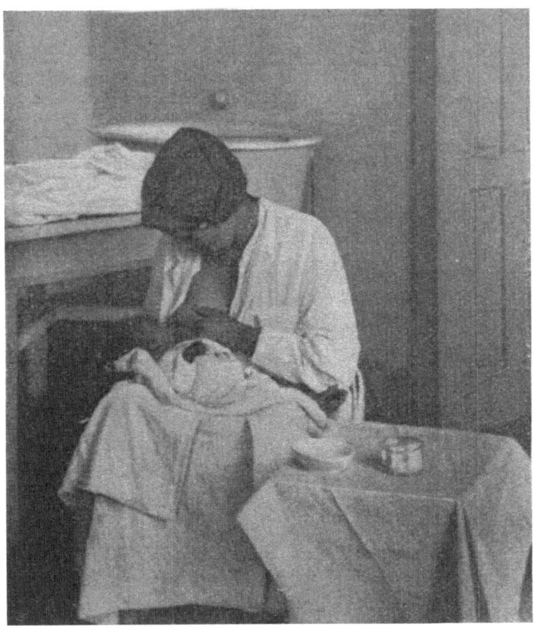

Abb. 36. Stillen des Säuglings

Stillen

Vor jedem Anlegen muß die Stillende die Hände reinigen,
die Brustwarze sanft mit Watte und reinem Wasser waschen, die
ersten paar Strahlen abspritzen, damit das Kind sicher keimfreie

Milch erhält. Das Waschen der Brust ist nach dem Stillen zu wiederholen.

Die Mutter soll zum Stillen bequem auf einem niederen Stuhl sitzen. Das Kind ruht auf ihrem Schoß, Kopf und Rücken des Kindes werden mit einem Arm gestützt. Die Brust wird mit dem Mittelfinger und Zeigefinger der anderen Hand gehalten, die Brustwarze und ein Teil des Warzenhofes so dem Kind in den Mund gegeben, daß die Nase frei bleibt. Die Brust soll den Mund luftdicht abschließen. Ist die Nase mit Borken verlegt, so muß sie unmittelbar vor der Mahlzeit gereinigt werden, weil während des Trinkens der Säugling ausschließlich durch die Nase atmet.

Mancher Neugeborene trifft das Saugen sofort ausgezeichnet, andere sind ungeschickter und brauchen lange Zeit, es richtig zu . erlernen. Eine zum ersten Male stillende Mutter ist auch manchmal selbst recht ungeschickt und muß es erst lernen, die Brust in entsprechender Weise zu reichen. Kostet es anfangs noch so viel Mühe, so kommt man mit Geduld doch fast stets zum Ziel.

Dem Säugling wird in regelmäßigem Wechsel immer nur e i n e Brust gereicht; dadurch wird diese eine Brust immer gründlich entleert. Je gründlicher aber diese Entleerung erfolgt, desto mehr Milch liefert die Brust und desto sicherer werden die so schädlichen Stauungen in der Brust verhindert.

Es ist aus Erziehungsrücksichten besonders in den ersten Lebenstagen nötig, den Säugling p ü n k t l i c h zur Nahrungsauf. nahme zu w e c k e n. Man soll ihn die Mahlzeit nicht verschlafen lassen, sonst gerät die Ernährung den ganzen Tag über in Unordnung. R e g e l m ä ß i g k e i t i n d e r N a h r u n g s a u f n a h m e i s t ein s e h r wi c h t i g e r P u n k t i n d e r E r n ä h r u n g.

Eine Brustmahlzeit soll nie länger als 15 Minuten dauern. Der Nahrungsbedarf wird in den ersten Minuten gedeckt, bei längerem Verweilen an der Brust lutschen die Kinder nur. Es besteht die Gefahr, daß die Haut der Brustwarze durch den warmen feuchten Speichel aufgeweicht wird. Es entstehen Schrunden und Einrisse, die bei jedem Anlegen tiefer werden und der Frau große Schmerzen bereiten können. Zeigen sich Zeichen beginnender Entzündung, ist sogleich der Arzt zu befragen.

Um zu sehen, wieviel ein Säugling bei einer Mahlzeit an der Brust trinkt, wägt man ihn (vollständig bekleidet) ab und notiert das Gewicht. Dann läßt man ihn 10 bis 15 Minuten trinken und wägt ihn wieder mit allen den Kleidungsstücken der ersten Wägung, ohne vorher umzuwickeln. Der Unterschied zwischen beiden Gewichten ergibt die Menge des Getrunkenen.

Das Brustkind trinkt nicht zu jeder Mahlzeit gleich viel, die Morgenmahlzeit ist meist die größte. Will man bestimmen, ob das Kind die richtige Tagesmenge zu sich nimmt, so muß diese Wägung durch 24 Stunden bei jeder Mahlzeit erfolgen (s. Optimum, S. 63).

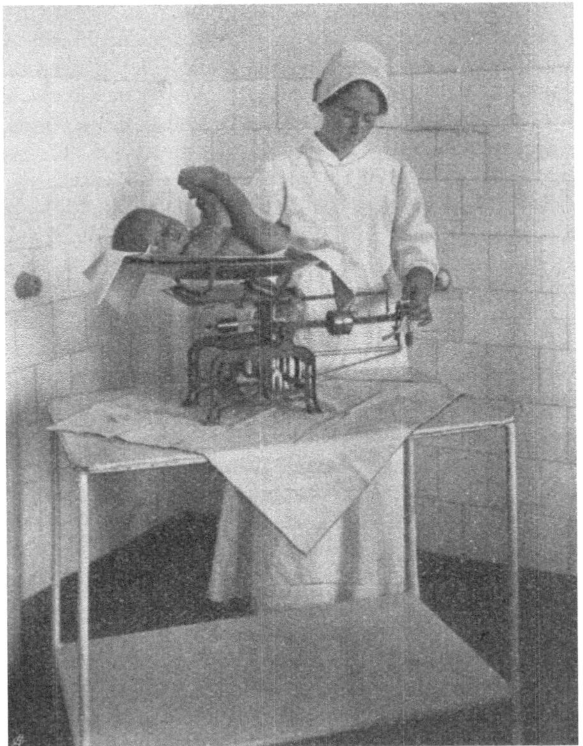

Abb. 37. Bestimmung des Körpergewichtes

Aber auch bei der Brusternährung kommt es vor, daß der Säugling nicht gedeiht. Die Ursache kann im Kinde liegen, wenn es nicht kräftig genug saugt, oder in der Mutter, wenn sie nicht genug Milch produziert. Im ersten Fall ist das Kind beim Trinken zu unterstützen, im zweiten Fall ist die Ernährung und die Lebensweise der Mutter zu regeln. Es ist stets darauf zu achten, daß die Mutter mit der nötigen Nahrungsmenge auch reichlich Flüssigkeit zu sich nimmt. Auch durch Wechselbäder der Brust und leichte Massage kann manchmal eine mangelhafte Milchsekretion in vollen Gang gebracht werden.

Jeder Tropfen Muttermilch ist wertvoll für die gesunde Entwicklung des Kindes. Es ist von größter Wichtigkeit, dem Kinde stets so viel Muttermilch als möglich zukommen zu lassen.

Sollte aus irgend einem Grunde von der Mutter nicht genügend Milch geliefert werden, so muß außer der Brusternährung noch eine Ergänzung in Form der künstlichen Nahrung hinzukommen (Zwiemilchernährung). Wenn zu einer Mahlzeit Brust und Flasche gegeben wird, so wird das Kind zuerst an die Brust angelegt. Anfangs ist es hungrig und wird sich bemühen, möglichst viel aus der Brust zu bekommen, wodurch es oft gelingen wird, die Funktion der Brust so zu heben, daß die Zwiemilchernährung wieder überflüssig wird. Bestehen irgendwelche Gründe, die den Arzt veranlaßt haben, auf die natürliche Ernährung zu verzichten, und ist auch eine Zwiemilchernährung undurchführbar, so muß künstliche Ernährung Platz greifen, wobei aber stets bedacht werden muß, daß die Kuhmilch nur einen unvollkommenen Ersatz der Muttermilch, bzw. der Ammenmilch darstellt.

Abstillen

Die Brust soll dem Säugling, wenn möglich, das ganze erste Lebensjahr gesichert bleiben, damit man im Erkrankungsfalle stets wieder ganz zur Brust zurückkehren kann. Die ersten drei Monate wird der Säugling ausschließlich an der Brust ernährt. Man beginnt im vierten Monat Milchbrei und im sechsten Monat Gemüse „beizufüttern". Erst vom zehnten Monat an wird allmählich abgestillt, eine Mahlzeit nach der anderen wird durch Kuhmilch ersetzt, so daß im zwölften Monat nur mehr die Nachabendmahlzeit an der Brust getrunken wird; mit Vollendung des ersten Lebensjahres wird die Brust vollständig zum Versiegen gebracht.

Das Abstillen soll allmählich geschehen, rasches Abstillen kann dem Kind und der Mutter schaden.

Im Sommer ist es ratsam, das Abstillen besonders langsam vorzunehmen, da Kinder in der warmen Jahreszeit empfindlicher sind und diese Veränderung oft schwer vertragen.

Ernährungsplan für das erste Lebensjahr

Mit vollendetem ersten Lebensjahr soll der Säugling imstande sein, außer Milch und Milchbrei auch schon Gemüse, Kompott Brot usw. zu sich zu nehmen, und am Ende des zweiten Jahres soll er an alle Speisen gewöhnt sein. Das Kind muß essen lernen. Dieses Lernen bezieht sich nicht nur auf die verschiedenen Arten der Nahrungsaufnahme, wie Saugen an der Brust, Saugen an der Flasche, Trinken aus Glas oder Schale, Essen mit dem Löffel usw., sondern auch auf die Speisen selbst betreffs ihrer Konsistenz, ihres Geschmackes und ihrer Temperatur. Der Säugling wird von der einfachen Ernährung an der Brust stufenweise, seinem Alter und seiner Sitzhöhe entsprechend, qualitativ und quantitativ in die gemischte Kost übergeführt. Während er anfangs nur an süße Flüssigkeiten gewöhnt ist, muß er nun auch mit breiigen, festen und gesalzenen Speisen vertraut werden und auch kauen lernen.

Aus der folgenden Übersicht kann für das Normalkind von durchschnittlicher Größe der allmählige Übergang von der Brustnahrung zur gemischten Kost entnommen werden.

1. Lebenstag

Sechs Stunden nach der Geburt wird das Kind zum ersten Mal an die Brust angelegt. Das Anlegen erfolgt dann weiter dreistündlich, sechsmal täglich, da bei kräftigen Neugeborenen die zwei Nachtmahlzeiten ausfallen.

1., 2., 3. Monat

Sechs Mahlzeiten Brust in dreistündigen Zwischenräumen. Morgen, Vormittag, Mittag, Nachmittag, Abend, Nachabend. Während das Kind anfangs recht ruhig zu sein pflegt, beginnt es später lebhafter zu werden, hat daher einen höheren Nahrungsbedarf.

4. Monat   1 Hn Beikost

5½ Mahlzeiten Brust. Die Brustmahlzeit zu Mittag wird zum Teil durch Brei ersetzt. Zuerst wird 50 g Milchbrei mit dem Löffel gegeben, dann die Brust gereicht. Das Kind lernt Löffelfütterung und breiige Nahrung kennen.

5. Monat   2 Hn Beikost

Fünf Mahlzeiten Brust. Mittags 100 g Milchbrei. Die Brustmahlzeit zu Mittag wird ganz durch Beikost ersetzt.

6., 7. Monat   3 Hn Beikost

Vier Mahlzeiten Brust. Mittags 50 g Gemüse und 50 g Milchbrei. Abends 50 g Milchbrei, wodurch die Brustmahlzeit am Abend durch Beikost ersetzt wird. Durch Gemüse wird das Kind mit dem salzigen Geschmack vertraut.

8., 9. Monat   4 Hn Beikost

Vier Mahlzeiten Brust. Mittags 50 g Gemüse, 50 g Kompott,

abends 100 g Milchbrei. Im Kompott bekommt das Kind das erstemal eine kühle Speise.

10., 11. Monat 5 Hn Beikost

Drei, später zwei Mahlzeiten Brust. Vormittags 10 g Biskotten in Kuhmilch geweicht. Mittags 50 g Gemüse, 50 g Kompott, darin 10 g Biskotten erweicht. Abends 100 g Milchbrei. Biskotten werden als Vorstufe für Brot und Mehlspeise gegeben. Das Kind muß allmählich von breiiger auf feste Nahrung gebracht werden. Zur Vormittagsmahlzeit und später zur Nachmittagsmahlzeit wird die Brustmilch durch Kuhmilch ersetzt, damit beginnt das „Abstillen". Das Kind soll gleich aus der Schale trinken lernen.

12. Monat 6 Hn Beikost

Nur mehr eine Brustmahlzeit. Morgens Kuhmilch. Vormittags ein ganzes Ei, 10 g Biskotten, Kuhmilch. Mittags 50 g Gemüse, 50 g Kompott, 10 g Biskotten. Nachmittags Kuhmilch. Abends 100 g Milchbrei. Die Nachabendmahlzeit wird in Brustmilch gegeben, aber langsam verringert, so daß mit dem Ende des ersten Lebensjahres die Brustfütterung verschwindet.

Von hier an wird dann die Qualität der Nahrung noch immer weiter geändert, so daß das Kind am Ende des zweiten Jahres schon am Tische der Erwachsenen essen kann.

Die Schwierigkeiten, welche jede Nahrungsänderung beim Säugling hervorruft, können zum größten Teil dadurch überwunden werden, daß der Wechsel nur ganz allmählich erfolgt. Man muß sich mit jeder Nahrung „einschleichen", d. h. es ist stets mit ganz kleinen Mengen zu beginnen, diese sind langsam zu vergrößern, um so das Kind schrittweise an das Neue zu gewöhnen.

Da die individuelle Berechnung des Nährwertes in jedem einzelnen Falle, ferner die Umrechnung des Volumens aus dem Nährwert und die detaillierte Angabe über die verwendeten Nahrungsrohstoffe (Milch, Zucker, Grieß, Mehl usw.) immer mit gewissen Rechnungsoperationen und Schwierigkeiten verbunden ist, hat es sich als zweckmäßig herausgestellt, ein einfaches Schema an die Hand zu geben, aus welchem die Gewichtsmengen der Einzelmahlzeiten abzulesen sind (Tabelle 6, S. 87). Nach diesem Ernährungsplan ist es leicht, bei kräftigen, normal entwickelten Brustkindern die Ernährung vorzuschreiben. Die dazugehörigen Rezepte werden später mitgeteilt werden (s. S. 100).

Tabelle 6. Schematischer Speisezettel für die Ernährung eines gesunden Säuglings an der Brust

Alter	6 Uhr	9 Uhr	12 Uhr	15 Uhr	18 Uhr	21 Uhr	Hektonem Milchgetränk	Hektonem Speisen	Summe der Hektonem
1. Tag	Geburt	—	10 Brust	20 Brust	30 Brust	40 Brust	1	—	1
2. „	50 Brust	50 Brust	50 „	50 „	50 „	50 „	3	—	3
3. „	60 „	50 „	60 „	60 „	60 „	60 „	3,5	—	3,5
4. „	70 „	60 „	70 „	60 „	70 „	70 „	4	—	4
5. „	80 „	70 „	80 „	70 „	80 „	70 „	4,5	—	4,5
6. „	80 „	80 „	90 „	80 „	90 „	80 „	5	—	5
7.—14. Tag	90 „	90 „	100 „	90 „	90 „	90 „	5,5	—	5,5
15.—30. Tag	100 „	100 „	100 „	100 „	100 „	100 „	6	—	6
2. Monat	110 „	110 „	110 „	110 „	110 „	100 „	6,5	—	6,5
3. „	120 „	120 „	120 „	120 „	120 „	100 „	7	—	7
4. „	140 „	130 „	50 Milchbrei 70 Brust	130 „	130 „	100 „	7	1	8
5. „	150 „	150 „	100 Milchbrei	150 „	150 „	100 „	7	2	9
6. „	250 „	100 „	50 Gemüse 50 Milchbrei	250 „	50 Milchbrei	100 „	7	3	10
7. „	250 „	150 „	50 Gemüse 50 Milchbrei	250 „	50 Milchbrei	150 „	8	3	11
8. „	250 „	150 „	50 Gemüse 50 Kompott	250 „	100 Milchbrei	150 „	8	4	12
9. „	250 „	150 „	50 Gemüse 50 Kompott	250 „	100 Milchbrei	150 „	8	4	12
10. „	250 „	10 Biskotten 100 Sesquibo	50 Gemüse 50 Kompott 10 Biskotten	250 „	100 Milchbrei	150 „	8	5	13
11. „	300 „	10 Biskotten 100 Sesquibo	50 Gemüse 50 Kompott 10 Biskotten	200 Sesquibo	100 Milchbrei	150 „	9	5	14
12. „	200 Sesquibo	10 Biskotten 1 Ei 100 Sesquibo	50 Gemüse 50 Kompott 10 Biskotten	200 Sesquibo	100 Milchbrei	150 „	9	6	15

Wird dieser Speisezettel für ein künstlich genährtes Kind verwendet, so muß anstatt der Brustmilch der gleiche Nährwert in einer Kuhmilchmischung gegeben werden. Diese kann als Gleichnahrung (Sibo) oder Eineinhalbfache Nahrung (Sesquibo) verabreicht werden.

Künstliche Ernährung

Ernährung mit Kuhmilch

Bestehen Verhältnisse, die den Arzt veranlassen, auf die natürliche Ernährung zu verzichten, und ist auch Zwiemilchernährung undurchführbar, so muß künstliche Ernährung Platz greifen. Die Ernährung mit Kuhmilch ist stets nur ein unvollkommener Ersatz der Muttermilch. Wenn das Kind an der Brust trinkt, so erhält es stets frische, vollkommen keimfreie Milch, immer in der richtigen Zusammensetzung. Anders aber, wenn es mit Kuhmilch ernährt wird. Man bedenke den Weg, welchen die Kuhmilch macht, bis sie endlich in den Mund des Kindes gelangt, die vielen Gelegenheiten, die es gibt, der Milch zu schaden. Nicht jede Milch ist für die Säuglingsernährung geeignet, sie muß bestimmten hygienischen Forderungen genügen. Diese Forderungen beziehen sich auf die Gefährdung der Qualität der Kuhmilch durch bakterielle Verunreinigung und durch Verfälschung.

Ob man für den Säugling Milch von einer Kuh oder Mischmilch aus großen Gemelken verwenden soll, hängt von den jeweiligen Verhältnissen ab. Hat man Gelegenheit, die Milch von einer ganz besonders gehaltenen Kuh zu bekommen, die als vollkommen gesund erklärt ist und unter fortwährender Kontrolle steht, so ist diese Milch gewiß ratsam. Ist eine solche günstige Gelegenheit aber nicht gegeben, so ist es besser, Mischmilch zu verwenden. Die Schwankungen in der Zusammensetzung werden dabei ausgeglichen.

Bereitung der Säuglingskost

Für die Ernährung des Säuglings können in Betracht kommen:

1. rohe Milch,
2. pasteurisierte Milch,
3. Kondensmilch,
4. Trockenmilch.

Rohe Milch wird im Haushalt mit den Zusätzen vermischt aufgekocht, während pasteurisierte Milch nur mit den gekochten Zusätzen vermischt wird. Gute, einwandfreie, frische Milch ist den Kondenspräparaten unbedingt vorzuziehen. Letztere sollen nur zur Verwendung gelangen, wenn keine einwandfreie frische Milch zu beschaffen ist.

Zum Schutze gegen Vitaminmangel empfiehlt es sich, dem Säugling C-Vitamin in Form von Zitronen- oder Orangensaft zu geben. Im Winter reiche man zur Verhütung der Rachitis täglich einen Kaffeelöffel Lebertran (Nährwert 50 n), am besten mit der Vormittagsmahlzeit.

Wie bei der Milchgewinnung, so ist auch bei der Bereitung der Säuglingskost größte Reinlichkeit und Genauigkeit notwendig. Die Geschirre dürfen nur für diesen Zweck verwendet werden und müssen ebenso wie Sauger und Saugflasche sofort nach Gebrauch einer gründlichen Reinigung unterzogen werden.

Als Zucker ist der Würfelzucker dem Kristallzucker wegen der größeren Reinheit vorzuziehen.

Vom Tag zuvor gebliebene Milch darf nicht mehr verwendet werden. Von Vorteil ist es, die Milchmischung gleich nach Einlieferung der Milch ins Haus für die nächsten 24 Stunden vorzubereiten (S. 100).

Soxhlet-Apparat

Der Soxhlet-Apparat besteht aus einem Blechtopf mit gut schließendem Deckel. In diesem Topf befindet sich ein herausnehmbarer durchlöcherter Einsatz für die Flaschen. Die Milchmischung wird zu Einzelmahlzeiten in die Flaschen gefüllt, welche mit einem Deckblättchen aus Gummi, durch eine Metallhülse festgehalten, verschlossen werden.

Um bei Zerspringen einer Flasche nicht in Verlegenheit zu kommen, ist es praktisch, eine Flasche mehr zu bereiten, als

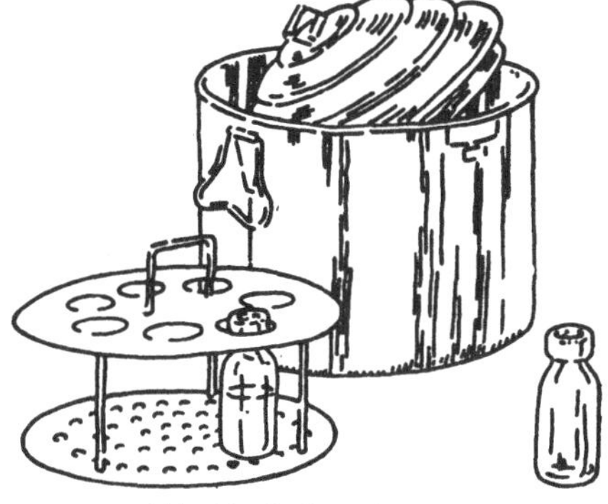

Abb. 38. Soxhlet-Apparat

tatsächlich gebraucht wird. Nur darf eine Flasche mit Milch nie länger als 24 Stunden aufbewahrt werden.

Der Topf wird zwei Zentimeter hoch mit kaltem Wasser gefüllt, zugedeckt, erhitzt und zehn Minuten gekocht. Vor zu langem Kochen kann nicht genug gewarnt werden! Dann wird der Deckel abgenommen, und die Flaschen werden abgekühlt. Das Abkühlen geschieht ganz einfach so, daß man den Topf unter die Wasserleitung stellt und langsam (!) kaltes Wasser so lange zufließen läßt, bis die Flaschen vollkommen erkaltet sind und nun mit dem Einsatz in den Eiskasten gestellt werden können.

Da beim Abkühlen die Luft in den Flaschen ihr Volumen verkleinert werden die Deckblättchen durch den äußeren Luftdruck nach innen gezogen und verschließen somit die Flaschen luftdicht.

Steht kein Soxhlet-Topf zur Verfügung, dann ersetzt man diesen durch einen gewöhnlichen Topf, wobei man das Umfallen der Flaschen durch ein um die Flaschen gewundenes Tuch verhindert. Auch der Boden des Topfes muß mit einem Tuch bedeckt sein. Das Soxhlet-Verfahren hat viele Vorteile: Einmalige Arbeit bei der Zubereitung, die Milch bleibt rein und kann nicht anbrennen.

Milchmischungen

Womit ein künstlich genährter Säugling zu füttern ist, hat immer der Arzt zu entscheiden. Meist wird eine Kuhmilch verwendet, welche in ihrer Zusammensetzung durch Zugabe von Zucker und Verdünnung mit Wasser der Frauenmilch etwas näher gebracht wird; die Mischung wird so zusammengesetzt, daß sie einer Gleichnahrung (1 g = 1 n) entspricht. Bei geringer Trinklust oder aus anderen Gründen kann man die Menge der Nahrung bei gleichbleibendem Nährwert verringern. Dies kann dadurch erreicht werden, daß man der Milchmischung weniger Wasser zusetzt. (Eineinhalbfache Nahrung 1 g = 1·5 n.)

Bei Bezug fertiger, pasteurisierter Milchmischungen (Sibo, Sesquibo) aus einer Molkerei wird folgendermaßen vorgegangen: Die große Milchflasche, welche den Tagesbedarf enthält, wird im Hause sofort kalt gestellt, und zwar entweder im Eiskasten, oder dadurch, daß die Flasche in einen großen Topf kommt, den man ins Wasserleitungsbassin gibt und mit einem dünnen Wasserstrahl dauernd berieseln läßt.

Vor der Mahlzeit des Kindes wird in einem kleineren Kochtopf Wasser erhitzt. Dann füllt man aus der Milchflasche in die Trinkflasche so viel kalte Milchmischung, als dem Kinde für eine Mahlzeit vorgeschrieben ist. Nun wird die Trinkflasche mit dem Sauger versehen und in den kleinen Topf mit warmem Wasser so lange hineingestellt, bis die Milchmischung ungefähr 40—45° Celsius erreicht hat. Wenn das Kind ausgetrunken hat, wird Sauger und Trinkflasche mit dem warmen Wasser des kleinen gereinigt, die Trinkflasche umgekehrt in den ausgeleerten kleinen Topf hineingestellt, der Sauger ebenfalls trocken aufbewahrt.

Breiige Nahrung

Als erste breiige Nahrung wird im vierten Monat Grießbrei gegeben; dieser ist mit dem Löffel zu füttern. Anstatt

Grieß kann auch ein anderes Mahlprodukt genommen werden, z. B. Weizenmehl oder Reismehl. Wenn manchmal der Säugling noch zu ungeschickt ist, einen solchen dicken Brei mit dem Löffel zu essen, so kann man einen dünnen Mehlbrei zubereiten, der eben noch aus einer Flasche durch einen Sauger mit größerem Loch gefüttert werden kann. Der Brei wird meist als Doppelnahrung zubereitet.

Gemüse

Vom 6. Monat an wird Gemüse gegeben. Gemüse wird im ersten Lebensjahr nur passiert gereicht; zu verwenden sind alle frischen Gemüsesorten. Im Gemüse spielt der Salzgehalt, insbesondere der Gehalt an Eisensalzen, eine große Rolle. Kinder, welchen lange Zeit kein Gemüse gegeben wird, sehen blaß aus und sind in ihrer Entwicklung gestört. In gewissen Gemüsen ist reichlich Vitamin C enthalten, das der Körper zu seiner Entwicklung braucht. Die im Gemüse enthaltene unverdauliche Rohfaser wirkt günstig auf die Stuhlbildung ein.

Der Übergang von süßen auf gesalzene Speisen stößt oft auf großen Widerstand. Auch macht die ungewohnte Farbe Schwierigkeit und es ist unter Umständen vorteilhaft, als erstes Gemüse Kartoffelbrei (wegen der dem Milchbrei ähnlichen Farbe) zu geben. Es soll immer großer Wert darauf gelegt werden, das Gemüse nie länger als unbedingt notwendig zu kochen, damit die Vitamine möglichst vollständig erhalten bleiben.

Im zweiten Lebensjahr wird dann von passierten Gemüsen auf unpassierte übergegangen, so daß das Kind allmählich lernt, die Gemüse in jener Zubereitungsart zu essen, wie sie der Erwachsene gewöhnt ist.

Kompott

Als Kompott, das der Säugling im 8. Monat essen lernt, wird anfangs gezuckerter Apfelbrei verwendet und dann, je nach der Jahreszeit, mit Birnen, Kirschen, Pflaumen usw. abgewechselt. Beerenfrüchte sind anfangs zu vermeiden, da manche Kinder darauf Nesselausschlag bekommen.

Wie bei der Zubereitung der Gemüse, muß auch bei der Zubereitung des Kompottes großer Wert darauf gelegt werden, daß nicht durch überlanges Kochen die im Obst enthaltenen Vitamine zerstört werden.

Zu Beginn des zweiten Jahres wird dann das passierte Kompott allmählich verlassen und auf gedünstetes Obst und allmählich auf rohes Obst übergegangen.

Mehlspeisen

Mit 9 Monaten fängt man an, dem Kind Mehlspeise zu
reichen. Da ein richtiges Kauen erst erlernt werden muß, gibt
man zuerst Biskotten, die sich im Mund auch ohne Kauen leicht
auflösen. Allmählich werden Keks und Biskuit gegeben. Wenn
dann auf richtige Mehlspeisen übergegangen wird, wähle man
zuerst leichte Mehlspeisen, wie Aufläufe, Puddings usw. und
gehe dann allmählich auf die dem Erwachsenen gewohnten
Mehlspeisen über. Bei Brot wird von Weißbrot und Semmel
ganz allmählich auf das gewöhnliche Mischbrot übergegangen.

Suppen

Der Wert der Fleischsuppen wird im Volke weit über-
schätzt. Das Kind soll Suppe essen lernen, weil sie in unseren
Gegenden auch auf den Tisch des Erwachsenen zu kommen
pflegt. Die Fleischsuppe wirkt vielleicht etwas appetitanregend;
sie hat jedoch an sich nur wenig Nährwert. Der eigentliche
Nährwert liegt in den Einlagen der Suppen (Grieß, Mehlspeisen, Eidotter). Zuerst gibt man dem Kinde Suppen, deren
Einlagen dem Säugling keine Eßschwierigkeiten bereiten. Dazu
eignen sich sehr gut Grießsuppe, Einbrennsuppe, feine Nudel-
suppe. Erst allmählich wird auf andere Suppeneinlagen, wie
z. B. Nockerl, Knödel, übergegangen.

Technik der Nahrungsdarreichung für den Säugling

Saugerfütterung

Das Trinken aus der Flasche kann bisweilen große Schwierigkeiten machen und bedarf daher einer besonderen Technik.

Die richtig zubereitete Nahrung muß dem Säugling auch
in der richtigen Weise gereicht werden. Die Nahrungsaufnahme
soll dem Kinde wirklich ein Vergnügen sein. Die Flasche mit
der zubereiteten Milchmischung wird im Wasserbad auf 40° bis
45° C erwärmt, indem man in ein Gefäß 60° bis 65° C warmes
Wasser gibt und die verschlossene Flasche hineinstellt; nach
fünf Minuten ist meist die richtige Temperatur der Milch erreicht.

Der Sauger wird, falls er nicht eben ausgekocht ist, mit
klarem Wasser gut durchgespült und an die Flasche gesteckt.
Um die Temperatur der Milch zu prüfen, wird die Flasche
durchgeschüttelt und entweder mit einem Thermometer gemessen oder man spritzt durch den Sauger einige Tropfen Milch
an die zarte Haut der Innenseite des Handgelenkes. Die Flüssigkeit darf an der Haut weder kalt noch heiß empfunden werden.

Das einfache Befühlen der Flasche mit der Hand genügt nicht. Daß es vollkommen falsch ist, die Temperatur durch Kosten am Sauger zu prüfen, ist wohl selbstverständlich.

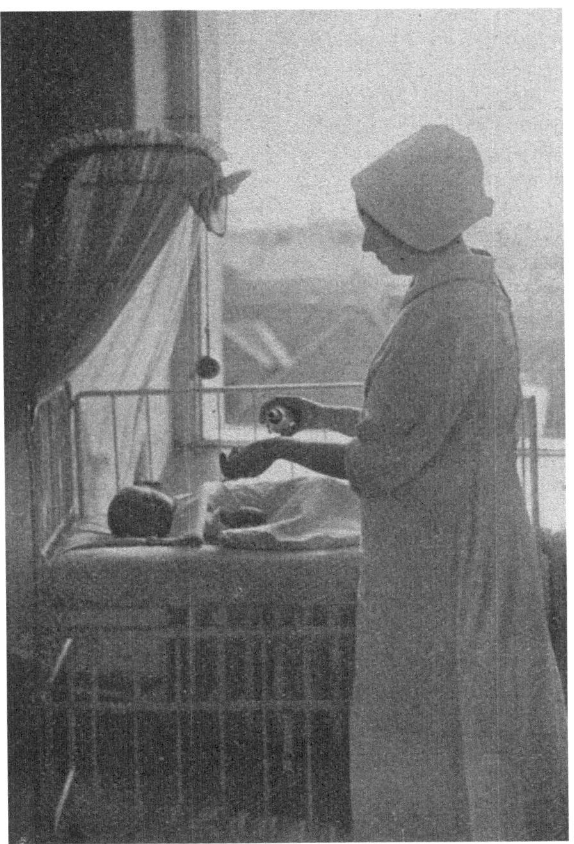

Abb. 39. Prüfung der Temperatur der Nahrung auf der eigenen Hand

Die Nahrung darf deshalb nicht zu heiß sein, weil sonst an der zarten Schleimhaut des Mundes leicht schmerzhafte Verbrühungen zustande kommen können, die dem Säugling bei der Nahrungsaufnahme recht hinderlich sind. Ist die Milch etwas kühler, so schadet sie nicht, wird aber dann von vielen Kindern nicht gerne genommen.

Der Säugling wird mit erhöhtem Kopfe in Seitenlage recht bequem gelagert. Eine mehrfach zusammengelegte Serviette schützt das Hemd. Um keine Milch ins Gesicht zu spritzen, wird der Sauger nahe der Flasche abgeklemmt, in den Mund gesteckt, und zwar so weit, daß der Mund gut an den Sauger angelegt werden kann. Die Flasche muß so gehalten werden, daß der Hals der Flasche stets ganz mit Milch erfüllt ist, sonst wird Luft mitgeschluckt, eine häufige Ursache des Erbrechens. Während des Trinkens muß die Flasche stets gehalten und die Art des Trinkens genau beobachtet werden. Wird zu hastig getrunken, so muß eine kleine Pause eingeschaltet werden, weil sich der Säugling sonst „verschluckt" oder nicht schnell genug schlucken kann, so daß ein Teil der Nahrung aus dem Munde fließt. Manchmal trägt an dem Herausfließen der Milch auch ein zu großes Loch im Sauger die Schuld. Das Zeichen, ob der Säugling aus der Flasche Milch herausbekommt, ist das Aufsteigen von Luftblasen in der Flasche. Saugt das Kind kräftig und steigen keine Luftblasen auf, dann ist der Sauger verstopft. Er wird abgenommen, gut durchgespült und wieder frisch angesetzt.

Will ein Kind nicht trinken, so muß es durch leichtes Hin- und Herschieben des Saugers oder durch leichtes Streichen an der Wange zum Saugen veranlaßt werden. Bei langsamem Trinken kühlt während der Mahlzeit die Milch sehr aus, muß dann nachgewärmt werden, oder, wenn man schon vorher weiß, daß das Kind langsam trinkt, wird die Flasche vor dem raschen Auskühlen durch Einhüllen in ein Tuch geschützt.

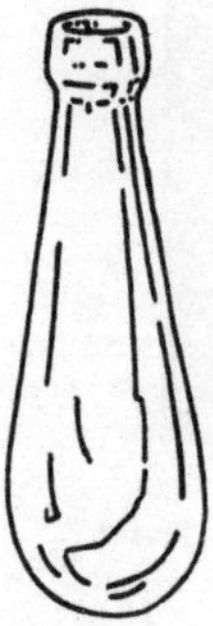

Ist die Flasche vollständig geleert, so soll man nicht an der leeren Flasche lutschen lassen, sondern die Flasche gleich wegnehmen. Die Umgebung des Mundes wird nach dem Trinken leicht abgetupft. An der Haut getrocknete Milchreste reizen die Haut.

Nach der Mahlzeit wird der Säugling vorsichtig aufgerichtet, damit die allenfalls doch mitverschluckte Luft durch Aufstoßen entweichen kann. Dann bleibt er in Seitenlage möglichst ruhig liegen.

Abb. 40.
Milchflasche

Saugflaschen

Die Milchflaschen müssen so geformt sein, daß sie leicht gereinigt werden können. Am besten sind in dieser Hinsicht die birnförmigen Flaschen, denn sie sind an ihrer Innenseite ganz glatt. Die mit eingepreßten Teilstrichen versehenen Flaschen haben viele Einkerbungen, in welchen sich Schmutz ansammeln kann.

Die Saugflaschen müssen sofort nach Gebrauch gespült
werden. Die Flaschenbürste ist einmal täglich auszukochen. Zer-
sprungene Flaschen dürfen nicht verwendet werden, weil Gefahr
besteht, daß kleine Glassplitter in die Milch kommen. Am ideal-
sten ist der Verschluß nach Soxhlet, aber auch andere Arten,
wie zum Beispiel der Verschluß mit Gummikappen oder Papp-
scheiben, sind einwandfrei, so lange sie die Flaschen gut abschließen.

Sauger

Bei der künstlichen Ernährung wird die Nahrung durch
ein weiches Gummihütchen gereicht. In dieses wird mit einer
glühenden Nadel eine kleine Öffnung gestochen. Das Loch im
Sauger muß so klein sein, daß der Inhalt der gefüllten, umgekehrt gehaltenen Flasche nicht fließt, sondern nur tropft, damit
das Kind kräftig saugen muß und ihm die Milch nicht mühelos
in den Mund fließt. Ist es nötig, die Öffnung zu vergrößern, so
hat dies ebenfalls wieder mit einer glühenden Nadel zu geschehen.
Vor Gebrauch ist der neue Sauger zu kochen.

Vor und nach dem Trinken ist der Sauger zu reinigen
und einmal täglich auszukochen. Von einer Mahlzeit zur
andern wird der reine Sauger trocken und zugedeckt aufbewahrt.
Es wäre falsch, ihn in Wasser zu legen, da sich im Wasser allenfalls am Sauger haftende Keime besser entwickeln als an der
Luft, wo sie durch Austrocknung unschädlich werden. In frisch
abgekochtem Wasser kann der ausgekochte Sau-
ger ebenfalls einwandfrei aufbewahrt werden.

Saugvorrichtungen mit langen Schläuchen
sind wegen schlechter Reinigungsmöglichkeit
unhygienisch.

Löffelfütterung

Für die Löffelfütterung muß die Nahrung
etwas wärmer sein als für die Saugerfütterung
(45⁰ bis 50⁰ C), weil viel mehr Gelegenheit
zum Auskühlen besteht. Die Temperatur prüft
man auch wieder, indem man mit dem Löffel
etwas auf die Beugeseite des Handgelenks
gibt, oder die Speise mit einem Thermometer
mißt. Es wird ganz wenig von der Speise an

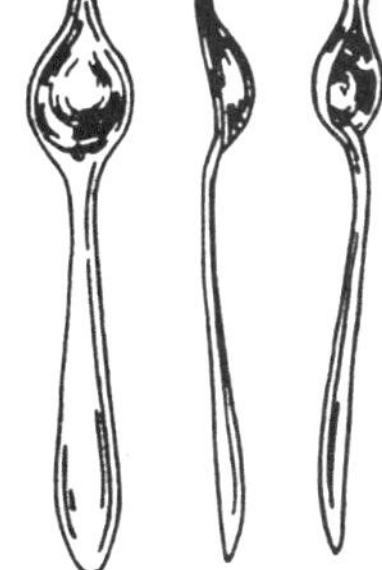

Abb. 41.
Kermauner Löffel

die Spitze eines kleinen Löffels gegeben, die Unterseite des
Löffels muß rein bleiben, sie wird am Rande des Speisege-
fäßes abgestreift. Der Löffel wird dem Säugling in den Mund ge-

steckt, mit der Spitze des Löffels die Zunge weit rückwärts niedergedrückt, der Löffel im Herausziehen an der Oberlippe abgestreift, damit das Kind allmählich lernt, die Nahrung von dem Löffel abzunehmen. Weder bei der Löffelfütterung noch bei der Saugerfütterung darf Nahrung verloren gehen.

Zur Löffelfütterung muß man immer an der rechten Körperseite des Kindes sein. Solange das Kind noch nicht sitzen kann, wird es in seinem Bette liegend gefüttert. Kann ein Kind schon sitzen, dann nimmt es am besten die Mahlzeit in einem Kindersessel sitzend ein.

Um kleinen Säuglingen, die nicht saugen können, Flüssigkeit mit dem Löffel zu füttern, bediene man sich des KERMAUNER Löffels (s. Abb. 41). Es darf immer nur sehr wenig Flüssigkeit auf den Löffel genommen werden, diese soll auf die Zunge oder in den Wangenspalt gegossen werden, keinesfalls darf man die Flüssigkeit direkt an die hintere Rachenwand gießen, sonst entsteht Brechreiz.

Trinken aus dem Glas

Wenn ein Säugling, der 6 bis 8 Monate nur an der Brust war, nun auf künstliche Nahrung übergeführt wird, ist es gar nicht mehr nötig, daß er das ihm unbekannte Saugen aus der Flasche lernt, es ist viel praktischer, ihn gleich das Trinken aus Glas oder Schale zu lehren. Ein nicht an der Brust ernährtes Kind soll auch, sobald es sitzen kann, allmählich das Trinken aus Glas oder Schale lernen. Jedenfalls soll ein Kind am Ende des ersten Jahres keinen Sauger mehr benötigen.

Als Trinkgefäß wird eine Schale oder ein Glas von sehr geringer Weite verwendet (zirka 4—5 cm Durchmesser). Das Material desselben darf nicht zu dünn sein, da die Kinder, wenn sie einige Zähne haben, während des Trinkens gerne am Rande des Gefäßes beißen. Der Rand soll gut abgerundet sein.

Die Schale wird kaum bis zur Hälfte gefüllt. Das Kind wird aufgesetzt, mit der linken Hand der Kopf von rückwärts gestützt, mit der rechten Hand die Schale zum Munde geführt. Allenfalls wird ein kleiner Teller unter das Kinn gehalten, um abtropfende Milch aufzufangen. Während des Trinkens ist oft abzusetzen.

Tropfglasfütterung

Kleine saugschwache Säuglinge müssen manchmal mit dem Tropfenzähler gefüttert werden. Bei dieser Methode wird der angewärmte Tropfenzähler mit Milch gefüllt und nun die Milch tropfenweise auf die Zunge des Säuglings gebracht. Das Tropfglas kann auch durch eine kleine Spritze ersetzt werden, mit welcher man unter ganz schwachem Druck kleine Milchmengen in den Mund bringt. Die Spitze des Tropfenzählers oder die Spritze wird mit einem kleinen Stück Gummischlauch versehen, um Verletzungen zu vermeiden.

Sondenfütterung

Die Sondenfütterung wird vom Arzt bei lebenschwachen Kindern (Frühgeburten) oder bei nervösem Erbrechen der Säuglinge verordnet, um dem Kind über die Saug- oder Schluckschwierigkeiten hinüberzuhelfen. Die Magensonde soll der Größe des Patienten entsprechend sein und vor Gebrauch, wie alle Gummiwaren, wegen eventueller Risse überprüft werden. Die 40⁰ bis 45⁰ C warme Milch wird in eine angewärmte Metallspritze gefüllt und die Sonde angesteckt. Nachdem die in Spritze und Sonde vorhandene Luft ausgespritzt wurde, wird die Sonde mit Wasser oder Öl befeuchtet, um sie leicht gleitend zu machen. Nun wird die abgeklemmte Sonde in der Mitte des Mundes längs der Rachenwand bis in

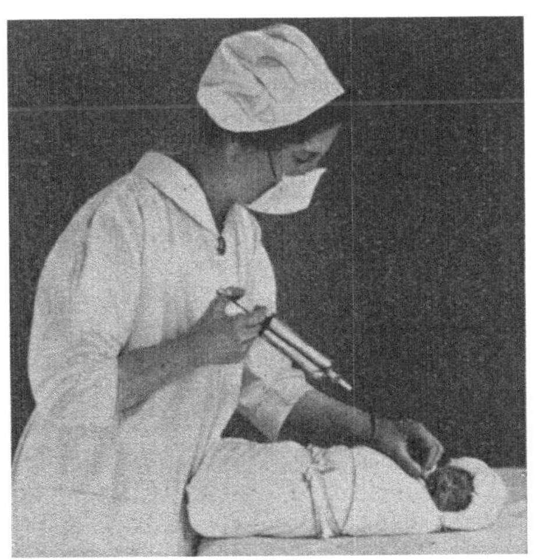

Abb. 42. Sondenfütterung bei einer Frühgeburt. Die Schwester trägt eine Maske, um eine Husteninfektion zu vermeiden.

den Magen eingeführt. Man überzeugt sich, ob man nicht in die Luftröhre gekommen ist, dadurch, daß man einen Augenblick wartet, um zu sehen, ob die Atmung und die Gesichtsfarbe des Kindes normal bleibt. Unter ganz sanftem Druck wird nun die Milch in den Magen gespritzt. Unter Umständen, wenn z. B. das Kind den Mund nicht öffnen kann (Kiefersperre bei Tetanus), muß die Sonde durch die Nase eingeführt werden.

Um die Sonde wieder herauszunehmen, wird die Spritze neben das Kind gelegt, mit zwei Fingern der linken Hand die Wange etwas zwischen die Kiefer gedrängt, die fest abgeklemmte

Sonde rasch heraus gezogen, die Wangen noch einige Augenblicke hereingehalten, damit keine Milch ausgespuckt werden kann.

Eine Sondenfütterung ist ein verhältnismäßig großer Eingriff, wird in der Regel von der Schwester vorgenommen und bedarf besonderer Übung. Nach einer Sondenfütterung muß der Säugling noch unter genauer Aufsicht bleiben, da die Füllung des Magens bei so zarten Kindern manchmal eine Schockwirkung zur Folge hat.

Technik bei schlechter Nahrungsaufnahme und bei Neigung zum Erbrechen

Wenn ein Säugling nicht trinken will, so muß die geübte Schwester durch verschiedene Maßnahmen es doch zustande bringen, daß der Säugling die vom Arzt verschriebene Nahrung restlos zu sich nimmt, ohne daß es zum Erbrechen kommt.

Es folgen hier einige Punkte, durch deren Beachtung oft schlecht trinkende Säuglinge doch zur Nahrungsaufnahme gebracht werden können:

1. Verschlafene Kinder zuerst gründlich aufwecken.
2. Anregen des Saugreizes durch Streichen an der Wange und leichtes Hin- und Herziehen des Saugers.
3. Lageveränderung.
4. Einschalten einer kleinen Pause und Nachwärmen.
5. Sauger mit etwas größerem Loch versuchen.
6. Leichtes Drücken an dem Sauger, damit das starke Saugen dem Kinde erspart bleibt.
7. Änderung der Fütterungsart (Löffel, Tropfglas usw.).

Über ärztliche Verordnung

8. Vermehrung der Mahlzeitenzahl.
9. Stärkere Konzentration der Nahrung.
10. Änderung der Nahrungsqualität.

Es ist strenge verboten, einen Säugling während des Schreiens zu füttern, oder gar die Nase zuzuhalten, um ihn zum Schlucken zu veranlassen.

Fütterungstechnik beim größeren Kind

Auch beim größeren Kind spielt die Fütterungstechnik eine sehr wichtige Rolle. Da bei den meisten Kranken die Eßlust darniederliegt, muß alles vermieden werden, was sie weiter herabsetzt. Die Schwester muß jeden Löffel der vorgeschriebenen Speise als Medikament ansehen, welches unbedingt genommen werden muß. Es folgen einige Punkte, die bei der Nahrungsdarreichung sehr zu beachten sind:

1. Vor der Mahlzeit gründliche Lüftung des Krankenzimmers, damit nicht verschiedene Gerüche die Eßlust beeinträchtigen.

2. Händereinigung des Patienten.

3. Bequeme Lagerung.

4. Patient darf die Speisen nicht schon lange vorher riechen.

5. Appetitliches Anrichten in kleinen Mengen, der Rest wird noch warm gehalten.

6. Freundliches Anbieten der Speisen.

7. Richtige Temperatur der Speisen.

8. Dem Patienten zum Essen Zeit lassen, ihn nicht unnötig drängen, damit die Speise gut gekaut werden kann.

Schlecht essende Kinder sind durch Geduld und Zureden, Fesselung der Aufmerksamkeit durch Spiel und Erzählung von ihrer Appetitlosigkeit abzulenken. Auch ist Belohnung der willigen Nahrungsaufnahme beim kranken Kinde am Platz, aber nicht nur durch leere Versprechungen, sondern tatsächliche Bereitung kleiner Freuden. Das liebevolle, aber doch ganz bestimmte Auftreten dem schlecht essenden kranken Kinde gegenüber ist unbedingt am Platz. Selbstverständlich ist Gewalt und Aufregung des Kindes zu vermeiden.

Nach der Nahrungsaufnahme soll sich das Kind ruhig verhalten.

Kochrezepte

In diesem Abschnitt sind die wichtigsten Diätverschreibungen und Rezepte gesammelt, die bei der Ernährung von gesunden und kranken Kindern Anwendung finden. Sie sind nach den folgenden Gesichtspunkten geordnet:

1. Nahrungsgemische für Säuglinge.

2. Behandlungsnahrungen:

   a) für Säuglinge,
   b) für ältere Kinder.

3. Gemischte Kost für ältere Kinder.

4. Zubereitung von antiskorbutisch wirksamen, C-vitaminhaltigen Nahrungsmitteln.

Nahrungsgemische für Säuglinge
Sibo
Lac simplex bovinum
„Halbmilch" mit 8,5% Zucker
Hälfte des Nährwertes Milch,
Hälfte des Nährwertes 17% Zuckerlösung (Sisa)

50 n Milch	50 cm³	Sibo ist eine Gleichnahrung, welche
50 „ Sisa	50 „	beim gesunden, künstlich ge-
100 n Sibo	100 cm³	nährten Säugling in den ersten

Sibo ist eine Gleichnahrung, welche beim gesunden, künstlich genährten Säugling in den ersten Lebensmonaten als Normalnahrung verwendet wird.

Dubo
Lac duplex bovinum

25 n Milch....... 25 cm³
37,5 „ Trisa .... 12,5 „
37,5 „ 20% Sahne.. 12,5 „

100 n Dubo....... 50 cm³

Dubo ist eine Doppelnahrung, die bei Appetitmangel, Erbrechen, Schwierigkeit in der Nahrungsaufnahme Anwendung findet.

50 n Milch .... 50 cm³
75 „ Trisa .... 25 „
75 „ 20% Sahne ... 25 „

200 n Dubo .... 100 cm³
Bereitung im Kleinen
100 n Milch .... 100 cm³
100 „ Zucker .... 17 g

200 n einkochen auf . 100 cm³

Dubo wird im Kleinen durch Anreicherung mit Zucker hergestellt (SCHICK); in der Milchküche bevorzugen wir die Anreicherung mit Zucker und Sahne.

Sesquibo
Lac sesquiplex bovinum (eineinhalbfach)
„Dreiviertel" Milch mit 12,5% Zucker
Hälfte des Nährwertes Milch, Hälfte des Nährwertes 50%ige Zucker-
lösung (Trisa), $^3/_4$ des Volumens Milch, $^1/_4$ des Volumens 50%ige
Zuckerlösung (Trisa)

50 n Milch .... 50 cm³
50 „ Trisa .... 17 „

100 n Sesquibo ..... 67 cm³

75 n Milch .... 75 cm³
75 „ Trisa .... 25 „

150 n Sesquibo ..... 100 cm³

Bereitung im Kleinen
75 n Milch .... 75 cm³
— Wasser .... 25 „
75 „ Zucker .... 12,5 g

150 n einkochen auf.. 100 cm³

Sesquibo ist eine eineinhalbfach konzentrierte Milchmischung, die bei der Ernährung des gesunden Kindes verwendet wird, wenn größere Mengen von Milchgetränk gegeben werden sollen.

Duhu

Lac humanum duplex

Frauenmilch mit 17% Zucker

Hälfte des Nährwertes Frauenmilch, Hälfte des Nährwertes Zucker

50 n	Frauenmilch ..	50 cm³
50 „	Zucker	8,5 g
100 n	Duhu.........	50 cm³

100 n	Frauenmilch ..		100 cm³
100 „	Zucker	=	17 g
200 n	Duhu.........		100 cm³

Duhu ist eine Doppelnahrung aus Frauenmilch und Zucker; sie wird hauptsächlich bei der Ernährung von Frühgeburten verwendet. Wegen des geringen Eiweißwertes soll Duhu nicht länger als sechs Wochen gegeben werden.

Sesquihu

Lac humanum sesquiplex (eineinhalbfach)

Frauenmilch mit 8½% Zucker

$^2/_3$ des Nährwertes Frauenmilch, $^1/_3$ des Nährwertes Zucker

67 n	Frauenmilch ..	67 cm³
33 „	Zucker	5,5 g
100 n	Sesquihu......	67 cm³

100 n	Frauenmilch ..		100 cm³
50 „	8,5% Zucker	=	8,5 g
150 n	Sesquihu......		100 cm³

Sesquihu ist eine eineinhalbfache Nahrung aus Frauenmilch und Zucker und findet Anwendung, wenn wegen Appetitmangel, Erbrechen, Schwierigkeit der Nahrungsaufnahme die Ernährung mit reiner Frauenmilch nicht möglich ist.

Dufa

Duplex farina

Milch mit 8% Zucker und 8% Grieß

Ungefähr ½ des Nährwertes Milch, $^1/_4$ Grieß, $^1/_4$ Zucker

Dicker Grießbrei, der mit dem Löffel gegeben wird

100 n	Dufa	50 g
56 n	Milch	56 cm³
20 „	Grieß.........	4 g
24 „	Zucker	4 „
100 n	einkochen auf..	50 g

200 n	Dufa	100 g
112 n	Milch	112 cm³
40 „	Grieß.........	8 g
48 „	Zucker	8 „
200 n	einkochen auf..	100 g

Dufa ist eine dickbreiige Doppelnahrung, mit welcher im vierten bis fünften Monat als Beifütterung begonnen wird. Dufa findet als dicker Brei auch bei der Ernährung von nervösen Brechern und beim Pylorospasmus Verwendung.

Dubofa
Duplex bovinum farina

Dünner Mehlbrei, der durch den Sauger trinkbar ist. Ungefähr $^6/_{10}$
des Nemwertes Milch, $^3/_{10}$ Zucker, $^1/_{10}$ Mehl

100 n Dubofa	50 g

60 n Milch	60 cm³
5 „ Mehl	1 g
35 „ Zucker	6 „

100 n einkochen auf..	50 g

200 n Dubofa	100 g

120 n Milch	120 cm³
10 „ Mehl	2 g
70 „ Zucker	12 „

200 n einkochen auf..	100 g

Dubofa ist eine dünnbreiige Doppelnahrung und wird dann verwendet, wenn das Kind für die Löffelfütterung noch nicht geeignet ist.

Trifa
Triplex farina

Trifa ist ein Grießbrei, der mit dem Löffel gegeben wird

100 n Trifa	33 g

42 n Milch	42 cm³
10 „ Grieß	2 g
12 „ Zucker	2 „
36 „ Butter	3 „

100 n einkochen auf..	33 g

300 n Trifa	100 g

126 n Milch	126 cm³
30 „ Grieß	6 g
36 „ Zucker	6 „
108 „ Butter	9 „

300 n einkochen auf..	100 g

Trifa ist ein Grießbrei als dreifache Nahrung. Bei Pylorospasmus und nervösem Erbrechen wird Trifa wegen seiner hohen Konzentration und der breiigen Konsistenz gerne verwendet. Wenn Trifa als alleinige Nahrung gegeben wird, muß darauf geachtet werden, daß das Flüssigkeitsminimum nicht für zu lange Zeit unterschritten wird.

Duve
Duplex vegetabile
Gemüsebrei-Doppelnahrung

100 n Spinat	50 g		100 n Karotten	50 g
20 n Spinat	50 g		20 n Karotten	40 g
10 „ Magermilch	20 „		10 „ Mehl	2 „
10 „ Mehl	2 „		12 „ Zucker	2 „
60 „ Butter	5 „		48 „ Butter	4 „
— Salz.............	—		10 „ Magermilch	20 „
100 n einkochen auf.....	50 g		— Salz..............	—
			100 n einkochen auf.....	50 g

100 n Kartoffelbrei	50 g	100 n Kohlsprossen	50 g
34 n Kartoffeln	27 g	20 n Kohlsprossen	50 g
30 ,, Magermilch	60 ,,	10 ,, Mehl	2 ,,
36 ,, Butter	3 ,,	60 ,, Butter	5 ,,
— Salz............	—	10 ,, Milch	10 ,,
100 n einkochen auf.....	50 g	— Salz............	—
		100 n einkochen auf.....	50 g

In passierter Form kann jedes Gemüse verwendet werden.

Duco
Duplex compositum
Kompott als Doppelnahrung
Brei aus gekochten Früchten

100 n Apfelkompott	50 g	100 n Pflaumenkompott .	50 g
20 n Äpfel	30 g	20 n Pflaumen	30 g
80 ,, Zucker	13 ,,	80 ,, Zucker	13 ,,
100 n mit Wasser auf ...	50 g	100 n mit Wasser auf ...	50 g

100 n Birnenkompott ...	50 g	100 n Kirschenkompott ..	50 g
20 n Birnen	30 g	20 n Kirschen	30 g
80 ,, Zucker	13 ,,	80 ,, Zucker	13 ,,
100 n mit Wasser auf ...	50 g	100 n mit Wasser auf ...	50 g

Suppen

100 n Grießsuppe	67 g	100 n Mehlsuppe	67 g
30 n Grieß	6 g	30 n Mehl	6 g
72 ,, Butter	6 ,,	72 ,, Butter	6 ,,
— Salz	—	— Salz	—
100 n auf	67 g	100 n auf	67 g

Behandlungsnahrungen für Säuglinge

Buttermehlnahrung nach Czerny-Kleinschmidt: Diese wird bereitet, indem man, auf die Verdünnungsflüssigkeit gerechnet, 7% Butter auf mäßigem Feuer klar kocht, allmählich 7% Mehl einrührt und diese Einbrenne unter fortwährendem Rühren hellbraun werden läßt. Die Hälfte der vorgeschriebenen Wassermenge wird kalt, die zweite heiß dazugerührt, einmal aufkochen gelassen

und dann wird das ganze in die vorbereitete, mit Zucker (5%)
versetzte heiße Milch gegossen, z. B.:

35 g Butter,
35 g Mehl,
25 g Zucker (5 Würfel),
½ l Wasser,
½ l Milch.

Nemwert im Liter ungefähr 1250.

Bei jüngeren Kindern kann 5% Butter, 5% Mehl, 4% Zucker,
auf die Verdünnungsflüssigkeit berechnet, verabreicht werden und
eventuell $^1/_3$ Milch und $^2/_3$ Verdünnungsflüssigkeit genommen
werden.

Die Buttermehlnahrung kann auch nach Moro als Buttermehl-Vollmilchbrei verabreicht werden. Dieser wird bereitet, indem man 7 g Butter und 5 g Mehl zu einer ganz hellen
Einbrenne verrührt und mit 100 g Milch und 7 g Zucker unter
fortwährendem Rühren aufkocht. Diese hochkonzentrierte
Nahrung enthält pro Liter rund 2700 Nem. Die Buttermehlnahrung in der CZERNY-KLEINSCHMIDTschen Vorschrift wurde
sowohl bei ernährungsgestörten, als auch bei normalen Kindern
als Nahrung empfohlen. Der Buttermehl-Vollmilchbrei kommt
als konzentrierte Nahrung bei unterernährten Säuglingen in
Betracht.

Buttermilch: Gewöhnliche Buttermilch hat den halben Nährwert der Frauenmilch; durch Zusatz von 8½% Zucker kann sie
auf den Nährwert der Frauenmilch gebracht werden. Vielfach
wird der Buttermilch auch ein zweites Kohlehydrat in Form von
Weizenmehl zugesetzt. Dadurch kann sie ebenfalls auf den Nährwert der Frauenmilch gebracht werden. Die Herstellung ist die
folgende: Man läßt Rahm sauer werden und verarbeitet dann die
dicke Milch in einer kleinen Buttermaschine. Die Butter-
klümpchen werden durch ein Sieb getrennt. 1 l Buttermilch wird
mit 30 g Mais-, Reis- oder Weizenmehl und mit 60 g Zucker kalt
verrührt und mit 2 g Natrium bicarb. versetzt. Das Ganze läßt
man unter Sprudeln dreimal aufwallen. Die so bereitete Nahrung
ist eine Gleichnahrung.

Eiweißmilch nach Finkelstein: Ein Liter rohe Milch wird in
ein Wasserbad von 40° gebracht, mit einem Teelöffel Pegnin
(pulverförmiges Labferment) oder mit einem Eßlöffel Simonscher
Labessenz versetzt, bis sich die Gerinnung der Milch und die
Trennung der Molke im Kaseingerinnsel vollzogen hat. Dies
dauert ungefähr eine halbe Stunde. Das Ganze wird auf ein Seih-

tuch geschüttet und gut abtropfen gelassen. Nach etwa einer Stunde nimmt man die Käseklumpen (Molke bleibt unbenützt) und streicht sie unter Hinzufügung von ½ l Wasser drei- bis sechsmal durch ein feines Haarsieb, bis das Gerinnsel fein verteilt ist. Schließlich fügt man der Suspension ½ l Buttermilch oder Magermilch hinzu. Dann gibt man 1% Mondamin oder Mehl und die entsprechende Menge Zucker dazu und kocht bei ständigem Quirlen auf. Die Eiweißmilch nach Finkelstein (ohne Kohlehydratzusätze) enthält ungefähr 600 Nem pro 1 l. Durch Zusatz von 66 g Zucker pro Liter wird sie eine Gleichnahrung.

Eiweißmilch nach Moll: 1 l Milch und ½ l Wasser werden mit 4 g Calcium lact. aufgekocht und zum Gerinnen gebracht. Dann seiht man das Ganze durch ein Tuch und passiert den Käse durch ein Haarsieb. Von der so gewonnenen Molke nimmt man ½ l (der Rest wird weggeschüttet), gibt dazu ½ l Wasser, ¹/₄ l Vollmilch, den passierten Käse, 30 g Mehl (am besten Maismehl oder Reismehl) und Zucker nach Wahl, im Höchstausmaße von 60 g. Das Gemenge wird unter fortwährendem Sprudeln zum Kochen gebracht und zwei bis drei Minuten lang gekocht. Die ganze Menge beträgt ungefähr 1½ l, so daß wir eine 2%ige Mehl- und 4%ige Zuckerlösung, bzw. Mehlabkochung haben.

Eine einfachere Art der Darstellung von Eiweißmilch ist folgende: Zu ½ l Vollmilch werden ¹/₄ l Wasser und 3 g Calcium lact. gegeben und langsam über einer kleinen Flamme erwärmt. Noch vor dem Sieden gerinnt die Milch und die Molke scheidet sich ab. Man vermeidet, daß die Milch zu sieden beginnt und zieht den Topf von der Flamme weg. Von der Molkeflüssigkeit gießt man ¹/₄ l ab und gibt statt deren ¹/₄ l Reisschleim (7%ig) oder eine Reismehlabkochung (7%ig) hinzu und kocht unter intensivem Rühren rasch auf. Zuckerzusatz erfolgt nach Wahl. Statt Reismehl kann man auch Maismehl (Amylum maidis) mit Vorteil verwenden. Das Hauptanwendungsgebiet für Eiweißmilch stellen die akuten Ernährungsstörungen dar, namentlich die mit sauer reagierenden Stühlen.

Liebigsuppe: 15 g Weizenmehl werden mit 15 g Malzmehl oder geschrotetem Malz und 0,5 g Kalium bicarbonicum gemischt und unter Zusatz von 30 g Wasser und zuletzt von 150 g Milch unter beständigem Rühren auf 40⁰ C erwärmt und einige Zeit — am besten in einem Topfe warmen Wassers — auf dieser Temperatur erhalten, damit die Verzuckerung gut vor sich gehen kann. Dann wird, ebenfalls unter ständigem Rühren, bei gelindem Feuer nochmals erwärmt, bis alles Dickliche in eine dünne Flüssigkeit umgewandelt ist. Zum Schlusse kocht man die dünngewordene

Liebigsuppe durch mehrere Minuten auf. Statt des Weizenmehles kann man auch Hafermehl verwenden, wodurch die Liebigsuppe einen noch besseren Geschmack gewinnt. Gut gekochte Liebigsuppe soll keine oder nur sehr geringe Jodreaktion zeigen.

Malzsuppe nach Keller: $^1/_3$ l Vollmilch wird mit 50 g Mehl unter fortwährendem Quirlen aufgekocht. In einem anderen Gefäße werden 100 g Malzextrakt in $^2/_3$ l heißem Wasser gelöst, mit einer 10%igen Kali-carb.-Lösung neutralisiert und dann mit dem ersten Gemisch vereinigt. Das ganze wird unter ständigem Quirlen zum Aufkochen gebracht. Es gibt allerdings auch fertige Malzpräparate, die man nicht neutralisieren muß, z. B. Löfflunds Malzsuppenextrakt. Die KELLERsche Malzsuppe enthält im Liter ungefähr 1100 Nem. Sie ist besonders zu empfehlen für jene Formen der Dystrophie, die man früher als Milchnährschaden bezeichnet hat. Noch weiter vereinfacht sich die Zubereitung einer Malzsuppe bei Verwendung von Hordomalt (Wander). Ein Liter derselben enthält 400 cm³ Milch und 100 g Hordomalt; auf Gleichnahrung mit Wasser zu ergänzen.

Milchsäuremilch nach Marriott: Von 75%iger Milchsäure werden 8 cm³ einem Liter Vollmilch zugesetzt. Man kann die Milchsäuremilch auch aus Magermilch mit dem gleichen Zusatz von Milchsäure herstellen, nur beträgt der Nährwert dann die Hälfte. In diesem Fall kann man sie, ähnlich wie oben unter „Buttermilch" beschrieben, durch Zusatz von Mehl und Zucker auf den Nährwert der Frauenmilch ergänzen.

Milchlose Ernährung. Als Beispiel geben wir zwei Puddings, Keks- und Reispudding, die von Moll zur Behandlung der spastischen Pylorusstenose angegeben wurden.

Kekspudding. 80 g Keksmehl werden mit 200 g Wasser kalt verrührt, 40 g Zucker mit einem Eidotter flaumig gerührt und die Keksmehlaufschwemmung zugesetzt. Das Eiklar wird zu Schnee geschlagen und mit 1 g Salz und $\frac{1}{2}$ g Speisesoda mit der Masse vermengt. Das ganze wird in einer mit Butter gefetteten und mit Keksmehl gestaubten, gut verschlossenen Puddingform eine halbe Stunde im Wasserbad gekocht. Die fertige Masse wird dann aus der Puddingform genommen, durch ein Sieb getrieben und mit verschiedenen Flüssigkeiten vermengt. Man nimmt z. B. Kekspudding und Tee zu gleichen Mengen oder die Hälfte des Tees wird durch Molke ersetzt (Molkengewinnung siehe oben, Eiweißmilch nach Moll). Der mit Tee zu gleichen Teilen verrührte Pudding ist ungefähr Gleichnahrung. Auch mit Frauenmilch kann der Pudding zu gleichen Teilen verrührt gegeben werden. Wenn man dann von der milchlosen Diät wieder auf Milch übergeht, kann man den Kekspudding anstatt mit Tee mit Milchverdünnungen bzw. Vollmilch verrühren.

Reispudding. 70 g Reis werden in $^1/_4$ l Wasser weich gekocht. Der Reis quillt so auf, daß er mit dem Wasser eine breiige Masse bildet und wird dann durch ein Sieb getrieben. Ein Eidotter wird mit 20 g Butter und 50 g Zucker gut verrührt, der passierte Reis damit vermengt und zum Schlusse der Schnee von einem Eiklar, 1 g Salz und ½ g Speisesoda zugemischt. Die Puddingmasse wird im Wasserbad eine Stunde gekocht. Mit der fertigen Masse verfährt man ebenso wie mit Kekspudding. 100 g gebrauchsfertiger Reispudding enthält rund 300 Nem.

Behandlungsnahrungen für ältere Kinder

10 Hn Malzkaffee

7 Hn	Milch	700 g
3 „	Zucker	51 „
	Malzkaffee	300 „
	(Gleichnahrung)	

In 500 g Wasser werden 15 g Feigenkaffee und 75 g Malzkaffee eingekocht, mit etwas Wasser abgeschreckt und eine Zeit stehen gelassen.

700 g abgekochte Milch und 51 g Zucker werden mit 300 g Malzkaffee vermengt.

10 Hn Haferflockenkakao

6 Hn	Milch	600 g
1 „	Zucker	17 „
1 „	Kakao	17 „
2 „	Haferflocken	44 „
	Wasser	400 „
	(Gleichnahrung)	

Die Haferflocken werden in 400 g Wasser schleimig gekocht, dann passiert; zu den Haferflocken verrührt man den Kakao, gibt Milch und Zucker dazu und läßt es aufkochen.

10 Hn Eichelkakao

7 Hn	Milch	700 g
2 „	Zucker	34 „
1 „	Eichelkakao	25 „
	Wasser	250 „
	(Gleichnahrung)	

Der Eichelkakao wird mit ein wenig Wasser und Milch versprudelt. Milch, Wasser, Zucker und Kakao wird zusammen aufgekocht.

10 Hn Milch — Mehlabkochung

7 Hn	Milch	700 g
2 „	Zucker	34 „
1 „	Mehl	20 „
	Wasser	250 „
	(Gleichnahrung)	

Das Mehl wird in einem kleinen Gefäß mit roher Milch und Wasser abgequirlt. Das Ganze kommt in einen Kochtopf und muß 10 Minuten unter fortwährendem Umrühren kochen; zum Schluß den Zucker hineingeben und kalt sprudeln.

Einbrennsuppe mit gebähter Semmel

1,5 Hn	Fleischbrühe ..	1500 g
1,5 „	Mehl	30 „
3 „	Fett	22 „
2 „	Butter	17 „
2 „	Semmel	50 „
	Salz	—
	Kümmel	—
	einkochen auf .	1500 „
	10 Hn	**1500 g**

Mehl läßt man in Fett braun rösten, gibt Kümmel hinzu, gießt die Einbrenn mit Fleischbrühe auf, würzt sie mit Salz und läßt sie 15 Minuten kochen. Die Semmeln schneidet man würflig, gibt sie in heiße Butter und läßt sie im heißen Rohr bähen. Die Suppe wird durch ein Sieb geseiht und mit den gebähten Semmelwürfeln angerichtet. — Zubereitungsdauer $^3/_4$ Stunden.

Kartoffelsuppe

1,5 Hn	Fleischbrühe ..	1500 g
4 „	Kartoffel	320 „
4,5 „	Speck	45 „
	Salz	— „
	Sellerie	10 „
	Majoran	—
	einkochen auf .	1500 „
	10 Hn	**1500 g**

Geschälte, würflig geschnittene Kartoffeln, Sellerie und Majoran werden in der Fleischbrühe weich gedünstet. Der Speck wird würflig geschnitten, goldgelb geröstet, der Kartoffelsuppe beigemengt und serviert. — Zubereitungsdauer $^3/_4$ Stunden.

Erbsensuppe

5 Hn	Erbsen	125 g
2,5 „	Fett	18,5 „
0,5 „	Mehl	10 „
1 „	Speck	10 „
1 „	Semmel	25 „
	Zwiebel	50 „
	Salz	— „
	Wasser	1500 „
	eingekocht auf	1500 „
	10 Hn	**1500 g**

Die tags vorher geklaubten und eingeweichten Erbsen werden mit kaltem Wasser zum Kochen gebracht und durch 2 Stunden gekocht. Von Fett, Mehl und Zwiebel wird eine helle Einbrenn gemacht, mit der Erbsenbrühe aufgegossen, mit Salz gewürzt und passiert. 10 g Speck werden kleinwürflig geschnitten und goldgelb angeröstet. Die Semmel wird ebenfalls würflig geschnitten, im Speck geröstet und der Suppe beigemengt. — Zubereitungsdauer 3 Stunden.

Linsensuppe

7 Hn	Linsen	175 g	Die Linsen werden geklaubt, ge-
1 „	Mehl	20 „	waschen und schon tags vor-
2 „	Fett	15 „	her in Wasser gegeben. Man
	Wasser	1500 „	läßt sie ohne Salz 2 Stunden
	Salz	—	kochen. Die Einbrenn wird mit
	Zwiebel	—	der Linsensuppe aufgegossen,
	einkochen auf ...	1500 „	verkocht und dann erst gesalzen.
10 Hn 1500 g			— Zubereitungsdauer 3 Stunden.

Leberknödelsuppe

1,5 Hn	Fleischbrühe .	1500 g	Eine halbe Semmel wird gut geweicht
2 „	Leber	100 „	und ausgedrückt. Ei und Fett
1,5 „	Brösel.......	30 „	werden abgetrieben, mit der gut
1 „	Semmel	25 „	gehäuteten, passierten Leber,
1 „	Ei	1 Ei	der eingeweichten Semmel,
3 „	Fett	22,5 „	Salz und Brösel zu einer
	Salz		weichen Masse verarbeitet. Man
	einkochen auf	1500 „	formt aus dieser Masse 10 kleine
10 Hn 1500 g			Knödel, die man in der Fleisch-
			brühe 10 Minuten kocht. — Zu-
			bereitungsdauer $^3/_4$ Stunden.

Leberreissuppe

1,5 Hn	Fleischbrühe ..	1500 g	Die Leber wird enthäutet, fein ge-
3 „	Leber.........	150 „	schabt, mit Fett, Brösel, Ei, fein
2,5 „	Brösel	50 „	gewiegter Zwiebel, weich ge-
2 „	Fett..........	15 „	kochtem Suppengrün passiert
1 „	Ei	1 Ei	und die ganze Masse durch ein
	Salz	—	großes Reibeisen in die kochende
	Zwiebel	10 „	Fleischbrühe gedrückt, einmal
	Suppengrün ...	10 „	aufgekocht und dann serviert.
	einkochen auf .	1500 „	— Zubereitungsdauer 1 Stunde.
10 Hn 1500 g			

Reis

7 Hn	Reis..........	140 g	Der Reis wird geklaubt, gewaschen,
3 „	Fett..........	22,5 „	mit Fett, Salz und Wasser lang-
	Salz	— „	sam weich gedünstet. — Zu-
	Wasser	200 „	bereitungsdauer $^3/_4$ Stunden.
10 Hn 300 g			

Kochsalat

4 Hn	Kochsalat	1000 g
2 „	Milch	200 „
2 „	Mehl	40 „
2 „	Butter	17 „
	Salz	— „
10 Hn	mit Wasser auf .	1000 g

Der Kochsalat wird geputzt, in trockenem Zustand gewogen und gut durchgewaschen, hierauf in kochendes Salzwasser gegeben und durch 20 bis 25 Minuten gekocht, dann abgeseiht, ausgedrückt und passiert. Aus Butter und Mehl wird eine goldgelbe Einbrenn gemacht, die, ausgekühlt, mit kalter Milch verrührt wird. In diesem Mehlbrei wird der Kochsalat auf 1000 g eingekocht. — Zubereitungsdauer 1 Stunde.

Grießschmarren

4 Hn	Grieß	80 g
2 „	Milch	200 „
3 „	Butter	25 „
1 „	Zucker	17 „
	Salz	— „
	10 Hn 210 g	

In siedende Milch gibt man etwas Salz, kocht den Grieß ein, bis er dick ist, läßt in einer Kasserolle Butter heiß werden, gibt die Grießmasse hinein und läßt das Ganze aufdünsten. Vor dem Servieren mit Zucker bestreuen. — Zubereitungsdauer ½ Stunde.

Semmelschmarren

3 Hn	Weißbrot	75 g
2 „	Milch	200 „
2 „	Butter	17 „
1 „	Ei	1 St.
1 „	Rosinen	25 g
1 „	Zucker	17 „
	10 Hn 250 g	

Weißbrot dünn schneiden, Ei mit Milch versprudelt darüber gießen, Rosinen dazu geben, gut mischen und ½ Stunde stehen lassen, dann Butter heiß werden lassen, die Masse hineingeben; wenn sie am Boden braun wird, aufstechen. Beim Anrichten mit Zucker bestreuen.

Fleischpudding

4 Hn	Rindfleisch . .	200 g
2 „	Schweinefleisch	80 „
0,5 „	Weißbrot	12,5 „
0,25 „	Milch	25 „
2 „	Ei	2 St.
1 „	Fett	7,5 g
0,25 „	Sardellen	16,5 „
	Salz	— „
	10 Hn 300 g	

Rindfleisch und Schweinefleisch wird fein gehackt und durch ein Drahtsieb getrieben. Fett, Dotter und in Milch gut geweichtes Weißbrot werden ebenfalls passiert, mit dem Fleisch gut vermengt, Schnee von 2 Eiklar daruntergemischt, in eine gut bepinselte Form gegeben und im Wasserbad ½ Stunde gekocht. — Zubereitungsdauer 1 Stunde.

Naturschnitzel

6 Hn	Kalbfleisch....	300	g
1 „	Mehl	20	„
3 „	Butter........	25,5	„
	Salz	—	
	Fleischbrühe ..	50	„
	10 Hn 300 g		

Zartes Kalbfleisch wird in flache Stücke geschnitten, geklopft, gesalzen, mit Mehl bestäubt, in heißer Butter auf beiden Seiten braun gebraten, etwas Fleischbrühe hinzugefügt und mit dem Saft rasch serviert. — Zubereitungsdauer ½ Stunde.

Leber (gebacken)

4 Hn	Leber	200	g
0,5 „	Mehl........	10	„
1 „	Ei	1	Ei
2 „	Brösel.......	40	g
2,5 „	Fett	19	„
	Salz	—	„
	10 Hn 200 g		

Die gut enthäutete Leber wird mit feuchtem Tuch gewischt und in Stücke geschnitten, mit Ei, Mehl und Brösel paniert, in heißem Fett auf beiden Seiten goldgelb gebacken, mit Salz bestreut und rasch serviert. — Zubereitungsdauer ³/₄ Stunden.

Leber (geröstet)

5 Hn	Leber........	250	g
1 „	Zwiebel	200	„
4 „	Fett..........	30	„
	Salz	10	„
	10 Hn 300 g		

Die enthäutete Leber wird feinblättrig geschnitten. Zwiebel wird in Fett goldgelb geröstet, die Leber hinzugefügt und unter stetem Wenden 10 Minuten geröstet, mit Salz gewürzt und rasch serviert. — Zubereitungsdauer ½ Stunde.

Leber (gespickt)

4 Hn	Leber	200	g
2 „	Fett	15	„
2 „	Speck	20	„
2 „	Sahne.........	60	„
	Salz	—	
	10 Hn 350 g		

Die Leber wird feucht gewischt, enthäutet, in Scheiben geschnitten, mit Speck gespickt, in heißem Fett rasch auf beiden Seiten gebraten, die Sahne hinzugefügt und knapp vor dem Anrichten gesalzen, da sie sonst hart wird. — Zubereitungsdauer ½ Stunde.

Gemischte Kost für ältere Kinder

Beispiele der Verschreibung der Nahrung für einen ganzen Tag

20 Hektonem Tagesbedarf

```
Früh:   3 Hn Schokolade ..... = 150 g Milch, 15 g Schokolade, 12 g
                                   Zucker, einkochen auf 150 g,
        1 „   Brot .......... = 30 g Brot,
        1 „   Butter ........ = 8,5 g Butter.
Vorm.:  1 Hn Milch .......... = 100 g Milch,
        1 „   Ei ............ =  40 g Ei = 1 Ei,
        1 „   Semmel ........ =  25 g Semmel.
Mittag.: 0,5 Hn Suppe ...... = 75 g Fleischbrühe, 9 g Grieß, ein-
                                   kochen auf 75 g,
        0,5 „   Fleisch ..... = 17,5 g Fleisch, gebraten,
        2   „   Spinat...... = 100 g Spinat, 4 g Mehl, 10 g
                                   Butter, 20 g Milch, 2 g Salz, ein-
                                   kochen auf 100 g,
        1   „   Omelette ... = 10 g Ei, 5 g Zucker, 2 g Mehl, 2 g
                                   Fett, 3 g Marmelade,
        1   „   Kompott.... = 37 g Äpfel, 12,5 g Zucker, 10 g
                                   Wasser, einkochen auf 50 g.
Nachm.: 2 Hn Kaffee ....... = 100 g Milch, 17 g Zucker, 17 g
                                   Kaffee-Essenz[1], einkochen.
Abend:  3 Hn Milchspeise ... = 168 g Milch, 12 g Grieß, 12 g
                                   Zucker, einkochen,
        1 „   Brot ......... = 30 g Brot,
        1 „   Milch ........ = 100 g Milch.
```

22 Hektonem Tagesbedarf

```
Früh:   3 Hn Kaffee ....... = 150 g Milch, 25,5 g Zucker, 25 g
                                   Kaffee-Essenz, einkochen auf
                                   200 g,
        1 „   Semmel ...... =  25 g Semmel,
        1 „   Butter ...... =   8,5 g Butter.
Vorm.:  1 Hn Milch m. Zucker =  50 g Milch, 8,5 g Zucker,
        1 „   Brot ......... =  30 g Brot,
        1 „   Schinken ..... =  20 g Schinken.
Mittag: 1 Hn Suppe ....... = 150 g Fleischbrühe, 17 g Nudeln,
                                   einkochen auf 150 g,
        1 „   Fleisch ...... =  35 g Fleisch gebraten,
        2 „   Gemüse ...... = 100 g Karfiol, 4 g Mehl, 10 g
                                   Butter, 20 g Milch, 2 g Salz, ein-
                                   kochen auf 100 g,
```

---

[1] Kaffee-Essenz ist ein konzentrierter Absud aus Ersatzkaffee oder koffein-
freiem Kaffee.

	1 Hn Vanillekipferl .	= 5 g Mehl, 2 g Butter, 10 g Ei, 3 g Vanillezucker, 1 g Mandeln,
	1 „ Kompott	= 37 g Äpfel, 12,5 g Zucker, 10 g Wasser, einkochen auf 50 g.
Nachm.:	2 Hn Kakao	= 100 g Milch, 8 g Kakao, 9 g Zucker, 17 g Wasser, einkochen.
Abend:	4 Hn Milchspeise . . .	= 230 g Milch, 16 g Nudeln, 17 g Zucker, einkochen auf 200 g,
	1 „ Brot	= 30 g Brot,
	1 „ Milch	= 100 g Milch.

24 Hektonem Tagesbedarf

Früh:	4 Hn Kakao	= 200 g Milch, 17 g Kakao, 17 g Zucker, 34 g Wasser, einkochen.
	1 „ Brot	= 30 g Brot,
	1 „ Butter	= 8,5 g Butter.
Vorm.:	1 Hn Milch	= 100 g Milch,
	1 „ Schwarzbrot . .	= 33 g Schwarzbrot,
	1 „ Mettwurst	= 15 g Mettwurst.
Mittag:	1 Hn Suppe	= 150 g Fleischbrühe, 17 g Nudeln, 20 g Wasser, einkochen auf 150 g,
	1 „ Selchfleisch . . .	= 25 g Selchfleisch,
	2 „ Gemüse	= 48 g Kartoffeln, 60 g Milch, 7 g Butter, 2 g Salz, einkochen auf 100 g,
	2 „ Zitronenauflauf	= 4 Eierklar, 10 g Mehl, 19 g Zucker, 20 g Zitronensaft,
	1 „ Pflaumenkomp.	= 37 g frische Pflaumen, 12,5 g Zucker, 20 g Wasser, einkochen auf 100 g.
Nachm.:	2 Hn Tee mit Milch .	= 100 g Milch, 17 g Zucker, 1 g Tee.
Abend:	5 Hn Milchnockerl . .	= 200 g Milch, 8,5 g Butter, 10 g Mehl, 1 Ei, 8,5 g Zucker, 2 g Salz,
	1 „ Brot	= 30 g Brot.

26 Hektonem Tagesbedarf

Früh:	5 Hn Kakao	= 250 g Milch, 21 g Kakao, 21 g Zucker, 40 g Wasser, einkochen,
	1 „ Brot	= 30 g Brot,
	1 „ Schmalz	= 7,5 g Schmalz.
Vorm.:	1 Hn Brot	= 30 g Brot,
	1 „ Käse	= 20 g Käse,
	1 „ Butter	= 8,5 g Butter.

Mittag: 1 Hn Suppe .... = 150 g Fleischbrühe, 17 g Tapioka,
                                 auf 150 g einkochen,
         1 „   Fleisch .... = 40 g gekochtes Fleisch,
         2 „   Gemüse ...... = 100 g Kohlrüben, 4 g Mehl, 10 g
                                 Butter, 20 g Milch, 2 g Salz, ein-
                                 kochen auf 100 g,
         2 „   Mehlspeise ... = 20 g Nudeln, 4 g Mohn, 6 g
                                 Zucker, 3,5 g Fett, 1 g Salz,
         1 „   Obst .... = 150 g Äpfel.

Nachm.: 2 Hn Milch .... = 200 g Milch.

Abend: 5 Hn Milchreis ..... = 250 g Milch, 25 g Reis, 21 g
                                 Zucker, 20 g Wasser, 1 g Salz,
                                 einkochen auf 250 g.
         1 „   Brot .... = 30 g Brot,
         1 „   Butter .... = 8,5 g Butter.

28 Hektonem Tagesbedarf

Früh: 5 Hn Kaffee .... = 250 g Milch, 42,5 g Zucker, 40 g
                                 Kaffee-Essenz, einkochen,
         1 „   Semmel ...... = 25 g Semmel,
         1 „   Butter .... = 8,5 g Butter.

Vorm.:   1 Hn Brot .... = 30 g Brot,
         1 „   Ei .... = 40 g = 1 Ei,
         1 „   Butter .... = 8,5 g Butter.

Mittag: 1 Hn Suppe .... = 150 g Fleischbrühe, ½ Ei, 7 g
                                 Mehl, einkochen auf 150 g,
         1 „   Fleisch .... = 35 g gebratenes Fleisch,
         3 „   Gemüse ...... = 150 g Spinat, 6 g Mehl, 15 g
                                 Butter, 30 g Milch, 3 g Salz, ein-
                                 kochen auf 150 g,
         2 „   Biskuit .... = 10 g Mehl, 1 Ei, 8,5 g Vanille-
                                 zucker,
         1 „   Kompott ..... = 30 g Kirschen, frisch entkernt,
                                 12,5 g Zucker, 10 g Wasser, ein-
                                 kochen auf 50 g.

Nachm.: 2 Hn Kaffee .... = 100 g Milch, 17 g Zucker, 17 g
                                 Kaffee-Essenz, einkochen.

Abend: 5 Hn Milchspeise ... = 280 g Milch, 20 g Grieß, 20 g
                                 Zucker, 1 g Salz, einkochen auf
                                 250 g,
         1 „   Brot .... = 30 g Brot,
         1 „   Fett .... = 7,5 g Fett,
         1 „   Krakauer ..... = 20 g Krakauerwurst.

30 Hektonem Tagesbedarf

Früh: 5 Hn Schokolade ... = 250 g Milch, 30 g Schokolade, 25 g
                                 Zucker, einkochen auf 250 g,
          2 „ Semmel ...... = 50 g Semmel,
          1 „ Butter .... = 8,5 g Butter.

Vorm.:   1 Hn Brot .... = 30 g Brot,
          1 „ Käse .... = 20 g Käse,
          1 „ Butter .... = 8,5 g Butter.

Mittag: 1 Hn Suppe .... = 150 g Fleischbrühe, 17 g Sago,
                               einkochen auf 150 g,
          2 „ Fleisch ...... = 80 g gekochtes Fleisch,
          3 „ Gemüse ...... = 150 g Kohl, 6 g Mehl, 15 g Butter,
                               30 g Milch, 3 g Salz, einkochen
                               auf 150 g,
          2 „ Mehlspeise ... = 5 g Reis, 4 g Butter, ½ Ei, 53 g
                               Milch, 4 g Zucker,
          1 „ Kompott ..... = 37 g Äpfel, 12,5 g Zucker, 10 g
                               Wasser, einkochen auf 50 g.

Nachm.:   2 Hn Milch m. Zucker = 100 g Milch, 17 g Zucker.

Abend: 5 Hn Milchspeise ... = 280 g Milch, 20 g Nudeln, 20 g
                                 Zucker, einkochen auf 250 g,
          1 „ Brot .... = 30 g Brot,
          1 „ Schinken ..... = 20 g Schinken,
          1 „ Rahmkäse .... = 17 g Rahmkäse.

35 Hektonem Tagesbedarf

Früh: 5 Hn Kakao .... = 250 g Milch, 21 g Kakao, 21 g
                               Zucker, 43 g Wasser, einkochen.
          3 „ Semmel ...... = 75 g Semmel,
          2 „ Butter .... = 17 g Butter.

Vorm.:   1 „ Ei .... = 40 g = 1 Ei,
          1 „ Brot .... = 30 g Brot,
          1 „ Fett .... = 7,5 g Fett.

Mittag: 1 Hn Suppe .... = 150 g Fleischbrühe, 17 g Graupen,
                               30 g Wasser, einkochen auf 150 g,
          2 „ Fleisch ...... = 50 g Selchfleisch,
          2 „ Gemüse ...... = 100 g Kraut, 15 g Fett, 14 g Mehl,
                               100 g Wasser, einkochen, auf 150 g,
          2 Hn Pudding ...... = 5 g Mehl, 4 g Butter, 1 Ei, 4,5 g
                               Vanillezucker.
          2 „ Heidelbeerkomp. = 80 g Heidelbeeren, 26 g Zucker,
                               einkochen auf 100 g.

Nachm.:   2 Hn Kaffee .... = 100 g Milch, 17 g Zucker, 17 g
                                Kaffee-Essenz, einkochen.

8*

A b e n d: 5 Hn Milchspeise ... = 280 g Milch, 20 g Grieß, 20 g
                                      Zucker, einkochen auf 250 g,
          2 „   Brot .... =   60 g Brot,
          2 „   Schmalz...... =   15 g Schmalz,
          1 „   Salami .... =   12,5 g Salami.

40 Hektonem Tagesbedarf

F r ü h: 5 Hn Kaffee .... = 250 g Milch, 42 g Zucker, 43 g
                                      Kaffee-Essenz,   einkochen,
          3 „   Semmel ...... =   75 g Semmel,
          3 „   Butter .... =   25 g Butter.
V o r m.:   1 Hn Brot .... =   30 g Brot,
          1 „   Käse......... =   25 g Magerkäse,
          1 „   Wurst .... = 15 g Mettwurst.
M i t t a g: 2 Hn Nockerlsuppe . = 300 g Fleischbrühe, 12 g Mehl, 5 g
                                      Butter, ½ Ei, auf 300 g ein-
                                      kochen,
          2 „   Fleisch....... = 80 g gekochtes Fleisch,
          3 „   Gemüse ...... = 25 g Linsen, 20 g Mehl, 7,5 g Fett,
                                      2 g Salz, 5 g Essig, 200 g Wasser,
                                      einkochen auf 150 g,
          3 „   Omelette ..... = 10 g Mehl, 20 g Zucker, 1 Ei, 10 g
                                      Marmelade,
          2 „   Obst......... = 300 g Orangen.
N a c h m.: 2 Hn Milch .... = 200 g Milch.
A b e n d: 5 Hn Milchnudeln .. = 280 g Milch, 20 g Nudeln, 20 g
                                      Zucker, 1 g Salz, einkochen auf
                                      250 g,
          3 „   Brot .... = 90 g Brot,
          2 „   Butter .... = 17 g Butter,
          2 „   Wurst .... = 40 g Schinkenwurst.

45 Hektonem Tagesbedarf

F r ü h: 5 Hn Milch m. Zucker = 250 g Milch, 42 g Zucker,
          4 „   Semmel ...... = 100 g Semmel,
          4 „   Butter .... =   34 g Butter.
V o r m.:   1 Hn Brot .... = 30 g Brot,
          2 „   Frankfurter ... = 34 g Frankfurter Würstchen.
M i t t a g: 2 Hn Suppe .... = 300 g Fleischbrühe, 34 g Grieß,
                                      20 g Wasser, einkochen auf 300 g,
          3 „   Fleisch....... = 105 g gebratenes Fleisch,
          4 „   Gemuse ...... = 150 g Fisolen, 25 g Mehl, 17 g
                                      Butter, 15 g Essig, 4 g Salz, 50 g
                                      Wasser, einkochen auf 200 g.
          3 „   Vanillecreme . = 30 g Schlagsahne, 7 g Vanille-
                                      zucker, 2 Dotter,
          2 „   Obst......... = 200 g Weintrauben.

Nachm.:   2 Hn Milch .... = 200 g Milch.

Abend: 5 Hn Milchspeise ... = 280 g Milch, 20 g Grieß, 20 g
Zucker, 1 g Salz, einkochen auf
250 g,
3 „   Brot .... = 90 g Brot,
3 „   Butter .... = 25 g Butter,
2 „   Schinken ..... = 40 g Schinken.

50 Hektonem Tagesbedarf

Früh: 5 Hn Kakao .... = 250 g Milch, 21 g Kakao, 21 g
Zucker, 43 g Wasser, einkochen,
5 „   Semmel ...... = 125 g Semmel,
5 „   Butter .... = 42,5 g Butter.

Vorm.:   1 Hn Brot .... = 30 g Brot,
1 „   Ei .... = 40 g = 1 Ei,
1 „   Fett .... = 7,5 g Fett.

Mittag: 2 Hn Suppe .... = 300 g Fleischbrühe, 34 g Nudeln,
einkochen auf 300 g,
3 „   Fleisch .... = 75 g Selchfleisch,
4 „   Gemüse ...... = 80 g Kartoffel, 20 g Mehl, 15 g
Fett, 4 g Salz, 10 g Essig, 100 g
Wasser, einkochen auf 200 g,
4 „   Mehlspeise ... = 30 g Nudeln, 8,5 g Butter, 11 g
Nüsse, 8,5 g Zucker,
2 „   Obst .... = 200 g Weintrauben.

Nachm.:   2 Hn Milch .... = 200 g Milch.

Abend: 5 Hn Milchnockerl.. = 200 g Milch, 10 g Mehl, 8,5 g
Butter, 17 g Zucker, ½ Ei, auf
250 g einkochen,
4 „   Brot .... = 120 g Brot,
3 „   Butter .... = 25,5 g Butter,
3 „   Schinken ..... = 60 g Schinken.

Zubereitung von antiskorbutisch wirksamen C-vitaminhaltigen Nahrungsmitteln

Apfelsaft: Rohe Äpfel werden geschabt oder auf einem Reibeisen gerieben, in einem Tuch fest ausgedrückt, der Saft mit 20% Zucker gesüßt. 1 g = 2 n.

Kirschensaft: Entkernte Kirschen werden in einem Tuch ausgepreßt, der Saft mit 20% Zucker versetzt. 1 g = 2 n.

Tomatensaft: Dunkelrote Tomaten (Paradeiser) werden mit 90° heißem Wasser überbrüht, damit sich die Haut leicht abziehen läßt. Die abgehäuteten Früchte werden in dicke Scheiben geschnitten, in einem Tuch ausgepreßt, der Saft mit 20% Zucker versehen. 1 g = 2 n.

Kohlsaft: Die dunkelgrünen Kohlblätter werden sauber gewaschen und über siedendem Wasser fünf Minuten lang unzugedeckt gedämpft, dann in Gaze eingeschlagen, in einer Kartoffelpresse fest ausgedrückt, der Milch zugesetzt.

Orangensaft: Orangen werden ausgepreßt, der Saft mit 20% Zucker versehen. 1 g = 2 n.

Neutralisierter Zitronensaft: Ausgepreßter Zitronensaft wird im warmen Wasserbad (50⁰ C) angewärmt, dann wird soviel Calc. carb. langsam eingerührt, daß der Saft nach dem Ausfällen auf Lackmuspapier noch schwach sauer reagiert, aber nicht mehr sauer schmeckt (ungefähr 6 bis 8% Calc. carb.). Nach 10 bis 15 Minuten wird die Masse durch ein Tuch geseiht, einmal aufgekocht und filtriert. Zur Herstellung von 10 g Zitronensaft wird der Saft einer halben mittelgroßen Zitrone gebraucht.

Angekeimte Bohnen enthalten reichlich C-Vitamin und können auch im Haushalte leicht gezogen werden. Trockene Bohnen treiben, in feuchtwarmer Atmosphäre gehalten, schon nach 24 Stunden Keimlinge, die antiskorbutisch wirken. Die Bohnen werden zwischen zwei Lagen feuchten Filtrierpapiers bei 37⁰ keimen gelassen.

Die wichtigsten Erkrankungen im Kindesalter

Infektionskrankheiten

Das Wesen der Infektionskrankheiten

Wir unterscheiden akute und chronische Infektionskrankheiten. Das Wesen der akuten Infektionskrankheiten besteht darin, daß sie plötzlich, vielfach aus bestem Wohlbefinden des Kindes, auftreten und gewöhnlich auch rasch wieder verschwinden. Sie können in relativ kurzer Zeit in vollkommene Heilung ausgehen oder aber die Heilung wird durch verschiedenartige Komplikationen verzögert. Zu den akuten Infektionskrankheiten gehören z. B. Masern, Scharlach, Diphtherie, Feuchtblattern. Die chronischen Infektionskrankheiten, Tuberkulose, Syphilis und Rheumatismus, beginnen allmählich; es dauert mehrere Wochen, bis sie überhaupt erkannt werden. Es vergeht lange Zeit, meist vergehen mehrere Jahre, bis sie vollständig ausheilen, falls überhaupt eine Ausheilung zustande kommt.

Der Erreger ist durchaus nicht bei allen Infektionskrankheiten bekannt, vielfach auch nicht bei jenen, deren klinischen Ablauf wir genau kennen. So kennen wir z. B. den Erreger der Diphtherie; der Erreger der Masern, der Feuchtblattern ist uns aber nicht bekannt. Wir wissen genau, durch welche Mikroorganismen Tuberkulose und Syphilis hervorgerufen werden, den Erreger des Rheumatismus kennen wir aber nicht.

Mit einem wichtigen Begriff haben wir bei allen Infektionskrankheiten immer wieder zu tun: das ist der Begriff der Inkubationszeit. Wir verstehen darunter jene Zeitperiode, die vom Moment der Ansteckung bis zum Auftreten der ersten Krankheitserscheinungen vergeht. Sie ist bei manchen Infektionskrankheiten stets von gleicher Dauer, es vergehen z. B. bei den Masern immer 9 Tage, bis nach erfolgter Ansteckung die ersten Krankheitserscheinungen auftreten. Bei anderen Infektionskrankheiten ist die Dauer der Inkubationszeit eine wechselnde, es können z. B. beim Starrkrampf (Tetanus) die ersten Erscheinungen unter Umständen schon am Tage der erfolgten Ansteckung auftreten, in anderen Fällen aber erst 14 Tage und noch länger nach stattgehabter Infektion.

Kurze Inkubationszeit (1 bis 5 Tage): Diphtherie, Rotlauf, Scharlach, Tetanus.

Mittlere Inkubationszeit (bis 9 Tage): Dysenterie, Kinderlähmung.

Lange Inkubationszeit (10 Tage und mehr) Blattern, Varizellen, Keuchhusten, Masern, Mumps, Röteln, Typhus, Tuberkulose und Syphilis.

Die Übertragung der Infektionskrankheiten ist verschiedenartig. Manche der Infektionskrankheiten werden durch die Luft übertragen, z. B. Feuchtblattern und Masern, bei der Tuberkulose spielt die Tröpfcheninfektion die wichtigste Rolle, bei anderen steht die sogenannte Kontaktinfektion im Vordergrund, wie z. B. beim Tetanus.

Unter Immunität verstehen wir die Tatsache, daß ein Kind oder ein Erwachsener gegen eine bestimmte Infektionskrankheit geschützt ist. Die Immunität ist bei manchen Infektionskrankheiten angeboren, z. B. bei den Masern, wo sie allerdings nur etwa ein halbes Jahr anhält. Man stellt sich diese „angeborene Immunität" auf die Weise vor, daß das Kind Schutzstoffe von der Mutter mitbekommt, die im Laufe der ersten Lebenszeit wieder ausgeschieden werden. In diesem Falle wird das Kind für die betreffende Krankheit „empfänglich". Als „erworbene Immunität" bezeichnen wir jene, bei der nach Überstehen einer Infektionskrankheit ein vorübergehender oder dauernder, lebenslänglicher Schutz gegen dieselbe zurückbleibt. Hat ein Kind Masern durchgemacht, so bleibt dasselbe lebenslänglich vor der Wiedererkrankung an Masern geschützt. Wenn wir von den Masern als Kinderkrankheit sprechen, so geschieht dies nur deshalb, weil die meisten Menschen im Kindesalter die Masern durchmachen und danach lebenslänglich geschützt bleiben. Ist dies nicht der Fall, so kann man auch im höchsten Lebensalter an Masern erkranken. Nicht jede Infektionskrankheit hinterläßt eine dauernde Immunität, so kann man z. B. wiederholt an Rotlauf, Lungenentzündung oder auch an Diphtherie erkranken.

Man kann Immunität auch künstlich hervorrufen. Diesen Vorgang bezeichnen wir als Immunisierung. Wir kennen bei den Infektionskrankheiten zwei Arten von Immunisierungen:

1. die aktive Immunisierung und
2. die passive Immunisierung.

Die aktive Immunisierung besteht darin, daß der Organismus selbst dazu angeregt wird, Schutzstoffe zu bilden. Wenn dem Pferde Diphtheriegift eingespritzt wird, um Schutzstoffe zu erzeugen, so ist das eine aktive Immunisierung. In gleicher Weise wie das Pferd können wir auch den Menschen durch Einverleibung von Diphtheriegift aktiv immunisieren.

Die passive Immunisierung besteht darin, daß bereits fertiggebildete Schutzstoffe einverleibt werden. Eine solche passive Immunisierung können wir z. B. durch Einspritzung von Diphtherieheilserum erzielen.

Nach Überstehen gewisser Infektionskrankheiten bleiben die Erreger oft sehr lange — mitunter jahrelang — im Organismus zurück. Die betreffenden Menschen bieten gar keine Krankheitserscheinungen, sind aber imstande, die Krankheit auf Gesunde zu übertragen und so zur Quelle von Epidemien zu werden. Wir sprechen von Dauerausscheidern. Solche sind insbesonders nach Typhus, Ruhr, Diphtherie, Cholera bekannt. Als Bazillenträger bezeichnen wir ein Individuum, welches lebende Bazillen bestimmter Art beherbergt; dieses Individuum kann selbst vollkommen gesund sein und niemals Symptome der betreffenden Krankheit gehabt haben. Es kann z. B. jemand eine natürliche Immunität gegen Diphtherie besitzen, trotzdem aber lebende Diphtheriebazillen beherbergen, ja sogar nach außen abgeben und dadurch Personen, die für Diphtherie empfänglich sind, gefährlich werden.

Bei der Bildung der spezifischen Antikörper kommt es nicht auf die Schwere der durchgemachten Erkrankung an. Es hat sich gezeigt, daß auch ganz leichte Erkrankungsformen, die in wenigen Tagen, ja vielleicht Stunden ablaufen können, den gleichen Effekt im Hinblick auf den späteren dauernden Schutz nach sich ziehen. Ideal wäre es also, die Kinder mit

den einzelnen Infektionskrankheiten in so leichter Art und Weise
zu infizieren, daß sie sozusagen gar nicht zum Bewußtsein der
Krankheit kämen und doch den großen Vorteil des dauernden
Schutzes, der bleibenden Immunität hätten. Daß ein solcher
Gedankengang im Bereiche der Möglichkeit liegt, dafür ist die
Schutzimpfung gegen die Blattern ein schlagender Beweis.

Blatternschutzimpfung (Vakzination)

Die Basis für die Blatternschutzimpfung bildet die von dem
englischen Arzte JENNER gemachte Beobachtung, daß Personen,
welche die Kuhpocken überstanden hatten, gegen Menschenpocken
geschützt sind. JENNER hat im Mai 1796 den Inhalt einer Kuh-
pockenpustel, die sich an dem Arm eines Milchmädchens befand,
das sich beim Melken kuhpockenkranker Kühe angesteckt hatte,
auf einen Knaben verimpft und hat sodann den Inhalt der sich ent-
wickelnden Bläschen (Lymphe) auf mehrere andere Knaben weiter
verpflanzt. Einige Tage nach Verimpfung des Inhaltes dieser Kuhpocken auf die Knaben wurden diese mit Menschenpocken geimpft, und zwar ohne jede weitere Reaktion. Wurden ohne derartige
vorbereitende Impfung mit Kuhpocken die Menschenpocken ein-
geimpft, so wurde der allerdings lebenslänglich bleibende Schutz
gegen Blattern mitunter gefahrvoll erkauft. Diese sogenannte
„Blatterninokulation" wurde im 18. Jahrhundert insbesondere in englischen Hofkreisen viel geübt. Eine im Orient lebende
Engländerin, Lady Montague, war ein begeisterter Apostel dieser
Impfungsart. Die Inokulation wurde mehr von den Höfen als
von medizinischen Kreisen propagiert. Letztere hatten zu sehr
das Gefühl, daß diese Art der Impfung ein zweischneidiges Verfahren sei, das mitunter zu einer schweren Krankheit mit starken
Ausschlägen, ja sogar zum Tod des Geimpften führte, sie befürch-
teten auch eine Weiterverbreitung der Blattern, da die inokulierten
Blattern ebenso ansteckend waren wie die echten. Bekannt und
in größerem Umfange durchgeführt wurde in Wien die Blatterninokulation auf Initiative der Kaiserin Maria Theresia, die selbst
schwere Blattern durchmachte und dadurch erschreckt, im Jahre
1768 drei ihrer Kinder inokulieren ließ.

Die spontane Infektion mit dem noch bis heute nicht
näher bekannten Erreger der Blattern (echte Blattern, schwarze
Blattern, Pocken, Variola) vollzieht sich wahrscheinlich auf die
Weise, daß Keime in die Nasenschleimhaut gelangen. In den
ersten Tagen bemerken wir noch keine Anzeichen, die darauf hinweisen würden, daß eine Infektion stattgefunden hat. Erst ungefähr
zehn Tage nach der erfolgten Ansteckung treten plötzlich Schüttel-

frost, Kreuzschmerzen und hohes Fieber auf. Am vierzehnten Tage ist ein knötchenförmiger, in gewisser Beziehung den Masern ähnlicher Ausschlag zu bemerken, der sich aber in der weiteren Entwicklung von dem bekannten Bild der Masern alsbald unterscheidet, indem sich aus den Knötchen Blasen und aus diesen eitrige Pusteln entwickeln. Die Übertragung kann um diese Zeit nicht nur von Mensch zu Mensch, sie kann auch durch dritte Personen, ja sogar durch Gegenstände erfolgen. Ein sehr trauriges Beispiel für letztere Art der Übertragung fand im Jahre 1718 in Kapstadt statt, wo ein Schiff die Wäsche Pockenkranker ablud und eine sehr große Zahl von Menschen infizierte. Die Mortalität bei den Blattern ist sehr hoch. Bei den Überlebenden erinnern die Narben lebenslänglich an die durchgemachte Krankheit.

Bei der Blatternschutzimpfung können wir gleichsam im Kleinen den Ablauf der Erkrankung, gegen die wir schützen wollen, verfolgen, wir können die Entwicklung des Infektionserregers und die darauf erfolgende Reaktion des Organismus studieren. Um das Wesen der Impfung zu verstehen, müssen wir ein wenig genauer auf den Verlauf der gesetzten Impfung und auf die Vorgänge eingehen, die wir bei Wiederholung der Impfung beobachten können. Das Studium der letzteren wird uns insbesondere Aufschluß verschaffen über das Wesen der Dauerwirkung dieser Impfung.

Verfolgen wir also zunächst die Veränderungen, die wir an dem geimpften Arm sehen können. Unmittelbar nach Einbringen des Impfstoffes (Kuhpockenlymphe) in das Unterhautzellgewebe können wir die sogenannte „traumatische Reaktion" in Form einer mehr oder weniger intensiven Rötung feststellen, die aber nach kurzer Zeit verschwindet und nichts Spezifisches mit der Blatternschutzimpfung zu tun hat. Erst am dritten oder vierten Tage nach erfolgter Impfung tritt wieder eine Rötung an der Impfstelle auf, nach weiteren zwei Tagen entsteht in der Mitte der Rötung ein Bläschen mit zunächst wasserklarer Flüssigkeit. Sticht man das Bläschen an und impft mit dem Inhalt andere Kinder, so entstehen an diesen frisch geimpften Stellen gleiche Bläschen wie das angestochene. Die Flüssigkeit enthält eine Reinkultur des abgeschwächten Blatternerregers. Das Bläschen nun, das wir als „Papille" zu bezeichnen pflegen, wächst von Tag zu Tag und wird um zirka 1 mm täglich im Durchmesser breiter. Die Größenzunahme ist aber begrenzt durch die Vorgänge, die sich im Organismus, der sich gegen den Eindringling wehrt, abspielen. Wenn schädliche, fremde Substanzen irgend welcher Art in unseren Körper eindringen, so bildet derselbe

Schutzstoffe, sogenannte Antikörper, welche die Aufgabe haben, den Kampf mit dem Feind aufzunehmen. War dieser Feind, also wie im Falle der Schutzimpfung gegen Blattern, bisher unbekannt, so vergehen zirka zehn Tage bis es zur Bildung dieser Antikörper kommt. Diese Schutzkörper haben nun auf den einverleibten Blatternimpfstoff eine doppelte Wirkung: erstens, die Erreger der Blattern werden abgetötet, zweitens, die Stoffwechselprodukte des unbekannten Krankheitserregers werden aufgeschlossen und gleichsam verdaut. Die hiebei entstehenden Spaltprodukte wirken auf die Umgebung entzündungserregend und erzeugen auch Fieber. Rund um das Bläschen entsteht der als „Area" bezeichnete, rote, schmerzhafte, empfindliche Hof. Nach Abtötung der Erreger wächst die Papille nicht mehr weiter, sie trocknet im Gegenteil ein. Die Entzündungserscheinungen gehen zurück. Zunächst bleibt an Stelle der Papille ein Schorf zurück, der alsbald unter Hinterlassung der Impfnarbe abfällt. Dies wäre der typische Verlauf einer erstmaligen Blatternimpfung. Es ist also zu merken:

   1. Tag: traumatische Reaktion,
   3. „   kleine Rötung mit Schwellung,
   5. „   scharf umschriebenes Knötchen mit rotem Saum = Papille mit Aula,
  10. „   Knötchen wird zum Bläschen mit großem roten Hof = Area,
  14. „   Eintrocknung.

Wird an einem Menschen eine Wiederimpfung vorgenommen, so ist der Verlauf derselben ein wesentlich anderer als bei der erstmaligen Vakzination. Bei der sogenannten Revakzination können drei Perioden unterschieden werden:

   1. Periode der vollkommenen Unempfindlichkeit,
   2. Periode der sofortigen Reaktionsfähigkeit,
   3. Periode der beschleunigten Reaktionsfähigkeit.

Die Periode der vollkommenen Unempfindlichkeit dauert nur kurze Zeit. Wenn wir einige Wochen nach einer erfolgreichen Impfung nochmals impfen, so sehen wir gar keinen Effekt der zweitmaligen Impfung. Die Erklärung für diese Tatsache erscheint dadurch gegeben, daß im Blute noch so viele Schutzstoffe, Antikörper, kreisen, daß die wenigen bei der Impfung in den Organismus hineingebrachten Vakzineerreger sofort vernichtet werden.

Die Erscheinungen der sofortigen Reaktionsfähigkeit sehen wir in jenen Fällen, bei denen schon ein längerer Zeitraum zwischen erstmaliger Impfung und Wiederimpfung vergangen ist; wiederholen wir z. B. die Vakzination zwei Jahre nach einer erfolgreichen Blatternimpfung, so können wir an der Impfstelle häufig schon innerhalb von 24 Stunden eine schwache Rötung bemerken, mitunter mit einem Bläschen in der Mitte. Wenn wir die geimpfte Stelle, wie wir dies von der erstmaligen Impfung so gewohnt sind, erst nach einer Woche betrachten, so können wir in der Regel überhaupt keine Reaktion mehr bemerken. Die Erklärung für diese Periode der sofortigen Reaktionsfähigkeit des Organismus liegt in dem schon im Laufe der Zeit geringer gewordenen Gehalt des Blutes an Antikörpern, an Schutzstoffen. Diese sind zwar in solcher Quantität vorhanden, daß sie den Erreger der Vakzinekrankheit abtöten können, reichen aber nicht mehr aus, um auch die giftigen Spaltprodukte sofort zu verdauen. Vollständige Unempfindlichkeit entsteht überhaupt nur nach der ersten Impfung; wiederholte Impfungen erzeugen nur mehr den Zustand der sofortigen Reaktionsfähigkeit.

Ist die Zeitperiode nach der ersten Impfung eine noch größere, sind schon viele Jahre nach der erstmaligen Impfung vergangen, so ist das Bild der wiederholten Vakzination wieder ein anderes. Statt wie bei der erstmaligen Impfung nach acht oder zehn Tagen, reagiert der Organismus früher, schon nach vier bis fünf Tagen; um diese Zeit ist die Papille noch klein. Die Erklärung lautet wie folgt: Die schützenden Gegenkörper fehlen zwar dem Organismus, sie wurden im Laufe der Jahre verbraucht. Sie können aber viel rascher wieder gebildet werden, als dies das erste Mal der Fall war. Die Schutzstoffe nehmen also den Kampf mit dem Eindringling schon zu einer Zeit auf, zu der der Vakzineerreger sich noch nicht voll entwickelt hat und unterdrücken die Krankheit gleichsam im Keime. Es handelt sich hier um die sogenannte beschleunigte Reaktionsfähigkeit des Organismus.

Wenn wir annehmen, daß jemand nach mit Erfolg durchgeführter Impfung mit einem Blatternkranken in Berührung kommt und Blatternkeime in sich aufnimmt, so wissen wir nach dem eben Ausgeführten, was weiter geschieht. Wenn die Impfung nur sehr kurze Zeit zurückliegt, so werden die Erreger sofort abgetötet. Ist der Zeitraum, der zwischen durchgeführter Impfung und dieser Berührung mit dem Blatternkranken liegt, ein langer, so hängen die auftretenden Erscheinungen von der Raschheit, mit der die fehlenden Schutzstoffe zur Entwicklung gelangen, ab. Je rascher die Antikörper mobilisiert werden, um so weniger wird von der stattgehabten Blatterninfektion zu bemerken sein.

Die Blatternschutzimpfung wird gewöhnlich gegen Ende des ersten Lebensjahres vorgenommen und soll am besten etwa im zwölften Lebensjahre wiederholt werden.

Von der Impfung auszuschließen ist jedes Kind mit Ekzem oder anderen juckenden Hautausschlägen oder mit Fieberblasen (Herpes) um den Mund. Es könnte durch Kratzen der Impfstoff vertragen werden und es könnten so an anderen Körperstellen, selbst in den Augen, Impfpusteln entstehen. Darum sollen auch Kinder nicht geimpft werden, welche an Ekzem leidende ungeimpfte Geschwister haben.

Ein frisch geimpftes Kind bedarf einer besonderen Aufsicht. Am Tage nach der Impfung kann noch gebadet werden, von da ab nicht mehr bis zum Eintrocknen der Pusteln. Das Reinigungsbad ersetzt man durch eine gründliche Körperwaschung. Durch Einbinden der Hände oder durch Fäustlinge oder Pappmanschetten muß das Kratzen an der Impfstelle unbedingt verhütet werden. Die Impfstelle soll mit einem Klebeverband versehen werden.

Akute Infektionskrankheiten

Feuchtblattern (Varizellen, Windpocken)

Der Erreger der Feuchtblattern ist unbekannt, ist aber sicher verschieden vom Krankheitserreger der echten Blattern oder der Variola. Ein Kind, welches Varizellen durchgemacht hat, kann ohneweiters an Variola erkranken und umgekehrt.

Die Inkubationszeit beträgt 14 bis 21 Tage. Die Übertragung geschieht durch die Luft, die Empfänglichkeit ist eine allgemeine. Es können schon Säuglinge an Varizellen erkranken. Eine einmal durchgemachte Krankheit verleiht in der Regel eine dauernde Immunität.

Bei den Varizellen entstehen auf der Haut kleine, rote Knötchen, die größer werden und in deren Mitte sich im Laufe kurzer Zeit Bläschen bilden, die zunächst mit einem wasserklaren Inhalt erfüllt sind. Der Bläscheninhalt trübt sich im Laufe der folgenden Tage, dann platzen die Bläschen, es bildet sich eine Borke, die, manchmal unter Hinterlassung einer zarten Narbe, bald abfällt.

Das Auftreten neuer Bläschen dauert meist 3 bis 7 Tage an, die Kinder sind nach dieser Zeit nicht mehr als infektiös anzusehen.

Die Ausbreitung des Varizellenexanthems erfolgt regellos über den ganzen Körper. Häufig finden wir auch auf der behaarten Kopfhaut sowie am harten und weichen Gaumen die charakteristischen Bläschen. Bei den Feuchtblattern finden wir die einzelnen Hautveränderungen bei demselben Kinde gleichzeitig in den verschiedensten Entwicklungsstadien vor, während bei den echten Blattern die Hautveränderungen (die Blasenbildung, die Vereiterung der Blasen) sich im gleichen Entwicklungsstadium zu befinden pflegen. Die Varizellen stellen im Gegensatz zur Variola meist eine unschuldige Erkrankung dar, bei der Komplikationen nur bei ganz besonders schwächlichen Kindern zu befürchten sind.

Bei heftigem Juckreiz ist das Kind durch Fäustlinge oder Pappmanschetten am Kratzen zu hindern. Empfehlenswert ist es, durch fleißiges Einstuppen des ganzen Körpers und durch Unterlassung des Bades das Eintrocknen der Bläschen zu beschleunigen.

Für kleine Kinder sind Varizellen hochinfektiös, Varizellenkranke sind daher im Spitalsbetriebe strenge zu isolieren. Innerhalb der Familie zu isolieren erscheint aber selten notwendig, weil die Krankheit ungefährlich ist.

Masern (Morbilli)

Der Erreger der Masern ist unbekannt. Die Übertragung der Erkrankung geschieht durch Luftinfektion, wobei zu bemerken ist, daß die Empfänglichkeit eine ganz allgemeine ist. Nur während der ersten sechs Lebensmonate besteht eine angeborene Immunität, die von der Mutter ererbt ist. Einmal durchgemachte Masern verleihen in der Regel eine lebenslängliche Immunität gegen die Wiedererkrankung. Fälle von zwei- oder dreimal durchgemachten Masern gehören zu den Seltenheiten. Daß Erwachsene an Masern nicht erkranken, hängt mit dem Umstande zusammen, daß die meisten Menschen bereits in der Kindheit Masern durchgemacht haben. Wenn aber jemand durch das Kindesalter hindurchkommt, ohne mit Masern infiziert zu werden, so kann er auch noch im späten Alter Masern akquirieren. Die Masern bei Erwachsenen sind mit Recht gefürchtet, da sie in der Regel schwer und mit verschiedenartigen Komplikationen zu verlaufen pflegen.

Die Inkubationszeit beträgt, vom Tage der Infektion an gerechnet bis zum Ausbruch des Exanthems, 14 Tage. Bereits fünf Tage vor Ausbruch des Exanthems beginnen mit Fieber die sogenannten Prodromalerscheinungen, bestehend in Schnupfen, Husten und Bindehautentzündung (Conjunctivitis). Zur Zeit der Prodromalerscheinungen sind die Kinder schon fähig, andere anzustecken, wobei wir beachten müssen, daß die Ansteckung durch Husten und Niesen außerordentlich leicht erfolgen kann, indem kleine Schleimtröpfchen verspritzt werden. So leicht die Masern auch übertragen werden können, so wenig haltbar ist der Masernerreger in der Außenwelt. Bei der Eintrocknung der Tröpfchen scheinen die Erreger sofort abzusterben, so daß eine Übertragung durch Gegenstände, Kleider, Wäsche auf andere Kinder nicht erfolgt. Es besteht hier ein grundsätzlicher Gegensatz zwischen der Übertragung der Masern und der Übertragung des Scharlachs.

Zwei Tage vor Ausbruch des Exanthems, also zwölf Tage nach erfolgter Infektion, finden wir in der Regel an der Wangenschleimhaut und an der Lippenschleimhaut die sogenannten Koplikschen Flecke, kleine, kaum stecknadelkopfgroße, weiße, Kalkspritzern ähnliche Flecke, die für die Erkennung der Krankheit von großer Bedeutung sind. Wir können mit Sicherheit annehmen, daß ein Kind, welches Kopliksche Flecke aufweist, innerhalb von 48 Stunden den charakteristischen Beginn des Masernausschlages auf der Haut zeigen wird. Am weichen und harten Gaumen treten gesprenkelte rote Flecke auf. Diese Schleimhautveränderungen sind gleichzusetzen den später kommenden Hautveränderungen.

Aus diesen und anderen Gründen ist im Anstaltsbetriebe die tägliche Vornahme einer genauen Inspektion des Mundes und Rachens von großer Wichtigkeit.

Das Masernexanthem besteht aus kleinen, hellroten bis rosaroten Flecken, die ungleich groß sind, vielfach zusammenfließen, aber immer derart, daß sich zwischen den Effloreszenzen blasse, normale Haut befindet. Hierin besteht ein Gegensatz zum Scharlachausschlag, der in gleichmäßigen kleinsten Fleckchen die ganze Körperoberfläche zu überziehen pflegt. Der Masernausschlag beginnt am Kopf (in der Regel zuerst hinter den Ohren), schreitet auf die oberen Rücken und Brustpartien fort, breitet sich schließlich immer weiter nach unten aus und erstreckt sich innerhalb von zwei Tagen bis auf die unteren Extremitäten. 24 Stunden nach Beginn des Ausschlages können wir z. B. die Beine vom Masernausschlag noch völlig frei finden, während Kopf und Stamm bereits dichtes Masernexanthem zeigen. Die Entfieberung erfolgt innerhalb von drei oder vier Tagen nach Ausbruch des Exanthems.

In derselben Weise, wie sich das Exanthem von oben nach unten fortgepflanzt hat, blaßt es wieder ab, so daß wir an den unteren Extremitäten noch frisches Masernexanthem finden können, während Kopf und Stamm kein Exanthem mehr zeigen. Nach Abblassen des Exanthems bleibt zunächst eine braune Pigmentierung zurück, die Haut schuppt zart und etwa 14 Tage nach Beginn der Erkrankung sind die Kinder geheilt, falls nicht eine Komplikation die Krankheitsdauer verlängert.

Masernkranke Kinder sind, solange die Krankheitserscheinungen auf dem Höhestadium sind, in der Regel übel gelaunt, zufolge der bestehenden Konjunktivitis vertragen sie das Tageslicht schlecht, sie kneifen die Augen zu. Ihr Appetit liegt darnieder.

Von Komplikationen kommen hauptsächlich in Betracht: Bronchialkatarrh, Lungenentzündung, Mittelohrentzündung. Besonders gefürchtet ist die Beziehung der Masern zur Tuberkulose in dem Sinne, daß bestehende tuberkulöse Erkrankungen durch den Masernprozeß häufig verschlechtert werden.

Während der Masern wird die Tuberkulinreaktion bei tuberkulösen Kindern immer negativ; wir sprechen von einer Anergie und meinen darunter, daß die mit Masern infizierten, tuberkulösen Kinder die Reaktionsfähigkeit (Ergie) auf Tuberkulin nicht besitzen.

Im Säuglingsalter führen Masern häufig zu den sehr schwächenden Maserndiarrhöen, welche wahrscheinlich durch ein Exanthem, einen Ausschlag auf die Darmschleimhaut zu erklären sind.

Masernkranke bedürfen einer ganz besonders sorgfältigen Pflege, da während der Masern die Widerstandskraft abgenommen hat. Das Kind ist sorgfältig vor jeder weiteren Infektion zu behüten, die Haut durch gute Pflege vor dem Eindringen von Eitererregern zu bewahren. Das Sekret aus den entzündeten Augen ist durch häufige Waschungen zu entfernen. Die Nasengänge sind besonders vor der Nahrungsaufnahme freizumachen, die Haut unter der Nase durch Einfetten vor dem ausfließenden Nasensekret zu schützen. Durch Hochlagerung und Lagerwechsel gelingt es manchmal zu verhüten, daß sich die bestehende Masernbronchitis in einer Pneumonie fortsetzt. Sorge für genügende Feuchtigkeit der Zimmerluft erleichtert den Husten. Das Einfetten der Lippen verhütet das Rissigwerden derselben.

Die Kranken brauchen nicht vor frischer Luft ferngehalten zu werden. Die Meinung, daß durch Luftzug die Erkrankung ungünstig beeinflußt werden kann, muß als Vorurteil bezeichnet werden. Das Krankenzimmer ist gründlich zu lüften; wenn zwei Zimmer zur Verfügung stehen, kann zweckmäßigerweise die Verbindungstüre zwischen beiden offen bleiben und das zweite Zimmer ständig gelüftet werden. Noch besser ist es, das Kind abwechselnd in dem einen, dann im anderen Zimmer liegen zu lassen und das benützte Zimmer inzwischen zu lüften. Masernkranke Kinder sollen womöglich zu Hause gepflegt werden. Nach einem Masernfall ist außer einer gründlichen Lüftung keine andere Desinfektion nötig.

Röteln (Rubeolen)

Der Erreger der Röteln ist noch nicht bekannt. Die Übertragung erfolgt auf gleiche Weise wie bei den Masern, die Inkubationszeit beträgt 2 bis 3 Wochen.

Der Ausschlag ist masernähnlich, die einzelnen Flecke stehen jedoch mehr isoliert. Die bei den Masern geschilderten Prodromalerscheinungen fehlen bei den Röteln. Die Temperatur ist nur mäßig erhöht. Die Erkrankung ist im allgemeinen ungefährlich, Komplikationen kommen nur selten vor. Charakteristisch für Röteln sind Lymphdrüsenschwellungen, insbesonders der seitlichen Halslymphdrüsen.

Bei Röteln brauchen die Kinder keine besondere Pflege, da in leichten Fällen der Arzt oft nicht einmal Bettruhe verordnet, sondern nur den Schulbesuch verbietet.

Keuchhusten (Krampfhusten, Pertussis)

Der Keuchhusten ist eine Infektionskrankheit, deren Erreger ein von Bordet und Gengou entdeckter Bazillus ist. Die Empfänglichkeit für die Erkrankung besteht durch das ganze Kindesalter. Die Inkubationszeit beträgt ungefähr 2 Wochen; die Übertragung erfolgt von Mensch zu Mensch (Tröpfcheninfektion).

Der Keuchhusten verläuft in typischen Fällen in drei Abschnitten. Das erste Stadium, das sogenannte katarrhalische Stadium, ist durch einen gewöhnlichen Husten und Katarrh der Luftwege gekennzeichnet. Die Kinder sind während dieser Periode am meisten infektiös, wobei wir aber leider zugestehen müssen, daß die Erkennung dieses Stadiums die größten Schwierigkeiten bereitet, da die charakteristischen Hustenanfälle, die im zweiten Stadium auftreten, in der ersten Periode noch fehlen. Den Verdacht auf einen Keuchhusten wird man natürlich schon im ersten Stadium aussprechen können, wenn andere Kinder in der gleichen Familie oder im selben Haus an sicherem Keuchhusten erkrankt sind.

Das zweite Stadium ist jenes, in dem die wohlbekannten Keuchhustenanfälle auftreten. Diese Anfälle können sich bis dreißig- und vierzigmal im Tag einstellen; die Kinder husten heftig, strecken die Zunge heraus, unter höchster Atemnot werden sie beängstigend zyanotisch; sie bekommen keine Luft, drohen zu ersticken, bis unter dem typischen Aufziehen durch die verengten Stimmbänder Luft eindringt und die kleinen Patienten, vor Müdigkeit ermattet, ins Bett zurücksinken. Häufig erbrechen die Kinder am Ende des Anfalles. Während dieser Periode sind die Patienten schon weniger ansteckend als in der ersten. Noch geringer ist die Ansteckungsfähigkeit, wenn nach 3 bis 4-wöchentlichem Bestehen des Keuchhustens

im dritten Stadium die Anfälle an Zahl und Intensität allmählich abnehmen, um nach weiteren 3 bis 4 Wochen schließlich vollständig aufzuhören.

Durch die heftigen Hustenstöße kann es im Laufe des Keuchhustens zu verschiedenartigen Komplikationen kommen. Leicht kenntlich sind Blutungen, wenn sie z. B. an der Bindehaut des Auges auftreten, und das sogenannte Zungenbandgeschwür. Dieses stellt ein kreisrundes Geschwür am Zungenband dar und kommt dadurch zustande, daß die Zunge bei den heftigen Hustenstößen vorgestreckt wird und das Zungenband an den unteren Schneidezähnen reibt. Komplikationen von Seite der Lunge (ausgedehnte Katarrhe, Lungenentzündungen) und ungünstige Beeinflussung bestehender tuberkulöser Prozesse sind beim Keuchhusten mit Recht gefürchtet.

Die größte Schwierigkeit bei der Pflege des keuchhustenkranken Kindes bildet die Ernährung. Es ist oft kaum möglich, den Kindern Nahrung beizubringen; sie erbrechen die aufgenommene Nahrung zufolge der heftigen Hustenstöße. Es muß in solchen Fällen die ganze pflegerische Kunst aufgewendet werden, um die Kinder bei Kräften zu erhalten. Zweckmäßig erscheint es, die Nahrung unmittelbar nach einem Keuchhustenanfall anzubieten, weil nach einem solchen doch eine gewisse Wahrscheinlichkeit besteht, daß die kleinen Patienten wenigstens für eine Zeit hindurch vor dem nächsten Anfall verschont bleiben und die aufgenommene Nahrung behalten können. Vielfach machen die Angehörigen die Wahrnehmung, daß durch gewisse Speisen, z. B. Brot, Obst, Weintrauben Anfälle ausgelöst werden; man wird dann naturgemäß solche Speisen für die Ernährung dieses Kindes nicht verwenden. Eine große Erleichterung bietet die richtige Haltung während eines Hustenanfalles. Die Pflegerin nimmt das Kind vor ihren Körper, eine Hand umfaßt die Stirne, die zweite den Bauch. Der Kopf wird etwas nach vorne gehalten, um dem zähen Schleim und dem Erbrochenen Abfluß zu gewähren. Im übrigen erscheint bei der Pflege des keuchhustenkranken Kindes die Sorge für ständig frische Luft von größter Bedeutung. Die Kinder sind zu isolieren und es ist besonders darauf zu achten, daß keuchhustenkranke Kinder nicht etwa noch eine andere Krankheit akquirieren, da in diesem Falle die Gefahr besteht, daß der Keuchhusten ungünstig beeinflußt wird. Desinfektion nach einem Keuchhustenfall ist unnötig.

Spinale Kinderlähmung (Poliomyelitis)

Die Poliomyelitis ist eine Infektionskrankheit, die mit Vorliebe das frühe Kindesalter befällt. Der Krankheitsprozeß ist hauptsächlich in den Vorderhörnern des Rückenmarkes lokalisiert, wodurch es zu schlaffen Lähmungen in den betreffenden Muskelgebieten kommt.

Die Inkubationszeit beträgt 8 bis 9 Tage, die Übertragung erfolgt von Mensch zu Mensch, wobei insbesondere leichterkrankte Zwischenträger eine Rolle spielen. In den ersten Tagen besteht meist Fieber. Den Angehörigen fällt im Beginne gewöhnlich die besondere Berührungsempfindlichkeit der Haut auf und eine außerordentliche Schmerzhaftigkeit bei Bewegungen.

Gewöhnlich werden die Beine betroffen; sie zeigen schlaffe Lähmungen, mitunter aber auch die Arme. Es kann auch zur Lähmung der Rumpf- und Nackenmuskeln, der Bauchmuskeln und des Zwerchfelles kommen. Letztere Form ist besonders gefährlich.

Zum Glück bilden sich die anfangs bestehenden Lähmungen vielfach zurück. Die Muskeln, welche ein Jahr nach Beginn der Erkrankung noch nicht gebrauchsfähig sind, bleiben allerdings dauernd gelähmt. Der Arzt pflegt nach Ablauf der akuten Erscheinungen Massage, passive Bewegungen und elektrische Behandlung anzuordnen, welche von der Pflegerin nach sachgemäßer Anleitung durchgeführt werden können.

Durch richtige Pflege gleich am Beginne der Erkrankung kann den später eintretenden, allenfalls bleibenden Kontrakturen vorgebeugt werden. Es muß stets auf die richtige Lagerung der Kinder geachtet werden. Sie dürfen nicht zusammengekauert liegen. Gelähmte Körperteile müssen vor Druck bewahrt werden. Durch richtige Pflege ist Dekubitus zu verhüten.

Schnupfen (Rhinitis)

Der Schnupfen ist eine Entzündung der Nasenschleimhaut, deren Verlauf für gewöhnlich folgender ist: Reizung der Schleimhaut (Niesen), Schwellung der Schleimhaut (Schnüffeln), seröse Absonderung, schleimige Absonderung, manchmal auch eitriges, selbst blutig-eitriges Sekret.

Die alte Ansicht, daß man an „Schnupfen" durch „Verkühlung" erkrankt, ist nicht richtig. Schnupfen ist eine ausgesprochene Infektionskrankheit. Die Übertragung erfolgt durch die Luft, durch Husten und Niesen eines an Schnupfen erkrankten Menschen.

Zur Entstehung jeder Infektionskrankheit ist außer der Infektionsmöglichkeit auch immer die Disposition des Organismus notwendig. Sind weder in der Umgebung, noch im eigenen Körper Infektionskeime vorhanden, so ist eine Erkrankung ausgeschlossen. Treffen Infektionserreger einen Organismus, der durch besondere Widerstandskraft zur Infektion nicht disponiert ist, so findet keine Infektion statt. Ist aber die Widerstandskraft durch irgendwelche Ursachen herabgesetzt, so können vorhandene Erreger eindringen und eine Infektionskrankheit erzeugen. Der Säugling ist wegen seiner geringen Widerstandskraft jeder Infektion leicht zugänglich. Personen mit Schnupfen sollten dem Säugling möglichst ferne bleiben. Ist die Mutter selbst an Schnupfen erkrankt, so ist dies wohl kein Grund zur Unterbrechung des Stillens. Die Mutter muß nur sehr vorsichtig sein und vermeiden, das Kind anzuniesen, anzuhusten oder anzuatmen. Am besten ist es, die Mutter bedeckt während des Stillens Nase und Mund mit einem Tuch und überläßt die anderen Verrichtungen am Säugling, wie Waschen, Ankleiden, Umwickeln usw. einer anderen Person.

Schon allein dadurch, daß beim Schnupfen die Nase schwer durchgängig ist, wird der Säugling geschädigt. Die normale Atmung des Säuglings erfolgt durch die Nase; der junge Säugling kommt bei verlegter Nase manchmal eher in Erstickungsgefahr, als daß er sich entschließt, den Mund zu öffnen. Besonders deutlich wird dies, wenn der Säugling einschläft. Immer wieder erwacht er wegen Luftmangel. Auch in der Nahrungsaufnahme an der Brust ist er gestört. Das arme Kind wird ganz verzweifelt, weil es durch die Nase keine Luft bekommt, läßt aber die Brust nicht los, bis es endlich zu schreien beginnt, von neuem zu trinken versucht und wieder in Erstickungsgefahr kommt. Der Säugling ermüdet derart, daß er die Lust am Trinken verliert. Er kann dann nur mühsam mit dem Löffel gefüttert werden. Ein Schnupfen ist beim Säugling keineswegs eine harmlose Erkrankung und führt nicht selten zu Mittelohr- und Lungenentzündung.

Die früher besonders auf Säuglingsabteilungen bestandene Angst vor der frischen Luft ist unbegründet. In der günstigen Jahreszeit können die Fenster ruhig offen gehalten werden und die Säuglinge, wenn es nicht allzu heiß ist, in die Sonne gelegt werden. Hustende Säuglinge sind aber von nicht hustenden streng zu isolieren.

Aus einem Schnupfen können verschiedene andere Erkrankungen dadurch entstehen, daß die Entzündung außer der Nasenschleimhaut auch andere Schleimhäute ergreift. So kann der Katarrh (= Entzündung der Schleimhaut) durch den Rachen

in den Kehlkopf, in die Luftröhre, in die Bronchien, in die Lunge,
allenfalls bis zum Rippenfell wandern. Anderseits steht der Weg
über den Nasenrachenraum durch die eustachische Röhre zum
Mittelohr frei.

Aber außer Schleimhauterscheinungen kommt es auch in
einzelnen Fällen vor, daß die Schnupfenerreger, meist Pneumokokken, auf dem Blutweg irgendwo im Körper zu einer eitrigen
Entzündung führen, z. B. im Knochenmark, in den Gelenken,
in der Blase, im Bauchfell.

Bei jedem Schnupfen muß auch daran gedacht werden, ob
es sich nicht um einen „spezifischen Schnupfen" handelt, wie
Nasendiphtherie oder Lues.

Durch Hochlagerung des Oberkörpers oder durch Bauchlage
des Kindes ist der Abfluß des Nasensekretes zu erleichtern, durch
Einfetten der Nase ist die Haut zu schützen.

Lungenentzündung (Pneumonie)

Die Lungenentzündung wird in den meisten Fällen durch
Infektion mit Pneumokokken hervorgerufen. Man unterscheidet
zwei Formen der Lungenentzündung.

1. Die Lobärpneumonie oder kruppöse Pneumonie, das ist
jene Lungenentzündung, die einen ganzen Lungenlappen ergreift
und hauptsächlich beim größeren Kind und Erwachsenen auftritt.
Sie beginnt ganz plötzlich und führt gewöhnlich am 7. bis 9. Tag
mit kritischem Temperaturabfall zur Heilung.

2. Die Lobulärpneumonie oder Bronchopneumonie setzt
kleine Herde in einem oder mehreren Lungenlappen und ist die
Pneumonie der Säuglinge und der alten Leute. Sie entwickelt
sich allmählich aus einer Bronchitis, indem die Entzündung auf
die Lungenalveolen übergreift. Der Krankheitsprozeß zieht sich
oft durch mehrere Wochen unter fortwährendem Fieber, Husten
und Atemnot fort, führt nur allmählich zur Heilung, endet aber
auch in schweren Fällen mit dem Tode.

Überstehen einer Pneumonie bildet keinen Schutz vor abermaliger Erkrankung, im Gegenteil, es besteht eine Disposition
zur neuerlichen Erkrankung an Pneumonie.

Das Bild eines pneumoniekranken Kindes ist manchmal ein
sehr charakteristisches. Das Kind zeigt einen höchst ängstlichen,
gequälten Gesichtsausdruck. Durch Veränderungen in der Lunge
wird die atmende Lungenoberfläche verkleinert, die Sauerstoffversorgung eingeschränkt, so daß die Kinder zyanotisch werden.
Die Atmung ist erschwert, die Ausatmung hörbar, stöhnend. Als
Zeichen des großen Lufthungers werden die Nasenflügel bei der

Atmung heftig bewegt, auch werden alle anderen Hilfsatemmuskeln in Anwendung gebracht. Schmerzhafter, kurzatmiger Husten quält den Patienten Tag und Nacht und läßt ihn sehr unruhig erscheinen. Dadurch ist die Nahrungsaufnahme sehr erschwert, sie wird oft vollkommen verweigert und es gelingt nur mit größter Mühe, löffelweise Nahrung beizubringen.

Frühgeburten bieten trotz Erkrankung an Pneumonie häufig gar nicht das eben beschriebene Bild. Es fällt aber die graue Verfärbung der Haut, verschlechterte Nahrungsaufnahme, Sinken des Körpergewichtes auf. Manchmal treten tiefe Untertemperaturen ein.

Neugeborene Kinder, besonders aber lebensschwache Säuglinge und Frühgeburten sind durch hustende Erwachsene sehr gefährdet. Viele Kinder sterben in den ersten Lebenstagen an sogenannter „Lebensschwäche". In Wirklichkeit haben sie eine Husten- oder Schnupfeninfektion akquiriert und erliegen einer schwer zu erkennenden Lungenentzündung.

Der Arzt sucht durch Wickel, heiße Bäder, Senfbäder und Medikamente sowohl die Temperatur als auch die Atmung und das so sehr in Anspruch genommene Herz günstig zu beeinflussen.

Sachkundige Pflege ist bei der Lungenentzündung von großer Bedeutung. Erleichterung schafft das Hochlagern des Oberkörpers durch Kissen und häufiger Lagewechsel des Patienten. Lebensrettend ist oft das fleißige Herumtragen des Kindes. Es wird dadurch das Aushusten erleichtert und manchmal die Verdichtung des Entzündungsprozesses verhindert. Starke Atemnot wird durch Öffnen der Fenster oder Sauerstoffinhalation gebessert. Wenn plötzliche Herzschwäche eintritt, Lippen und Nägel blau, das Gesicht blaß, Füße und Hände eisig kalt werden, ist unverzüglich der Arzt zu verständigen und einstweilen durch Einwickeln des Kindes in gewärmte Tücher und Beilegen von Wärmeflaschen die sinkende Herzkraft wieder zu heben.

Rippenfellentzündung (Pleuritis)

Unter Rippenfellentzündung verstehen wir eine Entzündung der serösen Häute, welche die Lunge umgeben; sie ist meist verbunden mit Ansammlung von seröser oder eitriger Flüssigkeit (Empyem) im Brustraum des Kindes. Eine eitrige Rippenfellentzündung tritt auch häufig nach Lungenentzündungen auf. Bei der Pleuritis besteht, wenn viel Flüssigkeit vorhanden ist, schwere Atemnot. Die Kinder bevorzugen die Seitenlage, und zwar auf der Seite des Exsudates, um mit der anderen Lunge besser atmen zu können. Es wäre daher pflegetechnisch ein großer Fehler, das Kind auf die andere Seite als auf die der Pleuritis zu lagern. Trockener schmerzhafter Husten ist für den Patienten ungemein quälend.

Der Arzt nimmt manchmal eine Pleurapunktion (s. S. 251) vor; bei großer Eiteransammlung wird unter gewissen Umständen eine Rippenresektion gemacht.

Mittelohrentzündung (Otitis media)

Verschiedene Erkrankungen, wie Scharlach, Diphtherie, Masern können zu einer Mittelohrentzündung führen. Eine der häufigsten Ursachen ist jedoch die Schnupfeninfektion. Unter hohem Fieber kommt es zu heftigen Schmerzen im Ohr und es erfolgt oft innerhalb einiger Tage der Durchbruch des Trommelfelles. Das ausfließende Sekret ist anfangs blutig-serös und wird bald eitrig. Es kann Ekzeme des Gehörganges und der Ohrmuschel erzeugen. Häufig kommt es vor, daß die Entzündungserscheinungen auch ohne Durchbruch sich wieder beruhigen. In besonders bösen Fällen dringt die Entzündung in das Felsenbein ein.

Beim Säugling verläuft die Otitis häufig ohne sonderliche Erscheinungen, es tritt bloß einige Zeit nach einem Schnupfen Ohrenfluß auf. Wenn ein Säugling mit der Hand immer wieder zu einer Kopfseite greift, so muß an Ohrenschmerzen gedacht werden, ebenso, wenn er mit dem Kopf auf der Unterlage hin- und herwetzt oder bei der Reinigung der Ohrmuschel empfindlich ist.

Der Arzt verordnet bei heftigen Ohrenschmerzen meist heiße Umschläge und Einträufelung von warmem Öl. Nach erfolgter Perforation wird das Ohr gewöhnlich mit Ohrtropfen oder Spülungen behandelt.

Aufgabe der Pflege ist es, darauf zu achten, daß durch die heißen Umschläge keine Verbrennungen hervorgerufen werden und daß alle Flüssigkeiten, die in den Gehörgang gebracht werden, immer körperwarm sind, da alles Kalte im Ohr höchst unangenehm empfunden wird und auch Schwindelgefühl erzeugen könnte. Durch Entfernen des Sekrets und Einfetten ist ein Ekzem der Ohrmuschel zu verhüten. Der Patient ist auf die Seite des fließenden Ohres zu legen, dabei aber ist zu beachten, daß das ausfließende eitrige Sekret durch vorgelegte Watte aufgefangen und nicht an andere Körperstellen verschmiert wird. Alle Hantierungen im Ohr sind so zart als möglich vorzunehmen, damit dem Patienten keine unnötigen Schmerzen verursacht werden!

Scharlach (Scarlatina)

Der Erreger des Scharlachs ist unbekannt. Vielfach
werden die sogenannten Kettenkokken (Streptokokken) als
Erreger angesprochen, doch ist es noch immer nicht bewiesen, ob
sie tatsächlich den Scharlacherreger bilden. Die Übertragung
der Erkrankung geschieht sowohl durch Kontakt, durch Berührung des scharlachkranken Kindes, als auch durch dritte Personen
und durch Gegenstände. Im Gegensatz zum Masernerreger haftet
der Scharlacherreger sehr lange Zeit an Gegenständen (Kleidern,
Wäsche, Möbeln usw.), so daß die Desinfektionsvorschriften beim
Scharlach gewissenhaft durchgeführt werden müssen.

In den ersten Lebensmonaten kommt Scharlach fast niemals
vor, wahrscheinlich infolge einer angeborenen Immunität.
Die Inkubationszeit schwankt; sie kann 24 Stunden oder auch
mehrere Tage (3 bis 6) betragen. Die Prodromalerscheinungen beim Scharlach bestehen in Kopfschmerzen, Halsschmerzen
und Erbrechen. Die Halsschmerzen sind auf die sogenannte
Scharlachangina zurückzuführen. Die Mandeln sind geschwollen, zeigen punktförmige Beläge. Mitunter können die
Beläge auch eine gewisse Ähnlichkeit mit diphtherischen Belägen
zeigen. Die Zunge ist hochrot, zeigt deutliche Schwellung der
Papillen und im Beginn der Erkrankung einen weißen Belag, der
später abgestoßen wird (Himbeerzunge).

Der Scharlachausschlag erscheint von weitem als eine gleichmäßige Rötung. Bei genauerem Zusehen können wir aber feststellen, daß er aus dicht nebeneinander stehenden Fleckchen zusammengesetzt ist. Das Gesicht zeigt die sogenannte zirkumorale
Blässe, worunter wir ein Freibleiben der Nase, Ober- und Unterlippe, also der Partien um den Mund verstehen. Die Temperatur ist
zur Zeit des Höhepunktes des Scharlachausschlages in der Regel
sehr hoch, geht aber meist innerhalb der ersten Woche zur Norm
hinab, wobei gleichzeitig mit der Entfieberung auch der Ausschlag
verschwindet. Von der dritten Krankheitswoche an pflegen die
scharlachkranken Kinder zu schuppen; die Schuppung ist viel
gröber als bei den Masern und es dauert oft bis zu Ende der sechsten
Woche, bis die Schuppung vollendet ist. Wir müssen die scharlachkranken Kinder so lange als ansteckungsfähig betrachten, als die
Schuppung andauert, also in der Regel bis zum Ende der sechsten
Woche. Vor Vollendung der Schuppung dürfen scharlachkranke
Kinder weder aus dem Spital entlassen werden, noch, falls sie in
häuslicher Behandlung stehen, mit gesunden Geschwistern in Be-
rührung kommen oder gar in die Schule gehen. Die sogenannten
Heimkehrfälle von Scharlach sind auf solche Patienten zurück-

zuführen, welche vor Vollendung der Schuppung aus dem Spital entlassen wurden oder aber, was noch wichtiger sein dürfte, Scharlacherreger in ihrem Munde beherbergen und zu Hause ihre gesunden Geschwister mit Scharlach infizierten.

Von Komplikationen kommen hauptsächlich in Betracht: Mittelohrentzündung, Gelenksschwellungen, Drüsenschwellungen, Komplikationen von Seite des Herzens und ganz besonders die Nierenentzündung. Die Nierenentzündung tritt vorzugsweise in der dritten Woche auf. Der Harn ist oft durch Blutbeimengung dunkel gefärbt. Der Scharlach bildet die Hauptursache für die „hämorrhagische Nephritis" im Kindesalter. Mitunter kann Nierenentzündung auch dann auftreten, wenn der Scharlach ganz leicht verlaufen war. Es gibt sogar Scharlachfälle, die nur mit Halsentzündung ohne Ausschlag ablaufen und trotzdem Nephritis verursachen. Bei jeder hämorrhagischen Nephritis, die einige Wochen nach einer Halsentzündung eintritt, können wir mit großer Wahrscheinlichkeit annehmen, daß das Kind tatsächlich Scharlach durchgemacht hatte. Der Ausschlag kann nämlich unbedeutend sein oder auch ganz fehlen.

Von scharlachkranken Kindern werden kalte Bäder, Wickel gut vertragen und müssen in sorgfältiger Weise nach ärztlicher Vorschrift durchgeführt werden. Zur Beschleunigung der Abschuppung werden tägliche Bäder mit folgendem Einfetten mit Vaseline verwendet.

Im Gegensatz zu den Masern sollen scharlachkranke Kinder tunlichst im Spital untergebracht werden. Bei der leichten Übertragbarkeit der Masern würde die Isolierung vielfach zu spät kommen; beim Scharlach jedoch läßt sich durch rechtzeitige Spitalaufnahme die Übertragung der Krankheit auf Geschwister oder Erwachsene in der Regel vermeiden. Durch die ersten 14 Tage ist strengste Bettruhe zu beachten. Durch Verabreichung einer fleischlosen Kost versucht man die Nierenentzündung zu verhüten.

Bei Scharlachkranken ist große Aufmerksamkeit auf besondere Mundpflege zu legen. Ältere Kinder läßt man regelmäßig Gurgeln (mit reinem Wasser oder vom Arzt verordnete Flüssigkeit), jüngeren Kindern gibt man nach jeder Mahlzeit etwas Wasser zu trinken. Rissige Lippen werden gefettet. Treten in schweren Fällen Delirien auf, so ist der Patient durch strenge Beobachtung davor zu bewahren, daß er sich irgendwelchen Schaden zufügt. Nach Scharlach ist eine gründliche Desinfektion des Krankenzimmers vorzunehmen.

Diphtherie

Die Diphtherie ist eine Infektionskrankheit, welche durch den von LÖFFLER entdeckten Diphtheriebazillus hervorgerufen wird.

Der Diphtheriebazillus bildet im Abstrichpräparat kleine, unter Immersionsvergrößerung sichtbare Stäbchen, die in Gruppen wie Häufchen von Zündhölzern, beisammenliegen („Nester") (s. S. 214).

Es können schon neugeborene Kinder an Diphtherie erkranken, wenn auch meistens in den ersten Lebensmonaten eine von der Mutter übernommene (angeborene) Immunität vorhanden ist.

Nach einer Inkubationszeit von 2 bis 5 Tagen tritt unter leichtem oder mittlerem Fieber und geringen Allgemeinerscheinungen die diphtherische Erkrankung ein.

Wir unterscheiden drei Hauptformen der Diphtherie:

1. die lokalisierte Diphtherie,
2. die fortschreitende Diphtherie,
3. die septische Diphtherie.

Die lokalisierte Form, die eigentliche Rachendiphtherie. Die Kinder müssen gar nicht bedeutende Halsschmerzen haben; oft sind die Halsschmerzen wesentlich geringer als bei der gewöhnlichen, durch Streptokokken hervorgerufenen Halsentzündung. Wenn wir aber die Mundhöhle betrachten, so sehen wir an den entzündlich geröteten Mandeln einen flächenhaften, dichten, weißen oder gelb-weißen Belag, während bei der nicht diphtherischen Mandelentzündung (Tonsillitis) die Beläge in der Regel punktförmig angeordnet sind.

Diphtherie der Augenbindehaut zeigt Rötung und Schwellung des Augenlides mit eitriger Sekretion und Membranenbildung an der Bindehaut, die, wenn nicht rasch Serumbehandlung eingreift, zur Zerstörung der Hornhaut führen kann.

Hautdiphtherie ist eine Form, die besonders das Säuglingsalter befällt. Hauptsächlich an intertriginösen und ekzematösen Stellen der Haut kann die Infektion mit Diphtheriebazillen stattfinden. Diese Hautveränderungen zeigen dann einen schmierigen Belag, der durch Membranen hervorgerufen ist. Ganz besonders bevorzugt ist die Halsfalte und Ohrfalte. Bei der Säuglingspflege ist auf diese Veränderung stets ganz besonders zu achten.

Die zweite Art der Diphtherie ist die fortschreitende Form: Von den Tonsillen kann die Diphtherie entweder in die Nase hinauf- oder in den Kehlkopf hinabsteigen. Es kann aber auch ohne Mandelentzündung zu Exsudaten in der Nase

(Nasendiphtherie) oder im Kehlkopf kommen (Kehlkopfdiphtherie oder echter Krupp).

Bei der Nasendiphtherie zeigen die Kinder im Beginn erschwerte Nasenatmung, später ergießt sich ein leicht eitriges, dünnflüssiges Sekret aus der Nase. Das Sekret ist weniger zähe als beim gewöhnlichen Schnupfen, oft etwas rötlich (bluthältig) und kleine Fetzchen (Membranen) enthaltend. Auffallend ist, daß das diphtherische Nasensekret die Haut unter der Nase besonders stark aufbeißt. Die Nasendiphtherie ist bei Säuglingen die wichtigste Form der Diphtherie.

Bei der Kehlkopfdiphtherie bevorzugen die Beläge die Stimmbänder, können aber bis tief in die Bronchien hinunterreichen.

Die Haupterscheinungen beim diphtherischen Krupp sind Heiserkreit und Atemnot. Da die diphtherischen Membranen in der Luftröhre die Luftzufuhr erschweren, müssen sich die Kinder mit aller Anstrengung bemühen, genügend Luft einatmen zu können. Diese Atemnot kann so hochgradig werden, daß die Kinder in Todesangst nach Luft ringen, hochgradig zyanotisch erscheinen und nur mit äußerster Anspannung der sogenannten Hilfsmuskeln imstande sind, Luft zu bekommen.

Der Arzt pflegt in diesem Zustande der schweren Kehlkopfdiphtherie einen Eingriff vorzunehmen, den wir als Intubation bezeichnen. Die Intubation wurde von dem amerikanischen Arzt O'Dwyer in den Achtzigerjahren des vorigen Jahrhunderts erfunden und gehört zu den schönsten Eingriffen in der ganzen Medizin. Die Pflegerin muß über die Durchführung dieses Eingriffes genau orientiert sein, da derselbe nur unter ihrer sachkundigen Mithilfe in entsprechender Weise durchgeführt werden kann (s. S. 230).

Statt der Intubation oder, wenn diese nicht zum entsprechenden Erfolg führt, wird der Kehlkopfschnitt, die Tracheotomie, durchgeführt. In jedem Fall von diphtherischem Krupp muß im Spitalsbetriebe das komplette Intubationsbesteck und ein ebensolches Tracheotomiebesteck vollständig gebrauchsfertig bereitgestellt sein (s. S. 262).

Zu unterscheiden vom echten diphtherischen Krupp ist der sogenannte falsche Krupp (Pseudokrupp), der infolge von verschiedenen Infektionskrankheiten auftreten kann und sich vom echten Krupp hauptsächlich dadurch unterscheidet, daß die Stimme des Kindes klar zu sein pflegt, während, wie wir bereits gesagt haben, beim echten diphtherischen Krupp die Kinder heiser sind.

Die andere Gefahr bei der Diphtherie bilden die Lähmungen.

Die Diphtheriebazillen bilden ein Gift, das Diphtheriegift, und auf die Wirkung desselben sind verschiedenartige Schädigungen zurückzuführen. Je größer die Fläche ist, die mit diphtherischem Belag bedeckt ist, desto größer die in den Körper gegangene Menge Giftes. Daher die große Vergiftungsgefahr bei ausgedehnter Haut- oder Nasendiphtherie.

Am häufigsten sehen wir Lähmungserscheinungen, die in der zweiten oder dritten Woche auftreten, so z. B. die Gaumensegellähmung und die Akkommodationslähmung. Die Lähmung des Gaumensegels hat zur Folge, daß der weiche Gaumen keinen vollständigen Abschluß zwischen Mundhöhle und Nasenhöhle bewirkt, Umstände, welche zu einer Störung der Sprachfunktion (näselnde Sprache) und zu einer Störung der Nahrungsaufnahme führen. Die flüssige Nahrung kommt durch die Nase wieder heraus oder, wenn auch eine Lähmung des Kehldeckels vorhanden ist und beim Schlucken kein Abschluß des Kehlkopfes durch die Epiglottis erfolgt, kann die Flüssigkeit in den Kehlkopf gelangen, einen heftigen Hustenreiz, ja sogar Erstickung bewirken.

Die Lähmungen können auch andere Muskelgruppen ergreifen, so z. B. die Nackenmuskulatur oder, was ganz besonders bedenklich ist, das Zwerchfell. Außerordentlich gefährdet bei der Diphtherie ist das Herz. Besonders gegen Ende der zweiten Krankheitswoche kann Herzschwäche auftreten, der Puls wird klein und unregelmäßig. Das Herz des diphtherischen Kindes ist auch dann noch gefährdet, wenn das Kind scheinbar völlig rekonvaleszent ist. Deshalb muß sowohl während der akuten Erkrankung als auch noch lange Zeit in die Rekonvaleszenz hinein jede Erregung von diphtheriekranken Kindern oder Rekonvaleszenten nach Diphtherie möglichst ferngehalten werden.

Bei rechtzeitiger Serumanwendung ist die Lähmungsgefahr gering.

Die dritte Form der Diphtherie ist die schwere, septisch-toxische Diphtherie, welche oft durch Diphtherievergiftung zum Tode führt, und zwar gewöhnlich in der zweiten Woche der Erkrankung, manchmal aber auch schon in den ersten Tagen.

Bei dieser Form bestehen grünliche, übelriechende Beläge im Rachen, stark empfindliche Drüsenschwellungen und gewöhnlich Untertemperaturen. Die Herzschwäche steht im Vordergrund der Erscheinungen, der Puls wird klein und unregelmäßig.

Behandlung der Diphtherie. Wir besitzen gegen die Diphtherie ein spezifisches Heilmittel in Form des von BEHRING entdeckten Diphtherieheilserums. Pferden wird Diphtheriegift in die Blutbahn eingespritzt, worauf im Blut dieser Pferde Schutzstoffe (Antikörper) gegen die Diphtherie gebildet werden. Das Serum von solchen, mit Diphtheriegift vorbehandelten Pferden ist das Diphtherieheilserum. Die Einverleibung von Heilserum beim Menschen hat zur Folge, daß das Gift der Diphtheriebazillen von den Organen nicht mehr aufgenommen wird, weshalb die möglichst frühzeitige Anwendung des Serums von allergrößter Bedeutung ist.

Das Diphtherieheilserum wird nach sogenannten Antitoxineinheiten (AE.) berechnet. Auf jeder Flasche Diphtherieheilserum ist die Anzahl Kubikzentimeter und die Anzahl der Antitoxineinheiten angegeben. Hochwertig nennen wir ein Diphtherieheilserum, welches in wenigen Kubikzentimetern viele AE. enthält. Es kommt bei der Behandlung der Diphtherie nicht darauf an, wieviel Kubikzentimeter Heilserum verwendet wurden, sondern nur auf die Anzahl der Antitoxineinheiten. Deshalb muß die Schwester die vom Arzte gewünschten Antitoxineinheiten durch genaue Beachtung der Flaschenaufschriften in richtiger Weise vorbereiten.

Durch Verabreichung von artfremdem Eiweiß, also z. B. Pferdeserum bzw. Diphtherieheilserum, treten häufig zwischen dem 10. bis 12. Tage nach der Serumverabreichung Erscheinungen auf, die man als „Serumkrankheit" bezeichnet, hauptsächlich Hautveränderungen, ähnlich einem Nesselausschlage.

Wenn jemand Diphtherie durchmacht, so bilden sich in seinem Blute genau so Schutzkörper wie beim Pferde nach der Einspritzung von Diphtheriegift. Das Vorhandensein von Schutzkörpern im Blute eines Menschen können wir durch die Schicksche Reaktion nachweisen: Die Einspritzung einer minimalen Menge von Diphtheriegift in die Oberhaut erzeugt bei Individuen, welche keine Schutzstoffe gegen Diphtherie besitzen, eine Hautreaktion ähnlich der Tuberkulinreaktion (s. S. 152). Sind bei einem Individuum Schutzstoffe vorhanden, so entsteht nach Einverleibung von Diphtheriegift in die Haut keine Hautreaktion.

Jemand, der auf Diphtheriegift eine Hautreaktion zeigt, also keine Schutzstoffe besitzt, ist jederzeit gefährdet, an Diphtherie zu erkranken. Jemand, der auf Diphtheriegift keine Hautreaktion zeigt, also Schutzstoffe besitzt, wird an Diphtherie nicht erkranken. Wenn z. B. eine Pflegerin auf die Einverleibung von Diphtheriegift eine positive Hautreaktion zeigt und somit erkennen läßt, daß sie keine Schutzstoffe besitzt, so soll sie, wenn sie Diphtheriekranke zu pflegen hat, gegen Diphtherie geschützt werden (Immunisierung).

Wir kennen bei der Diphtherie zwei Arten von Immunisierungen:

1. die aktive Immunisierung (s. S. 120) durch Einverleibung von Diphtheriegift,

2. die passive Immunisierung durch Einspritzung von Diphtherieheilserum.

Nach Überstehen der Diphtherie bleiben manche Patienten kürzere oder längere Zeit Träger von Diphtheriebazillen und können, ebenso wie dies beim Typhus und bei der Ruhr der Fall ist, für die Umgebung ansteckungsfähig bleiben. Deshalb wird in Spitälern vor der Entlassung sorgfältig auf Bazillen untersucht.

Die Pflege des diphtheriekranken Kindes erfordert die allergrößte Sachkenntnis. Für kaum eine zweite Erkrankung ist so viel Verständnis nötig wie für die Diphtherie. Besonders mühevoll und anstrengend ist die Pflege beim schweren diphtherischen Krupp, wo durch die hochgradige Atemnot Erstickungsgefahr besteht. Wenn das Kind intubiert ist, so darf sich die Pflegeperson auch nicht damit beruhigen, daß das intubierte Kind nunmehr außer Erstickungsgefahr ist: es besteht jederzeit die Möglichkeit, daß der Tubus ausgehustet wird und daß dann neuerlich intubiert werden muß. Der Tubus kann sich auch verstopfen und muß dann rasch entfernt werden. Gerade wegen der Möglichkeit des Aushustens und der Verlegung des Tubus stehen die Ärzte gegenwärtig auf dem Standpunkt, daß tunlichst nur in gutgeleiteten Kinderspitälern der Eingriff der Intubation ausgeführt werden soll, damit bei etwaigem Aushusten des Tubus jederzeit neuerlich intubiert werden kann. Ferner müssen wir beim diphtheriekranken Kind die Ernährung sorgfältig überwachen; die Zufuhr von Nahrung macht häufig besondere Schwierigkeiten. Breiige Nahrung führt weniger leicht zu Verschlucken als flüssige. Der Puls muß regelmäßig kontrolliert werden, weil, wie bereits erwähnt, die Herzschwäche eine gefahrdrohende Komplikation bei der Diphtherie bildet.

Die Atemnot beim diphtherischen Krupp wird häufig gebessert durch Inhalation von Wasserdampf. Man pflegt das Bett des Kindes mit einem nassen Leintuch zu bedecken, zur Seite des Bettes einen Topf mit dampfendem Wasser zu stellen, wobei man aber darauf achten muß, daß das Zelt von vorne frei ist, damit das Kind andauernd beobachtet werden kann. Bei Anwendung derartiger Inhalationen muß man die Kinder vor Verbrennungen sorgfältig schützen, besonders wenn Dampfkessel, die mit ihrem lange Halsteil bis in das Bett des Kindes hineinragen, den Wasserdampf liefern.

Bei der Pflege von schweren Diphtheriefällen ist zu bedenken, daß das Herz des Patienten durch das Diphtheriegift geschädigt sein kann. Es muß daher alles vermieden werden, was unnötige Anforderungen an das Herz stellt. So ist beim Verkehr mit dem kranken Kinde zu achten, daß es sich nicht aufregt. Alle unnötigen Bewegungen des Patienten sind zu vermeiden, ganz besonders kann das plötzliche Aufrichten aus liegender in sitzende Stellung ungünstig sein. Körperpflege, Umbetten usw. ist im Liegen auszuführen. Der Patient ist sehr bequem zu lagern und bei allen seinen Bewegungen hilfsbereit zu unterstützen.

Eine gründliche Desinfektion des Raumes nach Diphtherie ist notwendig.

Mumps (Parotitis, Ziegenpeter)

Der Erreger dieser Infektionskrankheit ist unbekannt. Die Inkubationszeit beträgt 2 bis 3 Wochen. Die Ohrspeicheldrüse zeigt eine teigigweiche Schwellung, meist doppelseitig, seltener einseitig, wobei das Ohrläppchen durch die geschwollene Parotis abgehoben wird. Die Erkrankung ist im allgemeinen als nicht gefährlich zu bezeichnen; schwere Komplikationen sind kaum zu befürchten. Der Arzt verordnet meist Bettruhe und feuchtwarme Umschläge auf die geschwollene Parotis.

Typhus

Typhus wird durch den Typhusbazillus hervorgerufen. Die Krankheit wird erworben durch Genuß von mit Typhusbazillen verseuchter Nahrung, meist Trinkwasser oder Milch. Die Inkubationszeit beträgt 1 bis 3 Wochen. Die Krankheit beginnt mit Kopfschmerzen, Schwindel, starker Abgeschlagenheit. Das Fieber steigt sehr hoch an. Es kommt zu den für den Typhus charakteristischen „erbsenbreiähnlichen" Stühlen, die aber auch fehlen können. Häufig sind Typhuskranke benommen und brauchen besondere Überwachung.

Die Bazillen gelangen mit Stuhl und Harn nach außen und können so Trinkwasser, Lebensmittel, Gebrauchsgegenstände infizieren. Durch infiziertes Trink- oder Badewasser, Milch usw. können ganze Epidemien entstehen. Stuhl und Harn sind daher sofort nach jeder Entleerung zu desinfizieren, ebenso das Badewasser (s. S. 210).

Sorgfältiges Händewaschen nach jeder Berührung des Kranken ist strenge zu beachten. Die Stühle sind dreimal nach erfolgter Entfieberung auf Bazillenfreiheit zu untersuchen. Bazillenträger oder sogenannte Dauerausscheider (s. S. 120) sind von der Kinderpflege, von Küchenbetrieben usw. auszuschließen (s. Gallenkultur S. 225).

Durch die lang andauernde Erkrankung kann es zur Dekubitusbildung (s. S. 209) kommen, häufiger Lagewechsel ist auszuführen, eventuell Lagerung auf Wasserkissen. Säuberung der Mundhöhle, Abwaschen des Zungenbelages; Bäder zur Hautpflege. Angeordnete kalte Umschläge beim Typhus oder ganze Packungen sind sorgfältigst durchzuführen.

Ruhr (Dysenterie)

Dysenterie wird durch eine der verschiedenen Arten der Ruhrbazillen hervorgerufen.

Die Inkubationszeit beträgt 3 bis 8 Tage. Die Krankheit zeichnet sich aus durch einen äußerst quälenden Drang zum Stuhlgang, bei dem nur kleine Mengen von blutigem, eitrigem Schleim entleert werden. Der Stuhl zeigt meist einen eigenartig leimartigen Geruch. Dysenterie ist auch im Säuglingsalter nicht selten.

Die Übertragung erfolgt auf gleiche Weise wie bei Typhus, ebenso die Desinfektion der Ausscheidungen.

Da bei schwerer Dysenterie sehr zahlreiche schmerzhafte Stuhlentleerungen erfolgen, treten manchmal schwere Schwächezustände des Kindes ein. Das Kind ist daher bei der Stuhlentleerung so zu lagern, daß unnötige Anstrengung vermieden wird. Die Haut der Umgebung des Anus ist durch Salbe vor Ekzem zu bewahren.

Würmer

In früherer Zeit bildeten die Würmer eine der häufigsten Kinderkrankheiten. Auch jetzt noch kommen sie in Gegenden, wo die Reinlichkeit nicht auf der Höhe steht und das Zusammenleben der Menschen den hygienischen Anforderungen nicht entspricht, häufig vor (Orient). Bei uns sind die Wurmkrankheiten selten geworden. Würmer können zu Allgemeinerscheinungen, wie Blässe, Appetitmangel usw. führen.

Die Fadenwürmer (Oxyuris) sind 3 bis 10 mm lang. Sie bilden weiße Fädchen, die oft in sehr großer Zahl mit dem Stuhl ausgeschieden werden. Es besteht manchmal heftiger Juckreiz in der Aftergegend, besonders abends und bei Bettwärme. Der Arzt verordnet bestimmte Wurmmittel und meist auch Einläufe

(Knoblauchklystiere). Wichtig ist die Achtsamkeit auf größte Reinlichkeit (Hände, Bett- und Leibwäsche!), da sonst immer wieder frische Infektionen erfolgen. Die Kinder sollen geschlossene Beinkleider tragen und nach jedem Stuhlgang sorgfältig gereinigt werden.

Die Spulwürmer (Ascaris) sind 20 bis 40 cm lang, ähnlich einem Regenwurm, schmarotzen im Dünndarm des Menschen und erscheinen im Stuhl oder im Erbrochenen.

Die Bandwürmer (Tänia). Es gibt verschiedene Arten von Bandwürmern. Durch Genuß von rohem Ochsenfleisch, Schweine- oder Fischfleisch, oder beim Spielen mit Hunden (Hundefinne) gelangen sie als „Finne" in den Körper. Die Krankheit wird in der Regel aus den abgegangenen Gliedern oder durch den Nachweis von Wurmeiern erkannt. Bei einer erfolgreichen Kur muß der Kopf mit abgehen, sonst wächst der Wurm wieder nach. (s. S. 204).

Krätze (Skabies)

Die Krätze wird durch die Krätzmilbe hervorgerufen. Es entstehen auf verschiedenen Stellen der Haut, in der Achselhöhle, am Unterbauch und in charakteristischer Weise zwischen den Fingern und Zehen Hautveränderungen, die zu einem quälenden Juckreiz führen. Der Juckreiz wird besonders abends in der Bettwärme stark; die Kinder kratzen fürchterlich und können sich dadurch noch mit Eiterbakterien infizieren. Bei Säuglingen ist die Krätze anders lokalisiert und oft sehr schwer zu erkennen. Während die Krätze des größeren Kindes das Gesicht immer freiläßt, treten beim Säugling meist an den Wangen die ersten Milbengänge auf. Der Nachweis geschieht hier hauptsächlich durch Aufsuchen der Milbengänge und der Milbe selbst (s. S. 234).

Eiterinfektionen der Haut

In die Haut eingedrungene Eitererreger, meist Streptokokken, können zu verschiedenen Eiterinfektionen der Haut führen. Welche Art der Erkrankung auftritt, hängt zum großen Teile vom Alter und der Widerstandskraft des Organismus ab. Dieselbe Infektion, die beim älteren Kinde Impetigo (Schmutzinfektion) erzeugt, kann beim Neugeborenen und jungen Säugling zu großen Pemphigusblasen (Blasenausschlag) führen oder manchmal sogar ausgedehnte Ablösung der Oberhaut (Dermatitis exfoliativa) hervorrufen. Auch kommt es vor, daß kleine Impetigopusteln sich über den ganzen Körper des Säuglings ausbreiten. Einzelne

Furunkel oder allgemeine Furunkulose sind im Säuglingsalter
nicht selten.

Aufgabe der Pflege ist es, durch sachkundige Körperpflege
die Haut des Kindes vor dem Eintritt von Eitererregern zu bewahren. Besteht die Erkrankung bereits, so ist stets zu bedenken,
daß diese Veränderungen sehr infektiös sind und daß es wichtig
ist, zu verhüten, daß die Infektion von außen her auch noch auf
andere Körperstellen weitergeleitet wird. Durch gründliche Händedesinfektion muß die Pflegeperson die Erkrankung von sich selbst
fernhalten.

Impetigo

Impetigo ist die richtige Schmutz- oder Schmierinfektion
und wird bei schlecht gepflegten Säuglingen und Kindern häufig
vorgefunden. Der gewöhnliche Schmutz enthält unzählige
Bakterien aller Art und ist daher auch immer reich an Eitererregern.
Meist werden die Erreger durch unsaubere Hände und Fingernägel vom Kinde selbst in die Umgebung des Mundes und der
Nase gebracht. Dort entstehen Eiterbläschen, die platzen, eintrocknen und sich mit einer Borke überdecken. Im Gesicht und
auf der behaarten Kopfhaut entstehen oft dicke, übelriechende
Krusten. Das Kind kratzt daran und setzt so mit den eigenen
Fingern immer wieder neue Infektionen. Auf diese Weise entsteht
das Bild des verwahrlosten unsauberen Kindes. Alle juckenden
Ekzeme können auf diese Art mit Impetigo infiziert werden.

In leichten Fällen führen tüchtige Seifenwaschungen, mehrmals täglich vorgenommen, in wenigen Tagen zur Heilung. In
schwereren Fällen verordnet der Arzt erweichende Umschläge
auf die Borken und dann Behandlung mit desinfizierenden Salben.
Das Kratzen muß unbedingt verhütet werden.

Furunkulose

Die Furunkulose der Säuglinge bildet ein sehr häufiges und
lästiges Leiden. Eitererreger gelangen entweder von außen an die
Haut, werden z. B. durch Reiben an der Unterlage in die Haut
des Rückens oder des Hinterhauptes eingerieben und führen daselbst zur Entstehung von kleinen Abszessen. Aber auch durch
die Blutbahn können Eitererreger durch den ganzen Organismus
verschleppt und an die verschiedensten Stellen der Haut depo-
niert werden. Es können bei einem Säugling mehrere hundert
derartige Furunkel an der Körperoberfläche entstehen. Die
Furunkulose zeigt so wie der Soor in der Regel an, daß die Widerstandskraft des betroffenen Organismus geschwächt ist. Außer

der örtlichen Behandlung der Furunkulose muß die Widerstands-
fähigkeit des Kindes gehoben werden. Bei reifen erweichten
Furunkeln geht der Arzt so vor, daß er täglich 10 bis 15 Furunkel mit einem spitzen Skalpell eröffnet. Der Eiter wird ausgedrückt und nachher wird ein Desinfektionsbad gegeben (s. S. 260).

Die Pflegeperson hat sehr darauf zu achten, daß der Eiter
von aufgegangenen Furunkeln sofort gründlich abgewaschen
wird. Durch häufigen Wäschewechsel ist ebenfalls die Übertragung des Eiters zu verhüten. Ein Wasserkissen schützt den
Körper vor schmerzhaftem Druck.

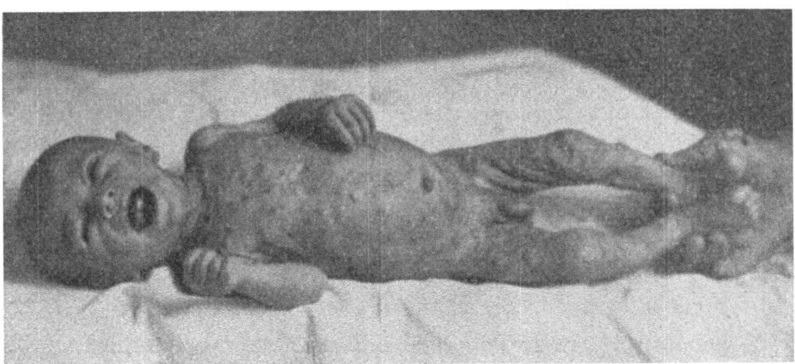

Abb. 43. Allgemeine Furunkulose bei einem hochgradig abgemagerten Säugling

Rotlauf (Erysipel)

Der Rotlauf ist eine Entzündung der Haut, die durch Streptokokken verursacht ist und von hohem Fieber und schweren Allgemeinerscheinungen begleitet sein kann. Die Haut ist gerötet, die
Rötung scharf begrenzt, der Rand etwas erhaben.

Es wurde bereits darauf hingewiesen, daß beim neugeborenen
Kinde der Nabel die gewöhnliche Eintrittspforte für die Rotlauf-
infektion darstellt. Bei älteren Kindern geht ein Erysipel häufig
von der Nase (Nasenbohren), von einer ekzematösen Hautstelle
oder vom Genitale aus. Das Überstehen der Erkrankung schafft
keinen Schutz vor abermaliger Erkrankung, sondern erhöht im
Gegenteil die Empfänglichkeit für die Krankheit.

Früher waren Rotlaufinfektionen in Spitälern, Gebärkliniken,
Findelhäusern häufig. Seit der strengen Beachtung der Regeln
der Asepsis und Antisepsis wurden die Übertragungen immer
seltener.

Chronische Infektionskrankheiten

Tuberkulose

Die Tuberkulose ist die bedeutungsvollste chronische Infektionskrankheit des Kindesalters.

Bei der Tuberkulose des Kindes müssen wir uns einen außerordentlich wichtigen Satz einprägen, nämlich, daß die Tuberkulose eine erworbene Krankheit darstellt, daß die Ansteckung erst nach der Geburt erfolgt und nicht, wie dies bei der Syphilis so häufig ist, schon im Mutterleibe. Die Fälle von angeborener Tuberkulose sind so selten, daß sie praktisch keine Rolle spielen. Wenn wir uns diesen Satz einprägen und die Bedeutung desselben voll erfassen, dann haben wir für die Verhütung der Tuberkulose sehr viel gelernt. Wir müssen bedenken, daß eine tuberkulöse Mutter imstande ist, ein gesundes, nicht mit Tuberkelbazillen infiziertes Kind zur Welt zu bringen, daß aber die Infektion mit Tuberkelbazillen jederzeit, und zwar schon sehr bald nach der Geburt, mitunter schon am Tage der Geburt, erfolgen kann.

Der Erreger der Tuberkulose ist der von KOCH entdeckte Tuberkelbazillus.

Die Infektion mit Tuberkelbazillen erfolgt vornehmlich durch sogenannte Tröpfcheninfektion. Die Tuberkelbazillen kommen in feinsten Tröpfchen oder Staubteilchen in die Luft, durch Husten eines Kranken mit einer offenen Lungentuberkulose oder durch Aufwirbeln von trockenem Sputum oder Staub beim Kehren des Zimmers, und gelangen durch die Luftröhre in die Haupt- und Nebenbronchien oder bis in die Alveolen. Daselbst kommt es im Laufe der Zeit zur Bildung eines Knötchens. Wir bezeichnen dieses Knötchen als den primären Herd, oder auch als GHONschen Herd. Der primäre Herd verkalkt, wobei wir uns aber stets eingedenk sein müssen, daß die Kalkmasse den Herd gleich einer Kerkermauer nur umschließt und daß sie in ihrem Innern noch lebende Tuberkelbazillen beherbergt. Den primären Herd können wir im Röntgenbild manchmal deutlich sehen und wir finden bei Menschen, die einen solchen beherbergen, eine positive Tuberkulinreaktion. Während neugeborene Kinder niemals eine positive Tuberkulinreaktion zeigen, sehen wir, daß die Häufigkeit der Reaktion mit zunehmendem Alter immer größer wird. In Wien steigt die Zahl der Tuberkuloseinfizierten mit jedem Lebensjahr um etwa 5% an. Mit 14 Jahren würden demnach 70% der Kinder eine positive Tuberkulinreaktion zeigen. Wir dürfen nicht alle diese

Kinder als tuberkulosekrank ansehen, da sie ja größtenteils keine weiteren Erscheinungen der Tuberkulose aufweisen. Wir müssen nämlich bei der Tuberkulose streng unterscheiden zwischen der einmal stattgehabten Infektion mit Tuberkelbazillen und der tatsächlichen Erkrankung an Tuberkulose.

Vom primären Herd aus gelangen die Tuberkelbazillen, falls es zur Weiterverbreitung der Tuberkulose kommt, auf dem Lymphweg in die benachbarten Drüsen, bringen diese zur Anschwellung. Größere Lymphdrüsenpakete finden sich an der Teilungsstelle der Luftröhre. Durch Druck dieser Drüsen gegen die Luftröhre entsteht Atemnot, Husten (klingender Husten), wobei bemerkenswert erscheint, daß die Atemnot hauptsächlich bei der Ausatmung deutlich wird (exspiratorische Dyspnoe). Primärer Herd und Infektion der regionären Lymphdrüsen zusammen bilden das primäre Stadium der Tuberkulose.

Außer durch Einatmung von Tuberkelbazillen kann eine Tuberkuloseinfektion auch durch Genuß tuberkelbazillenhaltiger Milch erfolgen, in welchem Fall die ersten Veränderungen im Darm entstehen. Auch von der Haut aus kann die primäre Infektion erfolgen, z. B. von der Beschneidungswunde.

Es kann nun sein, daß die Tuberkulose mit dem primären Stadium abgeschlossen ist, daß es zu keiner weiteren Ausbreitung der Tuberkelbazillen im Organismus kommt. Es ist aber jederzeit möglich, daß die Tuberkelbazillen sich auf verschiedenen Wegen weiterverbreiten. Solche Wege sind die Lymphwege, z. B. die Lymphbahnen der anderen Lungenseite; es stehen aber auch noch andere Ausbreitungswege offen, so insbesondere der Blutweg, dann, wenn z. B. eine tuberkulöse Drüse sich gegen ein Gefäß öffnet und die Tuberkelbazillen durch die Blutbahn weitergeleitet werden.

Das sekundäre Stadium der Tuberkulose ist dadurch zu erklären, daß auf einem dieser Wege Tuberkelbazillen in den Kreislauf kommen. Es können auf diese Weise Tuberkelbazillen in alle Organe gelangen und Veränderungen in den Knochen, Gelenken, Gehirnhäuten, Rippenfell, Bauchfell, in der Lunge usw. bedingen. Von wichtigen Krankheitsbildern des sekundären Stadiums wollen wir insbesondere zwei besprechen, die tuberkulöse Gehirnhautentzündung und die Miliartuberkulose.

Die tuberkulöse Gehirnhautentzündung gehört zu den traurigsten Erkrankungen des Kindesalters, da sie ausnahmslos zum Tode führt. Sie verläuft vom Anfang bis zu Ende innerhalb von drei Wochen. Wir unterscheiden drei Stadien: Erstens das Prodromalstadium in der Dauer von einer Woche. Als erstes

Zeichen wird häufig Erbrechen (vielfach bei gleichzeitiger Obstipation) beobachtet. Die Kinder werden verstimmt, appetitlos,
zeigen mitunter leichte Temperatursteigerungen, klagen über
Kopfschmerzen, aber es sind noch keine sicheren Zeichen einer
ernsten Erkrankung festzustellen. In der zweiten Woche nun
treten deutliche, schon äußerlich kenntliche Zeichen der tödlichen
Krankheit auf, das Bewußtsein trübt sich zusehends. Das Kind
befindet sich im zweiten Stadium der Meningitis, das
ebenfalls eine Woche dauert. Es bestehen die verschiedensten

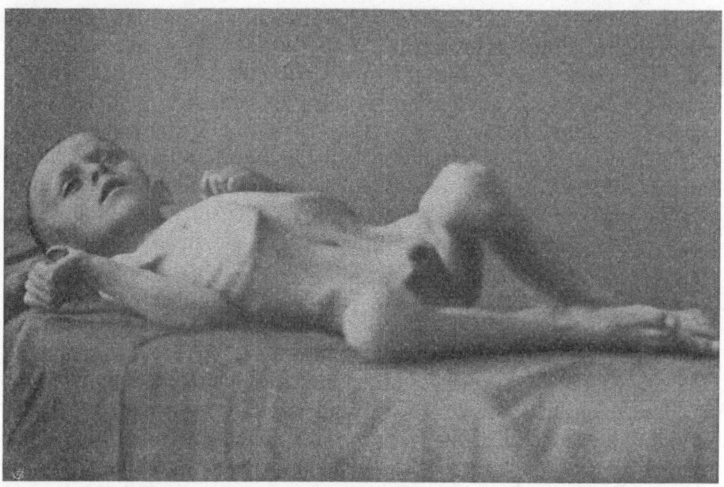

Abb. 44. Endstadium der tuberkulösen Gehirnhautentzündung (Meningitis tuber-
culosa). Bewußtlosigkeit, Schielen, hochgradige Abmagerung. Der Bauch ist tief
eingesunken (Kahnbauch)

Zeichen, welche als Symptome der Hirnreizung zu deuten sind.
Als solche haben wir anzusehen: heftige Kopfschmerzen, Erbrechen,
Zähneknirschen und Pulsverlangsamung. Die Lumbalpunktion
(s. S. 251) zeigt, daß die Flüssigkeit aus dem Rückenmarkskanal unter hohem Druck herausfließt. Im Lumbalpunktat bildet
sich nach 24 stündigem Stehen ein spinnwebenartiges Gerinnsel; in
demselben können wir Tuberkelbazillen nachweisen. Der Appetit
des Kindes nimmt immer mehr ab, das Sensorium trübt sich zusehends und mit Beginn der dritten Woche treten wir in das
dritte Stadium, das ebenfalls ungefähr eine Woche dauert. Das
Kind wird vollständig bewußtlos. Durch Schwinden des Bauch-
fettes und des Darminhaltes zufolge der bestehenden Appetit-

losigkeit entwickelt sich der sogenannte Kahnbauch. Der Puls, der im zweiten Stadium verlangsamt war, ist nunmehr deutlich beschleunigt und mit Ende der dritten Woche tritt der Tod des Kindes ein.

Wiewohl alle Fälle von tuberkulöser Gehirnhautentzündung tödlich enden, wäre es verfehlt, die Pflege des kranken Kindes nicht in der sorgfältigsten Weise durchzuführen.

Bei der Miliartuberkulose (Milium = Hirsekorn, Tuberculum = Knötchen) kommt es durch Weiterschleppung von Tuberkelbazillen in der Blutbahn zu einer Überschwemmung der ganzen Lunge mit kleinen, wie der Name sagt, hirsekorngroßen Knoten, welche dazu führen, daß die atmende Lungenfläche wesentlich eingeschränkt wird. Die Kinder sind zyanotisch, sie leiden an Atemnot; der Arzt wird aus dem Röntgenbild und anderen Erscheinungen die Erkrankung erkennen.

Eine besondere Gruppe von tuberkulösen Erkrankungen, welche zum Sekundärstadium der Tuberkulose gehört, bildet die Skrophulose. Die skrophulösen Kindef zeigen sogenannte Oberflächenkatarrhe; die Augen tränen, die Nase fließt, das scharfe Sekret, welches aus der Nase herauskommt, verätzt die Oberlippe. Diese wird verdickt und oft rüsselartig vorgestülpt. Am Hornhautrande im Auge sehen wir häufig kleine Knötchen, sogenannte Phlyktänen, welche deshalb wichtig sind, weil sie die tuberkulöse Natur der Erkrankung erschließen lassen. Diese Phlyktänen pflegen mit einer Narbe abzuheilen und sind dann besonders unangenehm, wenn sie in der Mitte der Hornhaut sitzen und die sich ausbildende Narbe durch ihre Lage zu einem Sehhindernis führt.

Eine häufige Form der Knochentuberkulose bei Kindern ist die sogenannte Spondylitis. Durch tuberkulöse Erkrankung eines oder mehrerer Wirbel kommt es zu einem Buckel, Gibbus, an einer Stelle der Wirbelsäule. Dabei wird das Rückenmark gequetscht und es treten verschiedenartige Störungen auf, welche mit einer Schädigung des Rückenmarks zusammenhängen. Solche Kinder müssen sehr vorsichtig gelagert werden, unter Umständen verordnet der Arzt ein Wasserkissen, vielfach werden solche Kinder auch in Gipsbetten gelegt.

Bei diesen Kindern finden sich häufig auch tuberkulöse Erkrankungen an den Fingerknochen. Es kann zur spindeligen Verdickung der Grundphanlagen an der Hand kommen, die wir als Spina ventosa bezeichnen.

Auch Auftreibung der Gelenke wird durch die Tuberkulose verursacht (Fungus). Die häufigste Form der Gelenks-

tuberkulose ist die tuberkulöse Hüftgelenksentzündung.
Die Kinder schonen dabei das kranke Bein, sie empfinden heftige
Schmerzen, hinken und zeigen eine scheinbare Verkürzung der
kranken Extremität.

Die Tuberkulose der Haut zeigt verschiedenartige
Formen. Eigentümliche, in der Mitte eingesunkene Knötchen auf
der Haut, welche durch Fortleitung von Tuberkelbazillen durch
die Blutbahn in dieselbe zustande kommen, werden als Tuber-
kulide bezeichnet.

Zur tertiären Tuberkulose rechnen wir jene Formen, die
wir bei Erwachsenen zu sehen gewöhnt sind, hauptsächlich die
eigentliche Lungentuberkulose, die bei älteren Kindern,
welche nahe der Pubertätszeit sind, angetroffen wird.

Eine Form der Tuberkulose, die auch zum tertiären Stadium
gehört, ist der Lupus, der aber im Kindesalter noch kaum vorkommt.

Die drei Formen der Tuberkulose sind demnach:

1. Stadium: Bronchialdrüsentuberkulose;
2. Stadium: a) Knochen-, Gelenks-, Drüsen-, Hauttuberkulose,
            b) Hirnhaut-, Bauchfell- und Rippenfellentzündung,
            c) Miliartuberkulose;
3. Stadium: Lungentuberkulose, Lupus.

Für die Erkennung der Tuberkulose hat die Tuberkulinreaktion die größte Bedeutung. Die PIRQUETsche Tuberkulinreaktion wird mit dem unverdünnten Alttuberkulin
Koch durchgeführt. Dieses stellt eine dicke, dunkelbraune
Flüssigkeit dar. Zur Anstellung der Tuberkulinreaktion benötigen
wir ein Tuberkulinbesteck, welches aus einem Fläschchen
mit Tuberkulin und einem Bohrinstrument (Platiniridiumbohrer)
besteht.

Die Streckseite des rechten Unterarmes des mit Tuberkulin
zu prüfenden Kindes wird mit Äther gereinigt, die Haut des
Unterarmes mit der linken Hand von unten gespannt, worauf
zwei Tuberkulintropfen in einer Distanz von etwa 10 cm auf den
Unterarm gebracht werden. Mit dem Bohrer wird sodann zunächst
eine Kontrollbohrung zwischen den beiden Tuberkulintropfen
und hierauf innerhalb der beiden Tropfen selbst durchgeführt,
ein wenig Watte auf die Tuberkulinstellen gegeben und dieselben
mit Heftpflaster verschlossen. Ist die Tuberkulinreaktion positiv,
so sieht man nach 48 Stunden eine deutliche Rötung und Schwellung an den Tuberkulinstellen.

Eine zweite Probe ist die MANTOUXsche Reaktion, bei welcher zuerst $^1/_{10}$, dann 1 mg Alttuberkulin intrakutan injiziert wird. Ist die Probe positiv, so ist nach 48 Stunden Rötung und Schwellung zu sehen.

Eine positive Tuberkulinreaktion bietet noch keinen Anlaß zur Angst. Sie beweist nur, daß das betreffende Kind mit Tuberkelbazillen in Kontakt gekommen, daß es „tuberkuloseinfiziert" ist. Ein auf Tuberkulin positiv reagierendes Kind muß nicht „tuberkulosekrank" sein. Die erste Infektion mit Tuberkelbazillen gibt sogar meist den Anlaß zur Ausbildung einer gewissen Immunität.

Wir hören häufig das Wort „tuberkulosegefährdet" in ganz unrichtigem Sinne gebraucht. Tuberkulosegefährdet ist jedes noch nicht mit Tuberkulose infizierte Kind. Ein auf Tuberkulin positiv reagierendes Kind, welches sich sonst gesund fühlt, ist nicht „tuberkulosegefährdet", sondern tuberkuloseinfiziert. Ist dieses Kind stark unterernährt, dann besteht die Gefahr, daß aus dem „tuberkuloseinfizierten" Kinde ein tuberkulosekrankes Kind wird.

Die Prognose der Tuberkulose hängt von drei Momenten ab:

1. Vom Lebensalter: Besonders ungünstig zu beurteilen sind die Infektionen im ersten Lebensjahr.

Wenn es angeht, soll das neugeborene Kind einer schwer tuberkulösen Mutter, oder wenn andere Familienangehörige eine schwere Tuberkulose aufweisen, wenigstens für das erste Lebensjahr aus dem tuberkulösen Milieu entfernt werden, weil wir schon sehr viel geleistet haben, wenn wir die Infektion mit Tuberkelbazillen wenigstens über das erste Jahr hinausschieben können. Auch die Pubertätszeit stellt eine kritische Periode dar, in der Tuberkulosefälle häufig ungünstig endigen. Bis gegen das 30. Jahr hin treten die so gefürchteten, rasch und ungünstig verlaufenden Formen der „galoppierenden Schwindsucht" auf.

2. Von der Lokalisation des Prozesses: Gewisse Formen der Tuberkulose, so z. B. die tuberkulöse Gehirnhautentzündung, sind prognostisch immer als ungünstig zu beurteilen, gleichgültig, in welchem Alter sich das Kind befindet. Andere Formen, wie die Gruppe der skrofulösen Erscheinungen, sind prognostisch weitaus günstiger. Die Lungentuberkulose ist prognostisch unsicher.

3. Von den Ernährungsverhältnissen: Schlechter Ernährungszustand verschlechtert die Prognose. Da die Tuberkulose als lang andauernde chronische Erkrankung mit Appetitlosigkeit einhergeht, magern die Patienten ab und die Abmagerung führt zu einer Schwächung der Widerstandskraft. Die erschreckende

Zunahme der Tuberkulosetodesfälle während des Krieges und in
der ersten Nachkriegszeit hängt zweifellos zum großen Teile mit
den ungünstigen Ernährungsverhältnissen zusammen. Die vielleicht schon seit vielen Jahren im Körper befindlichen Tuberkelbazillen können bei hochgradiger Unterernährung und damit einher-
gehender Herabsetzung der Widerstandskraft des Organismus zu
neuem Leben erwachen und Schaden stiften. Unsere Haupt-
aufgabe bei der Bekämpfung der Tuberkulose muß
dahin gerichtet sein, den Ernährungszustand des
infizierten Kindes auf der Höhe zu erhalten.

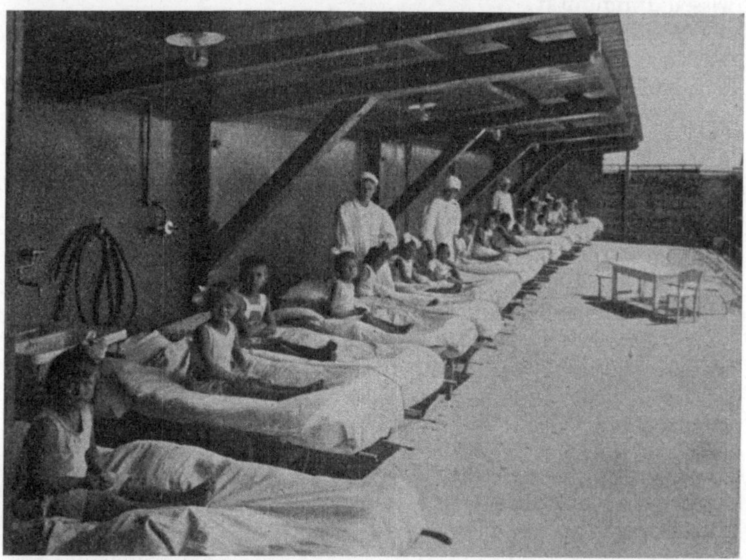

Abb. 45. Freiluftstation für tuberkulöse Kinder auf dem Dache der Wiener
Kinderklinik. Die Kinder liegen Tag und Nacht im Freien

Gelingt es, den Appetit der Kinder zu heben, den reduzierten
Ernährungszustand in die Höhe zu bringen und schöne Körper-
gewichtszunahmen zu erzielen, so haben wir die besten Vorbedin-
gungen geschaffen, um in wirksamer Weise die Tuberkulose zu
bekämpfen. Hiebei müssen wir uns merken, daß uns ein sehr wichtiges Mittel zur Verfügung steht, um die appetitlosen Kinder zum
Essen zu bringen und die Unterernährung in wirksamer Weise zu
bekämpfen, nämlich der Aufenthalt in der frischen Luft. Die Freiluftbehandlung der Tuberkulose (s. S. 221) wird seit vielen Jahren
an der Wiener Kinderklinik in systematischer Weise durchgeführt;

wir können sehen, daß Kinder, welche blaß, mager und appetitlos ins Spital gebracht wurden, hier Appetit bekommen, zunehmen und daß ihre tuberkulösen Veränderungen zur Ausheilung gelangen. Auf der Dachabteilung der Wiener Kinderklinik werden tuberkulöse Kinder, die sich für eine derartige Behandlung eignen, Tag und Nacht im Freien gehalten und in systematischer Weise ernährt. Eine strenge Tageseinteilung muß bei solchen Kindern eingehalten werden. Die Zeit für die Liegekur, für Essen, Spielen, Lernen muß streng vorgeschrieben sein.

Aber auch, wo eine solche Spitalsbehandlung nicht in Frage kommt, muß für die Verbesserung der hygienischen Bedingungen, für Aufenthalt in frischer Luft und für entsprechende Ernährung in der Familie vorgesorgt werden.

Die Freiluftbehandlung der Tuberkulose hat auch vom fürsorgerischen Standpunkte die allergrößte Bedeutung. Wenn wir auf Tuberkulin positiv reagierende, also tuberkuloseinfizierte Kinder, die stark unterernährt sind, in eine systematische Freiluft- und Ernährungsbehandlung nehmen und dabei den Ernährungszustand der Kinder verbessern, betreiben wir die beste Art der Tuberkuloseprophylaxe.

Syphilis (Lues)

Die Syphilis (Lues) ist eine Erkrankung, die im Gegensatz zur Tuberkulose auf die Kinder gewöhnlich schon im Mutterleib übertragen wird. Hervorgerufen wird die Erkrankung durch die von Schaudinn entdeckte Spirochaete pallida. Dieses Gebilde hat eine korkzieherartig gewundene Form, ist lebhaft beweglich und kann durch bestimmte Färbungsmethoden mikroskopisch leicht nachgewiesen werden. Nach erfolgter Infektion fällt die Blutprobe nach Wassermann meist positiv aus.

War die Infektion der Plazenta mit Spirochäten eine sehr frühzeitige und massige, so kommt es überhaupt nicht zur Geburt eines lebenden Kindes, sondern zur Fehlgeburt (Abortus) im dritten oder zur Totgeburt im sechsten oder siebenten Schwangerschaftsmonat. Bei leichter Infektion wird die Frucht ausgetragen. Es kommt aber häufig zur Frühgeburt. Kinder und Frühgeburten von syphilitischen Eltern können entweder schon zur Zeit der Geburt syphilitische Zeichen aufweisen oder, wenn die Infektion erst während der Geburt erfolgt ist, treten die Zeichen der angeborenen Syphilis erst im zweiten Lebensmonate auf. Ein syphilitischer Säugling, der deutliche Zeichen der Lues aufweist, kann ohne Gefahr für die eigene Mutter von dieser gestillt werden, auch wenn letztere keine Zeichen der Syphilis zeigt. Die Erklärung hiefür besteht darin, daß eine Mutter, welche ein syphilitisches Kind zur Welt bringt, unbedingt als syphilisinfiziert anzusehen ist, auch wenn sie selbst keine luetischen Zeichen aufweist.

Die Ernährung syphilitischer Kinder an der Mutterbrust ist von der allergrößten Bedeutung. Die Ernährung eines syphilitischen Kindes an einer Ammenbrust ist strengstens untersagt (wenn nicht die Amme auch syphilitisch ist), da die Gefahr besteht, daß eine gesunde Amme durch das syphilitische Kind mit Syphilis infiziert werden könnte.

Zeichen der angeborenen Lues sind:

1. Schnupfen,
2. Hautausschläge,
3. Rhagaden an den Lippen und am After,
4. graue Hautfarbe,
5. starke Venenzeichnung, besonders am Kopf (Schläfen),
6. Ruhigstellung einzelner Gelenke wegen Schmerzen,
7. Hydrozephalus,
8. Sattelnase.

Das wichtigste Zeichen für die angeborene Syphilis bildet der Schnupfen. So häufig auch der Schnupfen bei größeren Kindern und Erwachsenen als unschuldige Erkrankung auftritt, so bedeutungsvoll ist er beim neugeborenen Kind. Jeder Schnupfen bei einem neugeborenen Kind ist syphilisverdächtig und erfordert ärztliche Beobachtung. Der Schnupfen ist zurückzuführen auf eigentümliche Papelbildungen in der Nase des Säuglings; es kommt zum Schnüffeln und später zu einem blutigeitrigen Ausfluß aus der Nase, zu Einrissen in der Oberlippe und im Mundwinkel, mitunter auch am After, zu sogenannten Rhagaden, die ebenfalls wichtige Zeichen der Syphilis darstellen. Der Schnupfen des neugeborenen Kindes ist aus dem Grunde besonders unangenehm, weil dann die Ernährung an der Mutterbrust erschwert sein kann. Solche Kinder bekommen durch die Nase nicht genügend Luft, atmen vornehmlich durch den Mund und, wenn sie an die Brust angelegt werden, lassen sie die Brustwarze alsbald aus, da sie eben durch die Nase nicht genügend Luft erhalten. Der Arzt wird bei solchen Kindern Ernährung mit abgespritzter Frauenmilch aus der Flasche verordnen, eventuell zur Fütterung mit dem Löffel oder der Sonde raten.

Ferner treten bei der Syphilis auch die verschiedenartigsten Hautausschläge auf, die durch ihre Farbe, durch ihr Aussehen und durch ihre Verteilung dem Arzt die Erkennung der Erkran-

kung gestatten. Wir wollen uns nur das eine merken, daß alle
Ausschläge, die beim neugeborenen Kind an Handtellern und
Fußsohlen beobachtet werden, als syphilisverdächtig anzusehen sind und daß bei solchen Hautveränderungen sofort der Arzt
zu Rate zu ziehen ist. Es bilden sich an diesen Stellen häufig Blasen,
sogenannte Pemphigusblasen, die zunächst mit einem wässerigen
Inhalt gefüllt sind, in welchem bei
genauer Untersuchung Syphiliser-
reger nachgewiesen werden können.

Manchmal bildet sich bei here-
ditär syphilitischen Kindern ein Hydrozephalus aus, die Nasenwur-
zel ist eingesunken, Sattelnase.

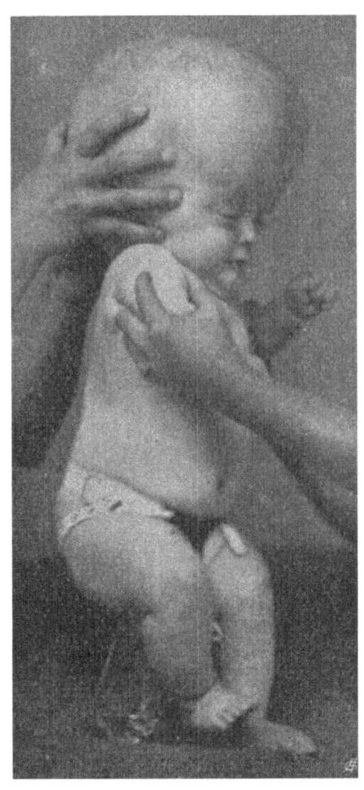

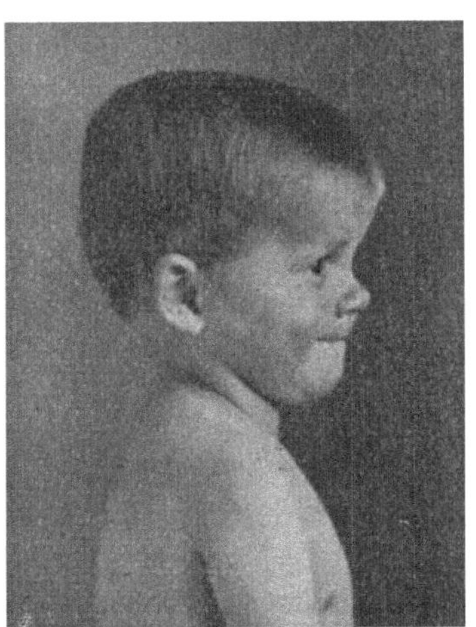

Abb. 46. Leichter, luetischer Wasserkopf (Hydrozephalus), Sattelnase

Abb. 47. Hochgradiger Wasserkopf
(Hydrozephalus), sog. Ballonschädel

Die Hautfarbe des ganzen Körpers ist fahl, die Venen treten
deutlich hervor. Die Augen haben einen auffallend starken Glanz.
Schmerzen in den Gelenken machen diese gegen jede Berührung
sehr empfindlich. Diese Schmerzhaftigkeit kann sich so weit
steigern, daß das Kind ein oder das andere Gelenk überhaupt
nicht bewegt, wodurch der Anschein einer Lähmung erweckt
wird (PARROTsche Lähmung und Pfötchenstellung).

Syphilitische Veränderungen können weiters an allen inneren
Organen, auch an den Knochen, auftreten, und im späten Kindes-

alter können wir aus der sogenannten HUTCHINSONschen Trias
die einmal stattgehabte Infektion mit Syphiliserregern erkennen.
Die HUTCHINSONsche Trias besteht aus Veränderungen an den
Zähnen, Augen und Ohren. Die mittleren oberen, bleibenden
Schneidezähne zeigen halbmondförmige Einkerbungen (HUTCHIN-
SONsche Zähne), die Hornhaut eine eigentümliche Trübung. Am
Gehörorgan wird Schwerhörigkeit oder sogar Taubheit festgestellt.

Bei frühzeitiger und entsprechender Behandlung muß es
durchaus nicht zu diesen spätsyphilitischen Zeichen kommen und,
wenn sich solche ausbilden, müssen durchaus nicht alle drei
Formen bei einem Kinde vorgefunden werden. Es ist möglich,
daß nur die charakteristischen Veränderungen an den Zähnen
oder an den Augen oder an dem Gehörorgan in Erscheinung
treten. Im späten Kindesalter kann auch jene gefürchtete Erkrankung als Folge der angeborenen Syphilis vorkommen, die
oft bei Erwachsenen als Folge der erworbenen Syphilis beobachtet
wird, nämlich die progressive Paralyse.

Bei der ungeheuren Bedeutung, welche die Syphilis für das
einzelne Individuum und für das ganze Familienglück hat, muß
für eine sorgfältige und regelmäßige Behandlung des syphilitischen Kindes Sorge getragen werden. Wird bei einem Kind
angeborene Syphilis festgestellt, so genügt es aber durchaus nicht,
das syphilitische Kind zu behandeln, sondern es müssen gleichzeitig die Eltern dieses Kindes der gleichen Behandlung unterzogen werden, da sonst die Gefahr besteht, daß weitere syphilitische Kinder zur Welt gebracht werden (s. S. 256).

Eine frische Lues ist als ebenso infektiös anzusehen wie
andere akute Infektionskrankheiten, die durch Kontakt übertragen werden können, z. B. Scharlach. Wegen des heftigen
Schnupfens ist das Kind hochzulagern, die Haut unter der Nase
einzufetten. Vor jeder Mahlzeit ist die Nase vom Sekret zu befreien, weil dadurch das Trinkhindernis etwas verringert wird.
Aber auch die Einrisse an den Lippen können den Säugling hindern,
zu saugen, und es muß manchmal Löffelfütterung vorgenommen
werden. Wegen Schnupfen und Lippenrissen wird der Mund
meist offen gehalten, die dadurch entstehende Austrocknung
des Mundes kann durch Anfeuchten behoben werden. Wegen
der Veränderungen in den Gelenken muß jede Berührung des
Säuglings ganz besonders zart und vorsichtig erfolgen.

Rheumatische Erkrankungen

Die rheumatischen Erkrankungen sind Infektionskrankheiten, deren Wesen und Ursache noch wenig bekannt ist.

In die Gruppe der rheumatischen Erkrankungen gehört
1. der akute Gelenkrheumatismus (Polyarthritis acuta),
2. die Entzündung der inneren Herzwand (Endokarditis),
3. der Veitstanz (Chorea),
4. Entzündung der Gaumenmandeln (Tonsillitis, Angina).
Beim akuten Gelenkrheumatismus kommt es zur
Schwellung der kleinen und größeren Gelenke, der Fingergelenke,
Zehengelenke, Kniegelenke usw., welche außerordentlich schmerzhaft werden, so daß die Patienten ängstlich jede Bewegung vermeiden. Die Kinder haben dabei hohes Fieber und müssen bei
jeder Berührung mit größter Sorgfalt angefaßt werden, weil sie
sonst qualvolle Schmerzen leiden. Die geschwollenen Finger, bzw.
die anderen zur Anschwellung gekommenen Gelenke werden über
ärztliche Anordnung in der Regel in Watte eingewickelt, das Bett
sorgfältig gepolstert und jeder Lagewechsel des Patienten mit
größter Umsicht durchgeführt.
Die Chorea ist gekennzeichnet durch motorische und
psychische Unruhe der betroffenen Patienten. In ausgebildeten
Fällen ist die Erkennung der Krankheit leicht, schwierig ist sie im
Beginn. Solche Kinder können in der Schule dadurch auffällig
werden, daß sie Gesichter schneiden, unmotiviert lachen, beim
Schreiben ausfahren usw. Wird die Unruhe bedeutender, so
pflegt in der Regel der Lehrer schon die krankhafte Natur dieser
Unruhe zu erkennen und das Kind zum Arzt zu schicken. Ist die
Krankheit voll ausgebildet, so werfen sich die Kinder im Bett
herum, zeigen unwillkürliche, zuckende Bewegungen in allen
Extremitäten; sie können sich nicht einen Moment ruhig halten,
sind außerstande, den Löffel oder die Gabel zum Mund zu führen,
so daß die Ernährung dieser Kinder die größten Schwierigkeiten
bereitet. Dabei fällt bei den Kindern eine hochgradige Labilität
in der Stimmung auf; durch eine lustige Erzählung sind sie ohne
weiteres zum Lachen, durch ernste Zusprache sofort zum Weinen
zu bringen.
Choreakranke Kinder gehören auch in ganz leichten Fällen,
wenn nur leichtes Grimassieren im Gesichte besteht, unbedingt ins
Bett und aus der Schule entfernt, weil außer der möglichen Herz-
komplikation beim erkrankten Kinde die Gefahr besteht, daß
gleichsam durch psychische Infektion in einer Schulklasse die
anderen Kinder das erkrankte nachahmen, ebenfalls anfangen,
Gesichter zu schneiden und es bei ihnen auf diese Weise zur
sogenannten Chorea imitatoria, die natürlich nichts mit der
rheumatischen Chorea zu tun hat, kommen kann. Bei der Pflege
des choreakranken Kindes muß man bedenken, daß sich die

Kinder zufolge ihrer großen Unruhe leicht verletzen können, durch Anschlagen mit Händen oder Füßen am Bettrand kann es zu Verletzungen kommen, die eine langwierige Behandlung erfordern. Auspolsterung des ganzen Bettes erscheint angezeigt.

Die Tonsillitis ist gekennzeichnet durch Anschwellung und Rötung der Mandeln, welche punktförmige Beläge zeigen, wobei die Kinder fiebern und starke Schluckbeschwerden haben. Die Nahrungsaufnahme bei diesen Kindern ist in der Regel sehr erschwert; feste Speisen, größere Bissen werden nicht hinuntergebracht; besser vertragen werden eisgekühlte, bzw. flüssige Speisen. Auch die gewöhnliche Halsentzündung darf durchaus nicht als unschuldige, gefahrlose Erkrankung angesehen werden. Es können auch bei ihr schwere, ja das Leben bedrohende Komplikationen auftreten, so daß die rechtzeitige Zuziehung eines Arztes unbedingt angeraten werden muß. Nicht jede Tonsillitis gehört zu den rheumatischen Erkrankungen. Wir sind aber noch nicht imstande, die einzelnen Formen zu unterscheiden, da der Erreger unbekannt ist.

Die Hauptgefahr der rheumatischen Erkrankungen, sowohl beim akuten Gelenkrheumatismus wie bei der Chorea, liegt in der Möglichkeit einer Mitbeteiligung des Herzens, so daß als Folgeerscheinung der rheumatischen Erkrankungen ein dauernder Herzfehler entstehen kann. Der Arzt ist daher frühzeitig zu Rate zu ziehen.

Ernährungsstörungen

Ernährungsstörungen kommen im Säuglingsalter verhältnismässig häufig vor. Erfahrungsgemäß kommen Ernährungsstörungen bei Brustkindern selten vor, bei Flaschenkindern aber sehr häufig. Dies ist leicht zu verstehen, wenn man bedenkt, daß der Verdauungstrakt des Säuglings von Natur aus für Frauenmilch eingerichtet ist. Ein normales kräftiges Kind wird ja vielleicht in gesunden Tagen richtig dargereichte Kuhmilch eben vertragen, aber es bedarf dann nur eines ganz geringen Anstoßes, um die Verdauung aus dem Gleichgewicht zu bringen.

Unter Ernährungsstörungen versteht man Erkrankungen des Verdauungstraktes mit Störungen des Allgemeinbefindens, durch das Mißverhältnis zwischen Verdauungskraft und Nahrungsaufnahme hervorgerufen. Entweder wird durch zu reichliche Nahrungszufuhr die normale Verdauungskraft überschritten, oder es ist durch irgend eine Ursache, wie andersartige Erkrankungen oder Hitze, die Verdauungskraft herabgesetzt, so daß eine sonst angemessene Nahrungsmenge schon eine Überlastung des Magendarmkanales bedeutet. Ebenso kann eine zu geringe Nahrungszufuhr zu Störungen führen. Nicht selten ist unrichtige Zusammensetzung der Nahrung, auch Vitaminmangel, der Grund einer Erkrankung. Daß verdorbene Milch dem Säugling schaden kann, ist allgemein bekannt. Aufgabe der Säuglingspflege ist es, durch Vermeidung der Ursachen den Säugling vor Ernährungsstörungen zu bewahren.

Nach den Erscheinungen werden folgende Gruppen unterschieden:

1. Mangelnde Zunahme ohne Erbrechen und Abführen,

2. Erbrechen ohne Abführen bei gutem oder angehaltenem Stuhl,

3. Abführen mit oder ohne Erbrechen = Magendarmkatarrh.

Diese Erscheinungen können in verschiedenen Graden auftreten und so eine leichtere oder schwerere Erkrankung des Säuglings bedingen. Unter Umständen kann eine Ernährungsstörung auch den Tod des Kindes verursachen.

1. Mangelnde Zunahme

A. Quantitative Unterernährung

Die monatliche Zunahme eines quantitativ entsprechend, natürlich oder künstlich ernährten Säuglings beträgt ungefähr ein halbes Kilogramm. Diese Zahl hat nur die Bedeutung einer Durchschnittszahl; die Gewichtszunahme erfolgt im ersten Lebenshalbjahre steiler als im zweiten. Solange das Gewicht regelmäßig zunimmt, braucht man sich keine Gedanken darüber zu machen, ob die Ernährung quantitativ entsprechend ist. Anders hingegen ist es, wenn die Gewichtszunahme keine befriedigende ist. In diesem Falle muß bei Brustkindern durch mehrere Tage hindurch die Trinkmenge bei jeder Mahlzeit mit der Wage kontrolliert werden (Trinkmenge = Gewichtsdifferenz vor und nach dem Anlegen). Ergibt sich hiebei ein Minus gegenüber dem berechneten optimalen Nahrungsbedarf, so soll die fehlende Nahrungsmenge auf eine vom Arzt vorgeschriebene Weise ergänzt werden. Mit dieser Zufütterung bis zum Optimum soll man schon aus dem Grunde nicht zu lange warten, weil das gut gedeihende und kräftige Kind besser saugen wird und damit die Milchproduktion der Mutter besser in Gang erhalten bleibt. Es zeigt sich nicht selten, daß stillende Mütter, die in den ersten Wochen nicht genügend Milch produzieren, nachdem die Nahrungsmenge beim Kinde durch Zufütterung von Kuhmilch ergänzt wurde, reichlicher

Milch liefern und daß auf diese Weise nach einiger Zeit die Zufütterung wieder überflüssig wird. Auch darauf wäre zu achten,
daß der Sauger nur ein ganz kleines Loch hat, damit das Trinken
aus der Flasche nicht zu leicht gemacht wird.

Einen wichtigen Hinweis auf quantitative Unterernährung
bildet die Obstipation des Säuglings, ein Symptom, das nicht
mit Abführmitteln, sondern mit richtiger Einstellung der Nahrung
vom Arzt behandelt wird. Wenn der Säugling (bei normalem
Magen-Darmkanal) zu wenig Nahrung aufnimmt, so erfolgt eine
sehr komplette Verdauung, und nur wenig Fett kommt in die tiefen
Darmabschnitte. Dadurch überwiegen dort die durch die Galle
dunkel gefärbten Darmsekrete, der Dickdarminhalt erinnert in
seiner Farbe an das milchlose Mekonium. Dieser substanzarme,
dunkel gefärbte Stuhl kann nun entweder im Dickdarm wasser-
arm gemacht werden, er wird dann nur in langen Intervallen in
Form von dunklen Kügelchen abgesetzt (Hungerobstipation),
oder aber, was häufiger ist, er wird nicht eingedickt und kommt
in Form von häufigen dunklen, substanzarmen, diarrhöischen
Entleerungen zutage.

Die quantitative Unterernährung stellt den einfachsten Fall
einer chronischen Ernährungsstörung dar. Wenn ein Kind in
langen Perioden zu wenig Nahrung bekommen hat, so kann daraus
ein schwererer Grad von Ernährungskrankheit resultieren.

B. Mangelkrankheiten (Avitaminosen)

Die Avitaminosen stellen immer Allgemeinerkrankungen dar
und es ist klar, daß Gewichts- und Längenwachstum, als die
feinsten Zeichen des Nichtgedeihens eines Kindes, bei diesen
gestört sind. Im Gegensatze zu jenen Ernährungskrankheiten,
die durch positive Schädlichkeiten hervorgerufen werden, entstehen die Avitaminosen durch Mangel an gewissen lebens-
wichtigen Stoffen, die sich der tierische Organismus nicht
selbst aufbauen kann, sondern zuführen muß. Es hat daher bei
der künstlichen Ernährung des Säuglings, der bezüglich seiner
Nahrungszufuhr vollkommen passiv von seiner Umgebung abhängig ist, ganz besonders auf die Vollständigkeit der verwendeten
Nahrungsmittel in Bezug auf Eiweiß und Vitamine Rücksicht
genommen zu werden. Ist die Milch zu stark verdünnt, so
kann Eiweißmangel eintreten, ist sie fettlos, so fehlt das Vitamin A. Einmaliges Aufkochen der Milch, wie es im Haushalte

meistens geübt wird, ist vollkommen unbedenklich. Die Gefahr
des A-Vitaminmangels ist eher bei zu weitgehenden Milchverdünnungen oder bei Verwendung fettarmer Milch (Magermilch)
gegeben. Das Vitamin C hingegen verträgt Erhitzen auf 100°C
nicht, daher ist langes Kochen der Milch für den Säugling mit
Gefahren verbunden.

Xerophthalmie
(Trockenheit der Bindehaut)

Xerophthalmie ist eine durch Mangel des Vitamin A (anti-
xerophthalmisches Vitamin) hervorgerufene Allgemeinerkrankung,
die mit schweren Veränderungen des Auges einhergeht. Die
Haut solcher Säuglinge zeigt oft einen Stich ins Gelbgraue.
Körpergewichts- und Längenwachstum bleiben stehen. Die
Erkrankung beginnt bei älteren Personen häufig mit Nacht-
blindheit. In den leichteren Graden der Xerophthalmie besteht
gewöhnlich nur eine Trockenheit der Bindehäute; die Bindehaut
wird dann im Lidspalt trocken, fältelt sich, es besteht ein leichtes
Einsinken des Augapfels, die Tränen haften nicht an den trockenen
Stellen.

Von der Konjunktiva greift der Prozeß nicht selten auf die
Kornea über, die gleichfalls eintrocknet, einschmilzt und zur
Erweichung kommen kann, woraus das Bild der Keratomalazie
(Erweichung der Hornhaut) entsteht. Es kommt zu einer eitrigen
Einschmelzung der Hornhaut und in schweren Fällen zu einer
vollkommenen Zerstörung des Auges. Durch reichliche Zufuhr
von A-Vitamin in Form von Lebertran kann das Auge manchmal
noch gerettet werden.

Je frühzeitiger das Leiden erkannt wird, um so schneller heilt
es: Schon nach wenigen Tagen Lebertrangebrauchs bessert sich
der Zustand. Ein Frühsymptom der Heilung ist das Einsetzen
einer Tränenflut. An dieser Erkrankung leidende Kinder sind
ähnlich wie an anderen Avitaminosen leidende Kinder durch
Infekte sehr gefährdet. Frühgeburten, debile Kinder, Zwillings-
kinder sowie Kinder mit Ikterus werden leichter von der Krankheit
befallen.

Aufgabe der Pflege ist es, die Darreichung des verordneten
Lebertranes so zu gestalten, daß dieser nicht erbrochen wird.
Die Augen bedürfen einer fleißigen vorsichtigen Reinigung und
Anfeuchtung.

11*

Skorbut

Durch Mangel an C-Vitamin entsteht Skorbut. Der Skorbut ist eine schwere Erkrankung, bei der Blutungen (besonders am Zahnfleisch) auftreten und die während des Krieges, aber auch schon in früheren Zeiten immer dann gehäuft zur Beobachtung kam, wenn ein Mangel an frischen Nahrungsmitteln herrschte. So z. B. in Kriegsgefangenenlagern, Interniertenlagern, auf Schiffen, bei Expeditionen, auch in Spitälern und Kinderheimen zu einer Zeit, wo frisches Gemüse, gute Milch, Obst usw. nicht erhältlich war und man hauptsächlich auf Konservennahrung (Trockenmilch, Kondensmilch, Dörrgemüse usw.) angewiesen war.

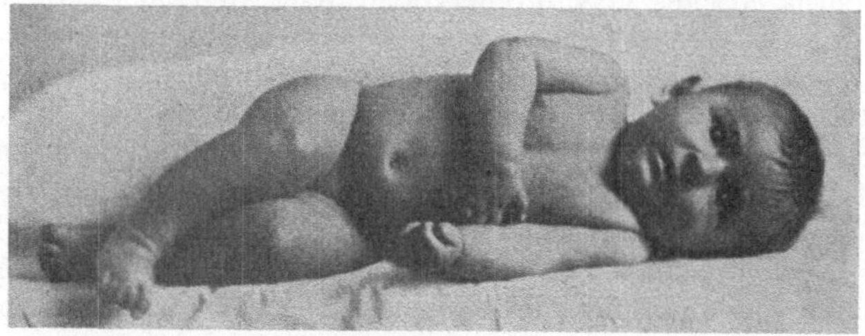

Abb. 48. Schmerzhafter Gesichtsausdruck und Zwangshaltung der Extremitäten bei einem Kinde mit Säuglingsskorbut

Barlow

Die BARLOWsche Krankheit ist der Skorbut der Säuglinge. Sie ist wie der Skorbut des älteren Kindes durch Blutungen gekennzeichnet, die an verschiedenen Körperstellen auftreten können, so z. B. am Zahnfleisch, aber nur dann, wenn bereits Zähne vorhanden sind. Ferner kommen Blutungen vor über den Kniegelenken, die geschwollen und schmerzhaft werden, so daß die Kinder jede überflüssige Bewegung mit ihren Beinen ängstlich vermeiden. Aber auch andersartige Blutungen, so z. B. aus der Blase, aus dem Darm, Augenhöhlenblutungen, kommen im Verlauf der BARLOWschen Krankheit vor. Da das C-Vitamin in der frischen Milch, im frischen Gemüse und in Obstarten, wie Zitronen- und Orangensaft enthalten ist, ist es für die Pflege wichtig, aus diesen Substanzen in richtiger Weise antiskorbutische Mittel zu gewinnen (s. S. 117).

Durch vorsichtige Hantierungen an dem Säugling und entsprechende Lagerung der erkrankten Kniegelenke sind die Bewegungsschmerzen zu mildern. Bei der Nahrungsdarreichung ist zu bedenken, daß das entzündlich veränderte Zahnfleisch sehr schmerzt und auch bei Löffelfütterung ist vorsichtig vorzugehen.

Rachitis (englische Krankheit)

Die englische Krankheit entsteht, wenn Kinder im Stadium des stärksten Knochenwachstums an Vitamin D und an Licht Mangel leiden. Rachitis tritt bei künstlich genährten Kindern häufiger auf als bei natürlich genährten und verläuft auch schwerer.

Die Rachitis ist im Wesen charakterisiert durch eine Störung im Kalkstoffwechsel. Die Knochen des erkrankten Kindes verlieren an Kalkgehalt, bzw. es wird bei der fortwährenden Umbildung des Knochens nicht genügend Kalk abgelagert. Wie immer diese Störung im Kalkstoffwechsel zustande kommen mag, die Folge derselben ist eine abnorme Weichheit und Brüchigkeit des kindlichen Skeletts, die sich an gewissen Körperstellen deutlich kenntlich macht. Die rachitischen Erscheinungen treten am häufigsten zwischen dem vierten Monat und dem zweiten Lebensjahr auf.

Die rachitischen Symptome setzen sich zusammen aus:

1. Störungen des epiphysären Wachstums. Es kommt zu Auftreibungen der Epiphysen der langen Röhrenknochen, besonders oberhalb der Handgelenke („doppelte Glieder"), zu Auftreibungen an der Knochenknorpelgrenze der Rippen, zum sogenannten rachitischen Rosenkranz.

2. Verlangsamung des Knochenwachstums. Die Fontanelle schließt sich nur sehr langsam, ist vielfach noch im zweiten Lebensjahr weit offen, der Schädel erscheint groß (scheinbarer Hydrozephalus), die Nähte klaffen weit. Die Zähne kommen verspätet heraus; die meisten Verzögerungen in dem Auftreten der ersten Zähne sind durch Rachitis bedingt.

3. Mangelhafter Kalkgehalt des neugebildeten Knochens. Das erste Symptom ist eine Erweichung der Hinterhauptsschuppe in der Gegend der kleinen Fontanelle und um die Lambdanaht, die sogenannte Kraniotabes und eine Weichheit der Fontanellenränder. Dabei stellt sich in der Regel Haarausfall ein und es bestehen Kopfschweiße.

In schweren Fällen kommt es auch zu Thoraxdeformitäten, zu Abflachungen und Einbuchtungen des seitlichen Brustkorbes.

Während der Zeit der schwersten Rachitis sind die Kinder unfähig zu sitzen und zu gehen. Durch das Sitzen kann die Wirbelsäule nach allen Richtungen Verbiegungen erleiden; es können jene Formen der Wirbelsäule auftreten, die wir als Kyphose, bzw. Skoliose bezeichnen (Sitzrachitis). Später, durch Stehen und Gehen, kommt es durch Belastung der Beine zufolge der abnormen Biegsamkeit der Knochen beim rachitischen Kinde häufig zur Ausbildung der sogenannten O-Beine, bzw. X-Beine (Stehrachitis). Die abnorme Beschaffenheit der Extremitäten oder der Rippen kann dazu führen, daß an diesen Stellen bei unsanfter Berührung des Kindes Brüche (Infraktionen, Frakturen) entstehen.

Rachitiker sind meist übellaunig, blaß, haben einen großen Bauch („Froschbauch") und leiden an unregelmäßiger Verdauung. Auch sind sie gegen alle Infektionen der Luftwege und Eiterinfektionen der Haut besonders widerstandslos.

Wir haben bereits betont, daß Rachitis hauptsächlich bei künstlich genährten Kindern angetroffen wird. Diese Krankheit findet sich auch bei Kindern, die zu lange bei einseitiger Milchnahrung gehalten werden und die zu einer Zeit, wo sie schon Gemüse und andere vitaminhaltige Nahrungsmittel bekommen sollten, noch immer ausschließlich oder zum großen Teil Milch bekommen. Kinder, die an Rachitis oder an Erscheinungen der Tetanie (s. S. 167) erkranken, leben vielfach in einem ungünstigen Milieu. Man kann insbesondere bei Stadtkindern die Wahrnehmung machen, daß die Wohnungsverhältnisse ungünstig sind, vielfach sind die Wohnungen feucht und dunkel. Es besteht eine Häufung dieser Krankheitsbilder in den Wintermonaten.

Für die Vorbeugung der Rachitis ist die Ernährung an der Mutterbrust, bzw. wenn es sich um ältere Kinder handelt, die gemischte Ernährung, die Sorge für Licht und Luft, entsprechender Aufenthalt im Freien und in der Sonne, also die Sorge für eine Verbesserung der allgemeinen hygienischen Lebensverhältnisse von allergrößter Bedeutung. Bei der Rachitis haben wir im Lebertran ein altbewährtes Heilmittel, jetzt das neue Ergosterin. Außer diesem ist die Bestrahlung des Kindes im direkten Sonnenlicht oder mit der Quarzlampe sehr wichtig (s. S. 252). Durch Bestrahlung der stillenden Mutter, besonders ihrer Brüste mit Quarzlampe wird der antirachitische Wert ihrer Milch erhöht. Milch, die von mit Quarzlampe bestrahlten Kühen stammt, ist reich an D-Vitamin und verhütet Rachitis.

Bei schwerer Rachitis hat die Pflegerin durch richtige Lagerung darauf zu achten, daß die weichen Knochen keine Verbiegungen erleiden. Das Kind braucht eine flache, harte Matratze, darf nicht lange einseitig getragen werden und darf nicht zu längerem Sitzen, Stehen und Gehen aufgefordert werden. Der Epstein sche

Schaukelstuhl leistet gute Dienste, weil er das Kind zur Aufrechthaltung der Rückenmuskulatur zwingt und außerdem das bei Rachitikern so sehr beliebte Sitzen mit gekreuzten Beinen verhindert. Wegen des trägen Stoffwechsels und der Kopfschweiße ist eine besonders sorgfältige Hautpflege dringend nötig. Das Liegen in durchnäßten Windeln muß unbedingt vermieden werden. Das Heben und Legen muß wegen

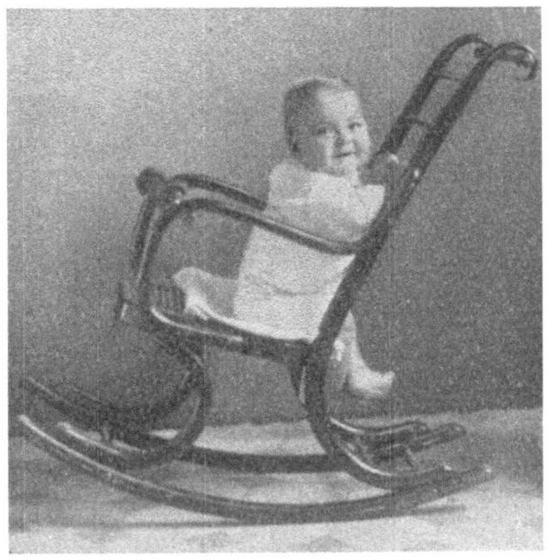

Abb. 49. Schaukelstuhl

der weichen Knochen besonders behutsam geschehen.

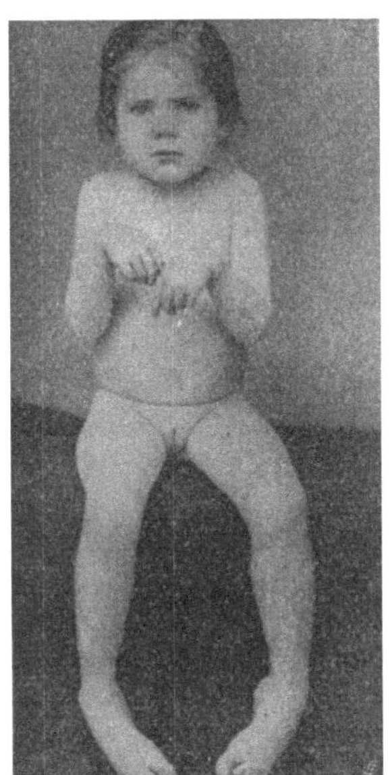

Abb. 50. Krampfstellung der Hände und Füße bei Tetanie

Tetanie (Spasmophilie)

Tetanie und Rachitis sind verwandte Erkrankungen und treten häufig gleichzeitig auf. Die Tetanie ist charakterisiert durch eine mechanische und elektrische Übererregbarkeit des Nervensystems.

Von den leicht kenntlichen Zeichen der Tetanie merken wir uns als sogenannte manifeste Zeichen, d. s. solche, die ohne Zuhilfenahme weiterer Untersuchungsmethoden kenntlich sind:

1. den Stimmritzenkrampf (Laryngospasmus), einen Krampf der Larynxmuskulatur, bzw. der Stimmbänder. Die Kinder zeigen ein eigentümliches, krähendes Geräusch bei der Einatmung.

2. Die Fraisenanfälle (Eklampsie), die mitunter mit Bewußtlosigkeit einhergehen unter allerschwersten Krampfformen, wie wir sie bei der Epilepsie zu sehen gewohnt sind.

3. Die eigentliche Tetanie, Dauerkrämpfe, tonische, über

Stunden, selbst über Tage und Wochen andauernde Krämpfe in den Händen und Füßen (Geburtshelferstellung).

Als latente Zeichen der Tetanie bezeichnen wir jene, die sich nicht ohneweiters bemerkbar machen, sondern erst durch Zuhilfenahme bestimmter Untersuchungsmethoden gefunden werden. Diese sind:

1. das Fazialisphänomen (CHVOSTEKsches Phänomen). Beim Beklopfen des Gesichtsnerven in der Mitte der Wange tritt eine Zuckung auf in einem oder in mehreren Muskeln des Gesichtes (Oberlippe, Unterlippe), die von einem der Fazialisäste versorgt werden.

2. Das TROUSSEAUsche Phänomen. Bei Umschnürung des Oberarmes mit einer elastischen Binde tritt nach kurzer Zeit die „Geburtshelferstellung" in der betreffenden Hand ein.

3. Das ERBsche Phänomen oder die elektrische Übererregbarkeit auf galvanischen Strom.

Während normalerweise zur Auslösung einer Zuckung ein Nerv mit einer bestimmten Stromstärke gereizt werden muß, ist bei Tetanie dazu nur ein viel geringerer Strom nötig.

Kinder mit Spasmophilie (Neigung zu Krämpfen) sind stets in sehr genauer Beobachtung zu halten, da im Stimmritzenkrampf durch Erstickung, in allgemeinen Krämpfen durch Krampf der Atem- oder Herzmuskulatur plötzlicher Tod eintreten kann. Krampfanfälle sind zu notieren, damit dem Arzt genauer Bericht erstattet werden kann.

2. Erbrechen
Speien

Das Erbrechen in seiner leichtesten Form, das die Gewichtszunahme nicht stört, wird als Speien bezeichnet. Neugeborene Kinder und junge Säuglinge sind bei der Nahrungsaufnahme noch ungeschickt und lassen nach dem Trinken, besonders wenn die Brust sehr leicht geht, ein wenig von der aufgenommenen Nahrung wieder herausfließen. Da der Nährwertverlust dabei ein geringer ist, hat dieses Speien keine Bedeutung. Entscheidend ist hier immer der Gang der Gewichtskurve.

Auch durch anderweitige Reflexe, besonders immer dann, wenn irgend ein Atemhindernis besteht, kann reflektorisch Erbrechen auftreten.

Nervöses Erbrechen

Das einfache Speien kann zum nervösen Erbrechen überleiten, wobei der Nährwertverlust so groß werden kann, daß das

weitere Gedeihen des Kindes in Frage gestellt ist. Besteht ein
derartiger Zustand noch nicht lange, so kann die Toleranz zunächst
noch in normaler Höhe liegen; bei länger dauerndem höhergradi-
gem Erbrechen aber kann daraus ein Zu-
stand von Unterernährung resultieren,
der dem klinischen Bilde der Atrophie
entspricht, wobei die Toleranz schließlich
sogar unter das Minimum sinken kann.
Der Stuhl ist nicht schlecht, meist angehalten.

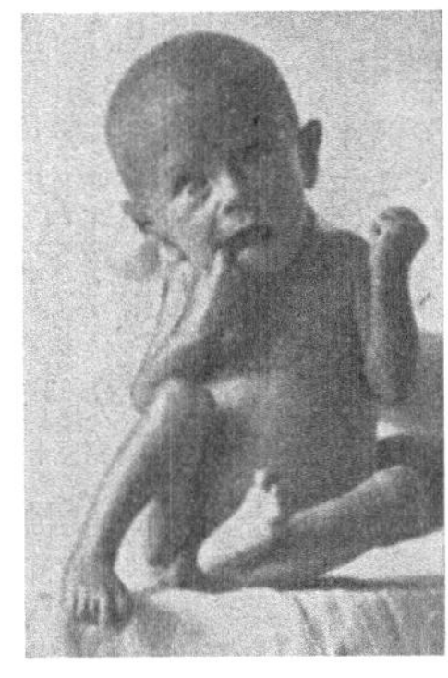

Abb. 51. Schwerer nervöser
Brecher

Bei diesen nervösen Brechern erfolgt
der Brechakt ohne Erscheinungen des
Übelbefindens, im Gegenteil, es macht
direkt den Eindruck, als ob sich die
Kinder über das Erbrechen freuen würden. Diese Kinder zeigen verschiedene
Zeichen der Nervosität, sind unruhig und
schreckhaft.

Pylorospasmus (Pförtnerkrampf)

Die schwerste Form des nervösen Erbrechens ist der Pylorospasmus (Pförtnerkrampf), der zu einem vollkommenen Verschluß des Pylorus (Pylorusstenose) führen kann.

Nur wenig Nahrung gelangt in den Darm und daher ist nur
wenig Material für die Stuhlbildung vorhanden. Solche Kinder
magern sehr stark ab und haben seltenen, spärlichen Stuhl.
Vielfach wird Stirnrunzeln dieser durch das Brechen verhungerten,
meist unruhigen und neuropathischen Kinder als charakteristisches
Symptom beschrieben. In den höchsten Graden der Pylorusstenose kann die Behinderung der Entleerung des Magens so
hochgradig sein, daß überhaupt keine Nahrung mehr in den Darm
tritt. In solchen Fällen wird die Ausdehnung des Magens und die
Verstärkung der Pylorus- und Magenmuskulatur die höchsten
Grade erreichen. Das Erbrechen selbst ist bei der Pylorusstenose
auch qualitativ ganz anderer Art als beim einfachen Speien und
nervösen Erbrechen. Bei der Pylorusstenose wird der Mageninhalt unter Pressen ausgestoßen, „im Bogen erbrochen" und
kann fernweg vom Kinde gefunden werden. Die erbrochenen
Massen selbst sind topfig, geronnen und, da keine Galle beigemengt ist, weiß. In Fällen von einfachem Pylorospasmus kann das
Erbrechen von ähnlicher Beschaffenheit sein. Allerdings wird es,
wenn der Pylorus noch durchgängig ist, niemals zu so hochgradiger
Obstipation kommen.

Der Arzt sucht durch verschiedene diätetische und medikamentöse Maßnahmen dieser schweren Störung Herr zu werden. Wenn dadurch kein Erfolg erzielt werden kann, ist eine chirurgische Behandlung manchmal nicht zu umgehen.

Keine andere Erkrankung erfordert eine so sachkundige Fütterungstechnik (s. S. 98) als der Pylorospasmus. Es liegt oft sehr ·an der Art der Fütterung, daß doch wenigstens ein Teil der gebotenen Nahrung behalten wird. Außerdem braucht ein Säugling mit Pylorospasmus sehr viel Ruhe. Aufregungen sind strenge zu verhüten, da sie meist Erbrechen auslösen. Das Erbrochene ist stets sofort zu entfernen und durch gute Reinigung der Haut ist zu verhüten, daß ein Ekzem der Halsfalte entsteht.

3. Abführen und Erbrechen (Magendarmkatarrh)

In diese Gruppe von Ernährungsstörungen gehört eine Reihe von Krankheitsbildern, die mit Erbrechen und Abführen einhergehen. Als Ursachen können Fehler in der Qualität oder Quantität der Nahrung, Hitze und hauptsächlich auch allgemeine Erkrankungen in Betracht kommen und zu ganz gleichartigen Bildern führen.

Diese Fälle kann man einteilen in akute und chronische Störungen und kann bei jeder dieser beiden Gruppen zwei Unterabteilungen unterscheiden. Dadurch kommen wir zu vier Krankheitsbildern: die akute leichte Störung, Dyspepsie, die akute schwere Störung, Intoxikation, die chronische leichte Störung, Dystrophie, und die chronische schwere Störung, Atrophie.

Akute leichte Störung (Dyspepsie)

Die beiden Hauptsymptome der Dyspepsie sind Abführen und Erbrechen. Temperatursteigerung kann bestehen, kann aber auch fehlen. Die beim normalen Säugling gebundenen Stühle erscheinen mehr oder weniger breiig, „gehackt", und sind in den leichteren Graden von akutem Magendarmkatarrh noch nicht flüssig. Die Kinder sind dabei gewöhnlich unruhig, schreien wegen der Leibschmerzen, ihr Schlaf ist gestört.

Akute schwere Störung (Intoxikation)

Nicht immer verläuft die akute Ernährungsstörung leicht. Sie kann als schwere Ernährungsstörung mit toxischen Symptomen beginnen, oder diese kann sich aus der leichten Ernährungsstörung, wenn nicht rechtzeitig und sinngemäß eingegriffen wurde, entwickeln. Ihre Symptome bestehen nicht einfach in einer Steigerung der beiden Hauptsymptome der akuten Ernährungsstörung, Durchfälle und Erbrechen, sondern das Symptom des hochgradigen Wasserverlustes beherrscht das ganze Krankheitsbild (vgl. Abb. 52). In diesen Fällen ist schnelles Eingreifen des Arztes dringendst nötig. Das Krankheitsbild ist charakterisiert durch eine Reihe von Allgemeinsymptomen und solche lokaler Natur. Zu den Allgemeinsymptomen gehören: plötzliche Gewichtsstürze, verbunden mit Einsinken der Fontanelle, Tiefliegen der Augen, Welkwerden der Haut, Benommenheit, Fieber. Die kraftlose Stimme und der trockene Husten vervollständigen noch das Bild. Die lokalen Symptome sind durch zahlreiche, spritzende, oft ganz wässerige, farblose Stühle gekennzeichnet, wozu noch das gehäufte Erbrechen hinzutritt. Der Brechreiz kann so groß

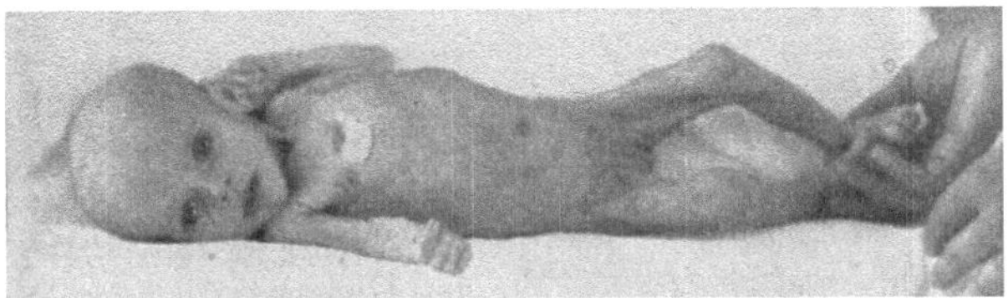

Abb. 52. Äußerer Habitus eines Kindes während einer toxischen Durchfallsperiode im Verlauf einer schweren chronischen Ernährungsstörung

sein, daß die Nahrungszufuhr überhaupt unmöglich wird, indem jeder Schluck Wasser oder Milch sofort erbrochen wird. Diese Säuglinge haben auch eine hohe Neigung zu sekundären Infektionen.

Indoxikationen können auch durch hohe Außentemperatur entstehen (Sommerdiarrhoe). Es gilt für die Hitzeschädigung all das, was eben auseinandergesetzt wurde.

Eine besondere Gefahr bei der Hitzeschädigung besteht darin, daß namentlich beim künstlich genährten Säugling, der infolge der hohen Außentemperatur vorhandene Durst der Säuglinge nicht etwa durch Zufuhr von Wasser, sondern durch eine Mehrzufuhr an Milch gestillt zu werden pflegt. Die Überfütterung führt an sich schon durch Überschreiten der Toleranz zu einem Sinken derselben, wozu sich noch das schädigende Moment der Hitze hinzuaddiert, so daß die Gefähr-

dung der Säuglinge eine außerordentlich große wird. An Hitze-
schädigungen erkranken besonders solche Säuglinge, die während
der heißen Sommermonate in warmen Wohnungen (Dach- und
Mansardenwohnungen) untergebracht sind und solche, bei denen
die Wärmeabgabe durch zu festes Einpacken behindert ist. In
Kellerwohnungen untergebrachte Säuglinge sind im Gegensatze
hiezu weniger gefährdet.

Eine leichte akute Ernährungsstörung pflegt gewöhnlich
schon in einer Woche wieder ausgeglichen zu sein. Schwere
Ernährungsstörungen aber dauern meist vierzehn Tage bis
einen Monat. Charakteristisch für die schwere akute Ernährungsstörung ist, daß das Kind in zwei bis drei Tagen
mehrere hundert Gramm, oft bis zu einem Drittel seines Körpergewichtes einbüßen kann, während es zur Wiederherstellung des
Ausgangsgewichtes zwei bis drei Wochen braucht. Es gibt aber
auch akute schwere Ernährungsstörungen, in welchen der Ge-
wichtsverlust schon nach wenigen Tagen wieder ausgeglichen ist.
Hier liegen dann reine Wasserverluste vor.

Chronische Störung (Dystrophie, Atrophie)

Kinder mit chronischen Ernährungsstörungen sind äußerlich daran zu erkennen, daß nicht nur der Turgor herabgesetzt
ist, sondern auch der Fettgehalt des Unterhautzellgewebes stark

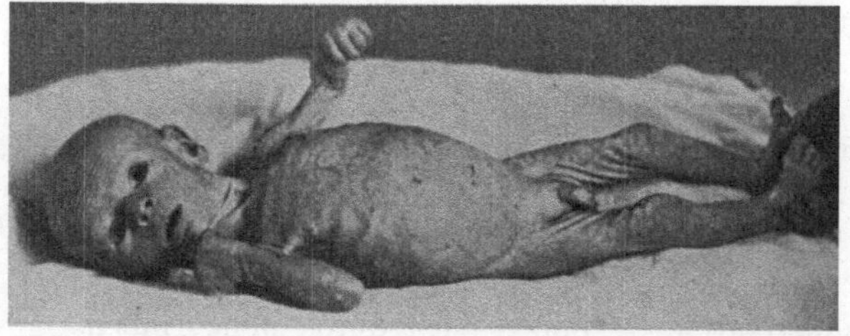

Abb. 53. Das Kind von Abb. 54 am Anfange der Ernährungsbehandlung

gelitten hat. Das Wesen der chronischen Ernährungsstörung
liegt darin, daß die Toleranz gesunken und die Toleranzbreite
sehr verschmälert ist. Chronisch ernährungsgestörte Säuglinge
haben Neigung zu Temperatursteigerungen und sekundären
Infekten. Die Stühle haben entweder den Charakter von Durch-
fällen, oder aber es kann Obstipation bestehen; bisweilen treten
sogenannte Kalkseifenstühle auf, d. s. knollige, harte, wasser-
arme, ganz weiß gefärbte Stühle, die an der Windel nicht haften

und mikroskopisch reichlich Kalkseifen enthalten. Diese Kalkseifenstühle sind für die „Dystrophie" charakteristisch. Man kann, ähnlich wie bei der akuten Ernährungsstörung, auch bei der chronischen, je nach der Schwere, zwei Grade unterscheiden: den leichten Grad, Dystrophie (Nichtgedeihen), und den schweren Grad, Atrophie (Marasmus), in den schwersten Fällen Dekomposition benannt.

Es tritt dann „Unernährbarkeit" ein, wenn auch die geringe Nahrungsmenge, welche zur Aufrechthaltung der inneren Arbeit notwendig ist, nicht mehr vertragen wird.

Die richtige Pflege ist bei jeder Form der Ernährungsstörung von größter Wichtigkeit. Die vom Arzt vorgeschriebene Nahrung muß als Medikament betrachtet und in richtiger Zubereitung dem Säugling in der verordneten Art und Weise dargereicht werden. Durch geschulte Pflege gelingt es manchmal doch, den schlechten Appetit zu überwinden, ohne den Säugling dadurch zum Erbrechen zu bringen. Die bei schweren Ernährungsstörungen so zahlreichen Stühle stellen an die Haut des Gesäßes eine sehr große Anforderung und es ist daher schon, bevor dadurch eine Reizung entsteht, die Haut durch Salbe zu schützen. Ganz besonders fleißiges Trockenlegen ohne unnötige Lageveränderung des Patienten ist dringend nötig. Abkühlung ist zu vermeiden; ausgekühlte Kinder sind durch Wärmeflaschen auf normale Temperatur zu bringen. Durch

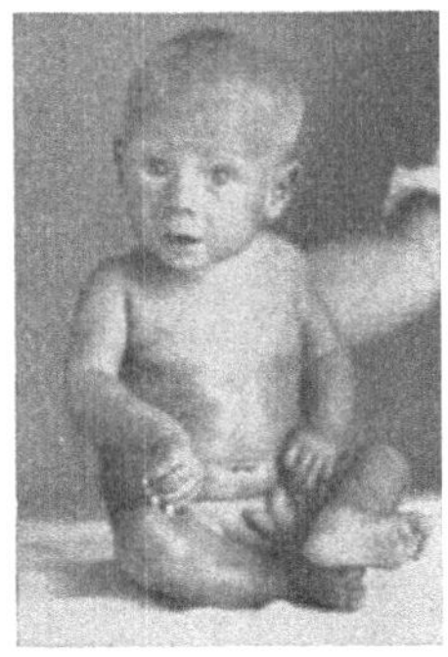

Abb. 54. Das Kind von Abb. 53 nach achtwöchiger Ernährungsbehandlung

den Wasserverlust werden Lippen und Mund sehr trocken und müssen daher häufig mit nasser Watte betupft werden. Die Augen werden bei schwerer Ernährungsstörung oft lange ohne Lidschlag offen gehalten, wodurch die Hornhaut der Gefahr der Austrocknung ausgesetzt ist. Schließen der Lider mit der Hand und Betropfen des Auges mit Wasser muß diese Störung verhüten.

Stoffwechselstörungen

Exsudative Diathese

Die Haut mancher Kinder reagiert auf äußere Reize oder auf eine unzweckmäßige Ernährung (Milchüberfütterung usw.) mit oft sehr hartnäckigen Ekzemen. Diese

Krankheitsbereitschaft, wobei nicht bloß die äußere Haut, sondern auch die Schleimhaut der Atmungs- und Verdauungswege auf bestimmte Reize mit Entzündung, Katarrhen, Exsudationen aller Art zu reagieren pflegt, bezeichnen wir als exsudative Diathese. Wir müssen so wie bei der Furunkulose unterscheiden zwischen Ekzemen, die durch äußere Schädigung verursacht sind und zwischen solchen, die als Ausscheidung von innen heraus entstehen.

Große Sauberkeit, häufiges Trockenlegen, Benützung von nur ausgekochten Windeln wird im allgemeinen das Entstehen von außen kommender Ekzemen verhüten, welche sich hauptsächlich an Stellen bilden, die der Nässe ausgesetzt sind. (Intertriginöses Ekzem.)

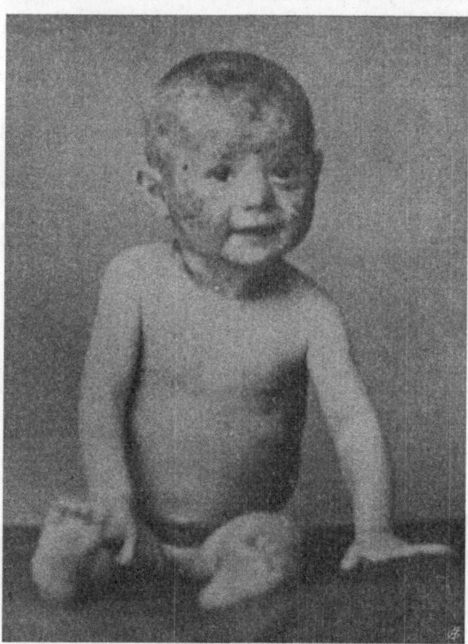

Abb. 55. Kopf- und Gesichtsekzem

Solche Säuglinge sind sehr hänfig trocken zu legen, da die längerdauernde Berührung der Haut mit Harn oder Kot leicht entzündliche Veränderungen an der empfindlichen Haut des Säuglings bewirkt. Besonders oft findet man derartige Ekzeme an den Schenkelfalten, in der Genitalgegend und um den After herum. Sorgfältige Reinigung der Haut, wenn sie mit Stuhl verunreinigt war, Baden des Säuglings, ist Vorbedingung, wenn nicht schwerere Hautveränderungen entstehen sollen. Einstuppen ist nach der Reinigung empfehlenswert.

Ausgedehnte Ekzeme kommen auch auf dem Kopf und im Gesicht vor („Vierziger"). Es bilden sich dicke Borken, welche zufolge des heftigen Juckreizes blutig gekratzt werden. Der Arzt pflegt in der Regel eine Ölhaube oder eine Gesichtsmaske mit Öl oder Salbe zu empfehlen (s. Technik S. 241). Die Pflegerin soll darüber orientiert sein, daß es oft trotz sorgsamster Hautpflege bei ekzematösen Kindern nicht gelingt, die Haut in

Ordnung zu bringen. Für solche Fälle ist ärztlicher Rat dringend nötig, da nicht bloß die empfindliche Haut des Kindes gepflegt, sondern das kranke Kind als solches behandelt werden muß.

Zuckerkrankheit (Diabetes mellitus)

Die Zuckerkrankheit stellt für Kinder ein äußerst gefahrvolles Leiden dar und beginnt meist plötzlich mit heftigem Durst, Gewichtsabnahme trotz guter Nahrungsaufnahme und vermehrtem Harnabgang. Häufig entdeckt die Mutter dadurch als erste die Erkrankung, daß sie Zuckerflecke in der Wäsche und einen eigentümlichen Obstgeruch (Azeton) aus dem Munde des Kindes wahrnimmt. In fortgeschrittenen Fällen besteht Kopfschmerz, Brechreiz, Schläfrigkeit und vertiefte Atmung. Diese letztgeschilderten Symptome können sich bis zu tiefer Bewußtlosigkeit (Coma) steigern, dabei besteht tiefe, pausenlose Atmung, kleiner, weicher, schneller Puls, herabgesetzter Druck der Augäpfel, intensives Erbrechen, Trübung des Bewußtseins, Krämpfe. Das Anfangsstadium der Erkrankung kann übersehen werden, es kommt dann zu plötzlichem Ausbruch der früher genannten Symptome, oft im Anschluß an eine fieberhafte Erkrankung.

Bei schweren Fällen von kindlichem Diabetes verordnet der Arzt außer der diätetischen Behandlung in der Regel Insulin, das aus der Bauchspeicheldrüse von Tieren gewonnen wird. Die Schwester muß den Patienten nach einer Insulineinspritzung sehr genau beobachten, da mitunter schwere Allgemeinerscheinungen, wie Doppeltsehen, Zittern der Hände, Krämpfe einer Insulineinspritzung folgen können.

Schilddrüsenerkrankungen

Es kommen schon bei neugeborenen Kindern Schilddrüsenvergrößerungen vor, insbesondere, wenn die Mutter eine vergrößerte Schilddrüse besitzt. Solche Vergrößerungen beim Neugeborenen sind relativ selten und treten nur in Kropfgegenden in größerer Zahl auf. Viel häufiger finden wir Schilddrüsenvergrößerungen beim älteren Kinde. Aus ungeklärter Ursache hat in den Nachkriegsjahren auch in Österreich bei Kindern beiderlei Geschlechts die Zahl der Schilddrüsenvergrößerungen beträchtlich zugenommen und es werden auch ausgesprochene Kröpfe bei Kindern im schulpflichtigen Alter häufig beobachtet. Um die Pubertätszeit finden wir bei Mädchen mitunter nicht unbeträchtliche Schilddrüsenvergrößerungen, die aber oft im Laufe der nächsten Lebensjahre wieder

verschwinden. Da die Schilddrüse, als Drüse mit innerer
Sekretion, einen entscheidenden Einfluß auf die ganze körperliche
und geistige Entwicklung des Kindes ausübt, haben die Ärzte
der Zunahme dieses Organs ihr besonderes Augenmerk zuge-
wendet. Es konnte festgestellt werden, daß durch minimale
Jodmengen (WAGNER-JAUREGG) das Entstehen von Schilddrüsenvergrößerungen verhütet werden kann und auch Kröpfe
zur Rückbildung gebracht werden können.

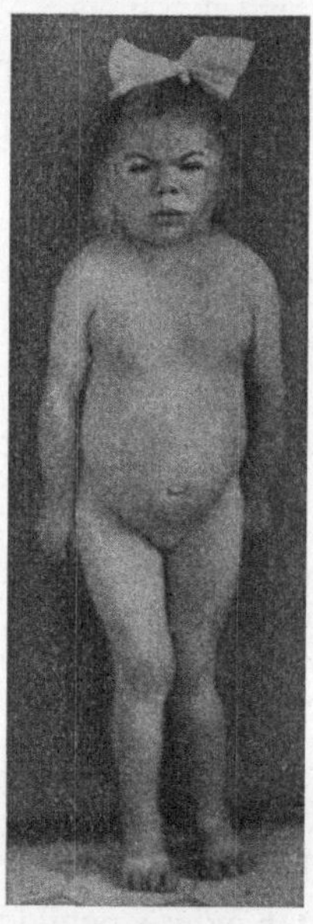

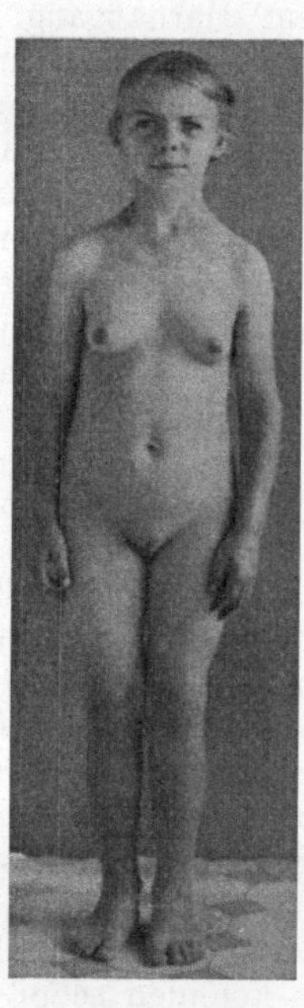

Abb. 56. Unbehandeltes Myxödem.   Abb. 57. Dasselbe Kind wie Abb. 56
  12³/₄ Jahre alt, 104 cm hoch   nach 31 Monaten Thyreoidinbehand-
         (— 40 cm)   lung. Längenzunahme: 26 cm

Nach dem Vorschlage von WAGNER-JAUREGG hat es sich
am zweckmäßigsten erwiesen, diese minimalen Jodmengen mit
dem Kochsalz zuzuführen. Das im Handel als „Vollsalz" erhält-
liche jodierte Kochsalz enthält 0,005 g Jodkalium auf 1 kg Kochsalz. Es empfiehlt sich, um die Kropfbildung zu verhüten, statt
des gewöhnlichen Kochsalzes dieses „Vollsalz", und zwar sowohl
für die Speisenzubereitung als auch zum Brotbacken zu verwenden.
Als Gegensatz zu den Schilddrüsenvergrößerungen haben
wir das Fehlen der Schildddrüse anzusehen, bzw. den teilweisen

oder völligen Ausfall der Schilddrüsenfunktion. Der Schilddrüsenmangel kann schon bei neugeborenen Kindern nachgewiesen werden, oder aber es stellt die Drüse erst im späteren Leben teilweise oder völlig ihre Funktion ein. Kinder mit fehlender Schilddrüse unterscheiden sich schon äußerlich von gesunden Kindern, sie sind klein, fett, träge, geistig zurückgeblieben, haben sehr trockene, derbe Haut, struppiges Haar und tiefe Stimme. Sie haben im Vergleich zu gleichalterigen gesunden Kindern einen sehr niedrigen Nahrungsbedarf. Man bezeichnet dieses Krankheitsbild als Myxödem. Die fehlende Schilddrüse wird ersetzt durch Verfütterung getrockneter Schilddrüse von Tieren. Bei einer solchen, allerdings meist lebenslänglich fortzusetzenden Behandlung erholen sich die Kinder körperlich und geistig in sehr merklicher Weise.

Zu unterscheiden vom Myxödem ist das sogenannte Mongoloid (mongoloide Idiotie), ein Zustand, bei dem es sich um schwere Mißbildungen des Gehirns handelt. Der Gesichtsausdruck der mongoloiden Kinder ist ganz charakteristisch. Das Gesicht ist flach, die Augen sind schiefgestellt, es besteht eine große Beweglichkeit und Biegsamkeit in den verschiedenen Gelenken. Die geistige Entwicklung solcher Kinder bleibt stark zurück und läßt sich durch Schilddrüsenverfütterung nicht fördern, da der Zustand mit der Schilddrüse nichts zu tun hat. Die Ursache ist unbekannt.

Erkrankungen des Harnapparates

Nierenentzündung

Äußerlich ist die akute Nierenentzündung vielfach daran erkenntlich, daß Ödeme im Gesicht (Augenlidern) auftreten, das Kind gedunsen aussieht und daß sich auch an sonstigen Körperpartien, besonders an den Füßen Ödeme ansetzen. Das Kind ist blaß, unruhig, scheidet wenig Harn aus,

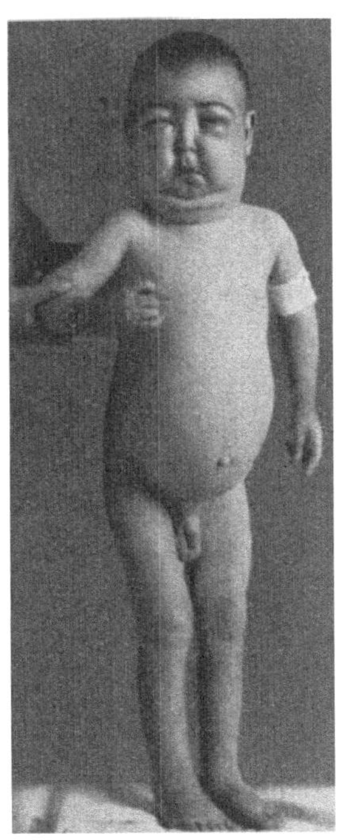

Abb. 58. Hochgradiges Ödem bei Nephritis

nimmt an Gewicht stark zu. Im Harn wird Eiweiß gefunden. Die Gefahr besteht vornehmlich in plötzlich auftretenden, mit

Bewußtlosigkeit einhergehenden Krämpfen (Urämie), die auch zum Tode führen können. Vom Arzt wird bei urämischen Krämpfen meist eine Blutabnahme aus der Vene vorgenommen (s. Harnproben S. 225).

Blasenentzündung (Zystitis)

Die Blasenentzündung kommt bei Kindern aller Altersstufen vor. Im Säuglingsalter werden Mädchen häufiger betroffen als Knaben. Die Ursache bildet meist eine Infektion mit den im Darmkanal normalerweise vorhandenen Kolibazillen. Bei älteren Kindern fällt der Harndrang auf, die Kinder äußern vielfach Schmerzen beim Urinieren und entleeren häufige, kleine Quantitäten Harn. Bei Säuglingen fällt insbesondere der üble Geruch der mit Harn durchfeuchteten Windeln auf. Besteht die Vermutung auf eine Blasenentzündung, so wird der Arzt verlangen, daß Harn zur Untersuchung aufgefangen wird (s. S. 265).

Die psychischen Abnormitäten des Kindesalters

Die Heilpädagogik hat in den letzten Jahren immer größere Ausbreitung erfahren und ist nun innerhalb der medizinischen Spezialfächer als selbständiges Gebiet eingegliedert. Für die Pflegeschwester ist sie deshalb von großer Wichtigkeit, weil die verschiedensten, heilpädagogisch wichtigen Zustände auch außerhalb der ausdrücklich dafür bestimmten Anstalten, in Spitälern, Erholungsheimen und Asylen vorkommen. Das Erkennen der einschlägigen Formen bewahrt vor erzieherischen Mißgriffen.

1. Das Wesen der heilpädagogischen Arbeit

Der Kernpunkt der heilpädagogischen Arbeit besteht darin, Kinder, die intellektuell oder sozial auffällig sind, in ihrem Wesen zu erfassen, um daraus die entsprechenden Folgerungen zu ziehen. Um das psychische Verhalten eines Kindes zu verstehen, muß man sich bewußt sein, daß seine Eigenart sowohl durch die persönliche Anlage (endogen), wie durch die äußeren Verhältnisse (exogen) bestimmt ist.

Erfahrungsgemäß wissen wir, daß die früher allzusehr betonte exogene Komponente immer mehr an Bedeutung gegenüber der endogenen verloren hat, wenn man auch stets ihren Einfluß nachzuweisen imstande ist. Das bezieht sich nicht nur auf die rein krankhaften Formen von Geisteskrankheit und Schwachsinn, für deren Entstehung dem exogenen Moment fast jede Bedeutung mangelt, sondern auch auf alle übrigen kindlichen Dissozialitäten.

Als exogene Ursache irgend eines Zustandes ist alles zusammenzufassen, was mit den persönlichen Erlebnissen eines Kindes in der Familie, in der Schule und in seinem gewöhnlichen Verkehr zusammenhängt. Dazu kommen außerordentliche Ereignisse, die nur von einer geringen Kinderzahl erlebt werden. Es ist nicht gleichgültig, ob ein Kind ehelich oder unehelich geboren und aufgezogen wurde, ob es Halb- oder Ganzwaise ist, ob es keine, wenige oder viele Geschwister hat. Ferner ist der Einfluß der materiellen Lage der Familie grundsätzlich zu berücksichtigen. Die Eltern können gut oder böse, anständig oder unanständig, nervös-reizbar oder duldsam, vernünftig oder unvernünftig sein. Sie können durch ihr Alter (zu jung oder zu alt) in ihren erzieherischen Aufgaben versagen, sie können durch ihren Beruf daran gehindert werden; die Kinder stehen in ungünstigem familiären Einfluß, wenn die Eltern in einer streithaften Ehe leben oder voneinander geschieden sind.

Überblickt man diese, bei weitem nicht vollständige Aufzählung der äußeren Momente, die das Wesen eines Kindes beeinflussen können, so muß man zu dem Resultate kommen, daß jedes Kind im Laufe der Zeit unter diesem oder jenem ungünstigen Einfluß gestanden sein muß. Das gesunde, widerstandsfähige Kind wird auch mehr oder weniger leicht damit fertig werden, ohne dauernden Schaden davonzutragen; nur ganz krasse Mißstände oder Erziehungsfehler vermögen ein seiner Anlage nach gesundes Kind in seiner Entwicklung aufzuhalten oder in die Bahn der Dissozialität oder Kriminalität zu lenken. Anderseits sind die schwersten Formen psychischer Störungen von außen so gut wie gar nicht beeinflußbar. Zwischen diesen beiden Extremen der seltenen, rein exogenen Verwahrlosung und den schweren, rein endogenen oder durch Krankheit bedingten psychischen Störungen liegt alles, womit man es in der Heilpädagogik zu tun hat. Es sind bei allen Erziehungsschwierigkeiten und Dissozialitäten Charakteranlage oder krankhafte Charakterveränderung die ausschlaggebende Wurzel, ungünstige Ereignisse oder Einflüsse das auslösende Moment.

2. Diagnose des Charakters

Jedes Kind reagiert, seiner Anlage gemäß, verschieden auf die gleichen exogenen Faktoren. Wir interessieren uns daher für das exogene Moment im Leben des Kindes nicht deshalb so sehr, weil wir darin eine Wurzel seiner Dissozialität suchen,

sondern vor allem, weil wir nur aus dem Verhalten des Kindes
den Einflüssen des Lebens gegenüber seinen Charakter kennen-
lernen können. Der erste wesentliche Punkt der heilpädagogischen
Diagnostik ist diese Diagnose des Charakters des Kindes
mit den sich daraus ergebenden praktischen Konsequenzen:
welche exogene Faktoren sind als für das Kind ungünstig
fernzuhalten und in welcher Umgebung wird es am besten gefördert werden?

Es ist oft ebenso unmöglich, den Charakter eines Kindes
durch einmalige Untersuchung festzustellen, wie durch eine einmalige Begegnung einen Menschen kennenzulernen. Nur wer
durch längere Zeit mit dem Kinde beisammen ist und dessen
Benehmen in möglichst vielen verschiedenen Situationen sieht,
kann nachher ein geschlossenes Bild des kindlichen Charakters
geben. Auch im engen Rahmen des Spitalsbetriebes hat das
Kind Gelegenheit genug, seine Eigenart zu zeigen, und gerade
die Schwester, die dauernd mit ihm beisammen ist und als Frau
auch viel eher die Fähigkeit besitzt, in Beziehung zu ihm zu treten
als der Arzt, hat Gelegenheit, es in seinem Benehmen zu beobachten.

Wenn hier das Arbeitsgebiet der Schwester an eigens für
schwer erziehbare Kinder errichteten Stationen beschrieben wird,
so ist diese Beschreibung mit geringen Einschränkungen auch auf
Stationen, an denen Kinder mit körperlichen Erkrankungen
liegen, anzuwenden, und die Krankenschwester, die neben der
Krankheit des Kindes auch seine psychische Eigenart erfaßt
und berücksichtigt, wird dadurch dem Kinde seine Krankheit
wesentlich erleichtern können.

An der heilpädagogischen Station lebt die Schwester während
der ganzen Zeit in innigster Gemeinschaft mit den Kindern, so daß
sie Gelegenheit hat, die Kinder gründlich kennen zu lernen.
Sie hat zu beachten, wie sich das Kind zur Umgebung verhält,
wie es sich in die geforderte Disziplin einfügt, wie es sich zu den
anderen Kindern, älteren und jüngeren, Knaben und Mädchen,
wie zu Erwachsenen stellt; wie es auf Lob oder Tadel reagiert,
wie es sich im Spiel und wie im Unterricht zeigt, beim Schlaf,
beim Essen, bei der Reinigung; sie muß imstande sein, Angst-
und Zornanfälle, neurotische Symptome, Zwangsimpulse und
Zwangshandlungen, die verschiedensten Kinderfehler (Lutschen,
Nägelbeißen, Masturbation) festzustellen, lauter Erscheinungen,
die nur fallweise auftreten, denen aber oft eine wichtige
Bedeutung zukommt. Bei den Verhaltungsweisen des Kindes
genügt natürlich nicht eine einfache Konstatierung. sondern
es ist notwendig, innerhalb der einzelnen Punkte weitgehend

zu differenzieren, da nur aus der feinsten Nuancierung
de_ kindlichen Eigenschaften brauchbare Beobachtungsergebnisse
gewonnen werden können. Ebenso darf ein Vergehen oder
lästiges oder ungezogenes Verhalten des Kindes nicht vom
Standpunkte der Moral aus betrachtet oder gar mit Zorn oder
Ärger beantwortet werden; die Schwester muß den Kindern
gegenüber ihre starke Autorität zu wahren verstehen, ohne aus
der Fassung zu geraten, sonst wäre sie bald mit ihren Kräften
zu Ende. Sie muß daher trachten, in jeder Äußerung des Kindes
eine Reaktion zu sehen, die sich aus der Eigenart und dem Zustand des Kindes ergab.

3. Feststellung der Intelligenz des Kindes

Der zweite wesentliche Punkt der heilpädagogischen Diagnostik ist die Feststellung der Intelligenz des Kindes.

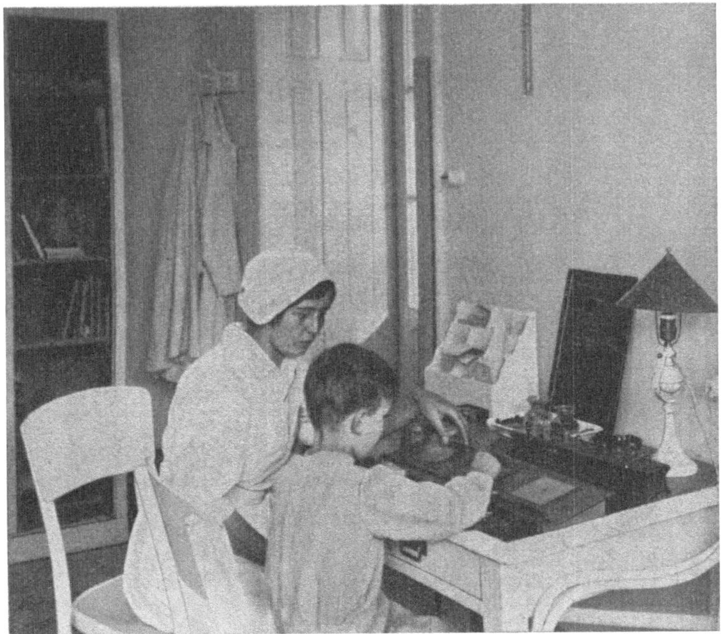

Abb. 59. Vornahme der Intelligenzprüfung

Sie erfolgt durch eigens hiefür ausgearbeitete Prüfungsmethoden
(Intelligenzprüfung), indem die Schwierigkeit der einzelnen

Aufgaben (Tests) dem Alter des Kindes angepaßt ist. Man kann auf diese Weise feststellen, ob die Intelligenz des Kindes seinem Alter entspricht oder wie weit sie dahinter zurückbleibt, ob alle oder nur einzelne Funktionen schlecht ausgebildet sind. Auch hier genügt es nicht, einfach das vom Kinde gelieferte Resultat zu konstatieren, sondern auch die Art, wie das Kind die Aufgabe löst, welche Hilfsmittel es benützt, wie lange es dazu braucht, ob es geschickt oder ungeschickt ist, sich Mühe gibt oder sich nicht anstrengen will oder kann, ob es sich auf die Arbeit konzentriert oder leicht ablenkbar ist, und zahlreiche andere Momente spielen eine ausschlaggebende Rolle. Daher gibt die Intelligenzprüfung auch nur in der Hand eigens darin geschulter und erfahrener Personen brauchbare Resultate und sollte auch nur von solchen angewendet werden. Die Intelligenzprüfung, die prinzipiell einen Bestandteil jeder heilpädagogischen Diagnostik ausmachen soll, erhält ganz besondere Bedeutung bei Kleinkindern, bei denen sich die Ausbildung bestimmter Funktionen, vor allem des Sprechens, verzögert, und bei Schulkindern, die in allen oder in einzelnen Fächern versagen. In diesen Fällen gibt sie Aufschluß über die Ursache des Versagens und damit auch über die aussichtsreichsten Maßregeln, die zur Besserung des Defektes dienen können (Sprachunterricht, Hilfsschule, Nachhilfeunterricht, Änderung der Unterrichtsmethode, Einschaltung von Ruhepausen usw.).

4. Schwachsinnsformen

Aus praktischen Gründen werden die Schwachsinnsformen nach ihrem Grade eingeteilt, wobei zwischen den einzelnen Formen fließende Übergänge bestehen:

Idiotie

Der Idiot ist weder fähig zu lernen, noch auch erziehungsfähig: es können ihm auch die einfachsten Verrichtungen nicht beigebracht werden, wie z. B. die primitivste Reinlichkeit. Bei den allerschwersten Idioten wird selbst der Schluckakt nicht erlernt; solche Kinder müssen mit der Sonde gefüttert werden.

Imbezillität

Imbezill nennt man ein Kind, das zu den wichtigsten mechanischen Verrichtungen abgerichtet werden kann, das aber nicht imstande ist, sich ein Schulwissen anzueignen, also lesen, schreiben und rechnen zu lernen.

Debilität

Debil sind Kinder, bei denen durch geeigneten Unterricht
(Hilfsschule) in sehr langsamem Vorgange ein Teil des Schulwissens erreicht werden kann. Sie können unter Umständen
erwerbsfähig werden. Das Ziel der Hilfsschule ist es, die Kinder
wenigstens bis zum selbständigen Einkauf (Erkennung von
Waren, Lösung einfacher Geldrechnungen) zu bringen.

Grenz- und Schuldebilität

Mit diesem Ausdruck bezeichnet man die leichtesten Schwachsinnsformen. Solche Kinder absolvieren unter mehrfachem Sitzenbleiben die ersten Volksschulklassen, erlernen mehr oder weniger
mühsam lesen, schreiben und rechnen, versagen aber vollständig
in den höheren Klassen. Viele sind später nur zu den einfachsten
Berufen tauglich. Daneben finden sich unter den Schwachsinnigen
oft originelle Typen mit einseitigen Talenten, die unter Umständen
im Leben sehr gut weiterkommen können.

Neben den Fragen nach charakterlicher und intellektueller
Eigenart tritt als dritter, wesentlicher Faktor der der körperlichen Untersuchung. Die psychischen Störungen des Kindesalters sind sehr häufig durch körperliche oder neurologische Erkrankungen verursacht. Oft ist die Wesensveränderung des
Kindes das erste und einzige Symptom, das den Erziehern auffällt. Umgekehrt findet auch jede Charakteränderung des Kindes
im Körperlichen, in Mimik, Bewegungs- und Sprechweise ihren
Ausdruck. Auch hier ist das Gesamtbild des Kindes, der Typus
von größter Bedeutung. Dieser Gesamteindruck setzt sich aus
einer Unzahl von Einzelbeobachtungen zusammen, die teilweise
einer Beschreibung gar nicht zugänglich sind, sondern nur als
komplexes Ganzes erfaßt werden können: Beschaffenheit der
Haut, der Muskulatur, des Fettpolsters, des Skeletts, Haarfarbe,
Schädel- und Gesichtsbildung, Körperhaltung, Mimik und Gesichtsausdruck, Gangart und Sprechweise sind hier unter anderem
wichtig.

Wenn auch die genaue körperliche und neurologische Untersuchung ausschließlich Sache des Arztes ist, so muß auch hier
die Schwester unterstützend mitwirken. Sie muß die wichtigsten
neuropathologischen Zustände, die charakteristischen Bewegungsstörungen (Chorea, Ataxie), den hysterischen und den epileptischen
Anfall kennen, da der Arzt naturgemäß nur selten beim Anfall
zugegen sein kann.

Die Führungsschwierigkeiten des Kindesalters können nach
ihrer Ursache folgendermaßen eingeteilt werden:

I. Durch Erkrankung oder Funktionsstörung bedingt

1. Gehirnerkrankungen und neuropathische Zustände

Je nach dem Sitze der ursprünglichen Erkrankung im Gehirn sind die Folgezustände verschieden und können sich auf das Gebiet des Charakters, des Intellekts, der Sinnes-, Bewegungs- und Sprechfunktionen erstrecken. Da aber die meisten Gehirnerkrankungen sich nach ihrer Eigenart an bestimmten Stellen lokalisieren, ist es gewöhnlich möglich, aus den Folgezuständen auf die ursprüngliche Erkrankung zu schließen. Die häufigsten Gehirnerkrankungen, deren Folgezustände wir sehen, sind:

Meningitis epidemica,

als deren Folge schwere Intelligenzstörungen bis zur Idiotie, Erblindung und Ertaubung auftreten können.

Encephalitis (Gehirnentzündung)

kann zu jeder Zeit des Kindesalters auftreten. Die Entzündungsprozesse des Gehirnes können je nach dem Zeitpunkt und dem Sitz der Erkrankung sehr verschiedene Folgezustände nach sich ziehen. Die frühesten Formen bedingen neben Lähmungen (LITTLEsche Krankheit) oft schwere Wesensveränderungen und Intelligenzstörungen. Es sind dies meist sehr schlimme, unstete, kaum beeinflußbare Kinder, die den Erzieher oft vor schwere Probleme stellen. Wenn im Anschluß an die gewöhnlichen Infektionskrankheiten (Masern, Scharlach, Typhus usw.) psychische oder intellektuelle Störungen auftreten, handelt es sich gewöhnlich um enzephalitische Prozesse.

Encephalitis lethargica (Gehirngrippe)

tritt seit dem Kriegsende auf. Die Symptome der akuten Erkrankung sind Schlafsucht oder Schlafstörungen, schwere Bewußtseinsstörungen, Augenmuskellähmungen, heftige Kopfschmerzen und hohes Fieber. Nach einem oft mehrjährigen, symptomfreien Intervall kann sich neben einem auffälligen psychischen Verhalten eine ins maßlose gesteigerte Dissozialität und Kriminalität einstellen. Diese dissozialen Kinder sind deshalb so bedenklich, weil sie durch erzieherische Einflüsse absolut unbeeinflußbar sind. Ein weiterer Folgezustand der Gehirngrippe ist ein Symptomenkomplex, der mit der PARKINSONschen Krankheit große Ähnlichkeit hat. Es stellt sich allmählich eine eigentümliche Versteifung der Muskulatur des ganzen Körpers ein, die zu schweren Bewegungs- und Gleichgewichtsstörungen und katatonieähnlichen Zuständen führt.

Hydrozephalus

Die Folgeerscheinungen nach Hydrozephalus sind, je nach dem Grade desselben, mehr oder weniger stark ausgesprochene Schwachsinnsformen. Die leichtesten, durch Schädelvergrößerung eben noch sichtbaren Formen brauchen die geistige Entwicklung nicht zu beeinflussen. Wesentlich ist hier auch die Grunderkrankung (z. B. Meningitis, Enzephalitis), deren Folgeerscheinungen neben denen des Hydrozephalus vorhanden sein können (siehe Abb. 46, 47).

Gehirnerschütterung

Es kommt gelegentlich vor, daß sich nach einer Gehirnerschütterung schwere intellektuelle oder psychische Erscheinungen einstellen; sie spielen aber in den Mitteilungen der Angehörigen (Fall aus dem Bett usw.) eine unvergleichlich größere Rolle, als es der Wirklichkeit entspricht. Die Familie ist immer geneigt, eine derartige äußere Veranlassung einer ungünstigen Anlage vorzuziehen.

Epilepsie

Die sehr häufigen Angaben der Eltern, das Kind leide an Anfällen oder habe in früherer Zeit Fraisen gehabt, können auf sehr verschiedene Zustände hinweisen. Neben echten epileptischen Anfällen und ihren Äquivalenten (Halbseitenkrämpfen, Absenzen) können diese anamnestischen Angaben beim Kleinkind auch auf Tetanie (Spasmophilie), „Wegsein" im Zorn, nächtliche Angstanfälle, bei Kindern jedes Alters auf hysterische Anfälle hinweisen. Viele Kinder bekommen auch bei jedem kleinen Fieberanstieg, der übersehen werden kann, Krämpfe. Oft gelingt es, die Differentialdiagnose durch genaue Detailfragen nach dem Aussehen des Anfalles (tonische, klonische Krämpfe, Bewußtseinsverlust, Verletzungen beim Sturz, Zungenbiß usw.) nach auslösenden Ursachen, ferner ob der Anfall zu bestimmten Tageszeiten auftrete, an Jahreszeiten gebunden sei, zu stellen. Es muß aber Krampfbereitschaft, in welcher Form immer sie auftritt, als Zeichen einer nervösen Störung (Neuropathie, s. unten) aufgefaßt werden; man findet häufig genug bei solchen Kindern auch andere Zeichen einer Abnormität in intellektueller und charakterologischer Beziehung. Die Wesensveränderung der echten Epileptiker ist so charakteristisch, daß man auch bei Fehlen der Anfälle von einem „epileptischen Charakter" sprechen kann.

Lues hereditaria (s. auch S. 155)

In dem reichhaltigen Symptomenbild der ererbten Lues spielen psychische Störungen eine große Rolle. Mehr oder weniger schwere Schwachsinnsformen sind sehr häufig; daneben finden sich auch charakterologische Veränderungen, besonders bei älteren Kindern (Lues tarda).

Neuropathie

Grundsätzlich sind alle vorher genannten Erkrankunge und ihre Folgezustände als Neuropathien (Neuron = Nerv, Pathos = Leiden) aufzufassen. Je klarer ein Fall ist und je sicherer er diagnostiziert wird, um so mehr wird man diesen Sammelbegriff vermeiden. Es gibt aber immerhin genug Fälle, die nur in einzelnen Symptomen verraten, daß Störungen des Nervensystems da sind und denen man nur dann nachgeht, wenn das betreffende Kind auch Auffälligkeiten in seiner Lebensführung zeigt. Wir vermuten, daß solche Kinder zu einer nicht näher bestimmbaren Zeit eine Nervenkrankheit durchgemacht haben und bezeichnen sie als Neuropathen. Wir beschränken aber die Bezeichnung auf jene Fälle, welche der Norm näher zu stehen scheinen und erzieherisch beeinflußbar sind. Sie benötigen meist eine spezielle erzieherische Beeinflussung (heilpädagogische Erziehung). Die gewöhnlichen kindlichen Ungezogenheiten, insbesondere sexuelle, sind als Folgen ihrer nervösen Störung aufzufassen; Masturbation erzeugt nicht, wie man allgemein annimmt, Neuropathie, sondern sie ist umgekehrt eine Folgeerscheinung der Neuropathie.

2. Psychosen und psychopathische Zustände

Geisteskrankheiten im engeren Sinne (Psychosen) sind bei Kindern außerordentlich selten. Sie sind in ihren Symptomen insofern von denen der Erwachsenen verschieden, als sie sich selten im reinen Zustandsbild des Jugendirreseins, der Manie oder der Verrücktheit (Paranoia) halten: Fast immer sind Symptome dieser drei Krankheitsbilder miteinander vermischt. Zustände, welche Ähnlichkeiten mit den Geisteskrankheiten haben, nennt man Psychopathien. Wir finden unter den psychisch Abnormen Kinder, die einzelne Symptome des Jugendirreseins (Haltlosigkeit, Konfliktstimmung, Irritation usw.) aufweisen. Ebenso solche, die die typischen Züge der Manie (gesteigerte Heiterkeit, Beschleunigung des Bewegungsablaufes, der Ideenassoziation) in abgeschwächter Form zeigen. Wir sprechen dann nicht mehr von Manie, sondern von Hyperthymie (Übermütigkeit). Wäh-

rend die ganz leichten Arten als Charakteranomalien angesehen
werden, gelten die ausgeprägteren Fälle in ihrer Umgebung als
abnorm. Sie stören in der Schule, begehen Streiche, Unfug und
werden damit als dissozial auffällig. Der Zustand beginnt in der
frühesten Kindheit und bleibt bis ins höhere Lebensalter bestehen.
Im Gegensatz dazu stehen die Depressiven, die durch Übel-
launigkeit und Weinerlichkeit, Verraunztheit, die Züge der Melan-
cholie im kleinen wiedergeben. Neben ihrem unangenehmen
Wesen entwickeln sich auch bei diesen dissoziale Eigenschaften:
Die depressiven Kinder werden von ihrer Umgebung abgelehnt
und reagieren darauf in unangenehmer Weise. Ihre kriminelle
Seite, insbesondere ihre Neigung zum Diebstahl, erklärt sich
daraus, daß sie besonders auf Vergnügen erpicht sind, um ihre
Unlustgefühle zurückzudrängen. Aus diesem Grunde haben sie
auch wesentlich verstärkte geschlechtliche Ambitionen und im
späteren Alter Neigung zum Alkohol. Die in der Paranoia ver-
tretenen Einzelerscheinungen des Größenwahns, der Hochstapelei,
der erregten Phantasietätigkeit, der Querulanz, der Beziehungs-
und Verfolgungsideen finden wir bei Psychopathen gewöhnlich
isoliert und abgeschwächt, aber doch charakterologisch fixiert.
Wenn es sich nicht um dissoziale Eigenschaften handelt, sondern
um solche, durch die nur das Individuum selbst getroffen wird,
nämlich Angst- und Zwangszustände, spricht man von neurotischen
Formen.

Schließlich ist die Tatsache zu erwähnen, daß Epilepsie,
Hysterie und Chorea mit eigentümlichen Charaktererscheinungen
einhergehen, die man in ganz ähnlicher Weise bei bestimmten
Formen der Psychopathen wiederfindet, ohne daß sich die erwähnten Krankheiten nachweisen lassen. Es handelt sich da
um bestimmte Färbungen der Persönlichkeit, die stets berücksichtigt werden müssen. Das entspricht auch einer sonst beob-
achteten Tatsache: Alle akuten und alle infektiösen Erkrankungen
verändern vorübergehend oder dauernd die Persönlichkeit, verleihen ihr eine für die Krankheit charakteristische Farbe, durch
die die verschiedensten Individuen einander ähnlich werden.
Die Erkenntnis, daß es sich hier nicht um Ungezogenheiten oder
schlechte Charaktere handeln muß, ist für die Einsicht der Pflegerin
von größter Bedeutung.

3. Endokrine Störungen

Zwischen dem System der Drüsen innerer Sekretion und
dem Nervensystem bestehen enge funktionelle Beziehungen.
Funktionsstörungen innersekretorischer Drüsen können neben

rein körperlichen und neurologischen Symptomen auch charakteristische Intelligenz- und Charakterveränderungen bedingen. Die bestbekannte dieser Störungen ist die des Ausfalles der Schilddrüsenfunktion (Myxödem, sporadischer Kretinismus) bei angeborenem Fehlen der Drüsen. Wenn nicht frühzeitig Behandlung mit der wirksamen Schilddrüsensubstanz einsetzt, bleiben diese Kinder vollkommene Idioten (s. S. 175). Ein vorübergehendes Zurückbleiben oder Vorauseilen der Keimdrüsenfunktion bedingt häufig durch die dadurch hervorgerufene Disharmonie zwischen körperlicher und geistiger Entwicklung schwere psychische Gleichgewichtsstörungen (analog den Pubertätsstörungen). Die Kinder sind äußerst reizbar und können dadurch zu schwer dissozialen, sogar kriminellen Handlungen gebracht werden. Hieher gehört auch ein Teil der sexuell gefährdeten und gefährdenden Kinder. Dauernde Unterfunktion, Fehlen oder Mißbildungen der männlichen Keimdrüsen geben das Bild des Eunuchoidismus, dessen charakteristische körperliche Symptome oft mit Intelligenzdefekten und Wesenseigentümlichkeiten verbunden sind.

II. Führungsschwierigkeiten ohne Erkrankung

Hieher gehören alle jene Kinder, die trotz Vollwertigkeit doch durch die Eigentümlichkeit ihrer Charakterbildung Erziehungsschwierigkeiten bereiten. Alle jene Eigenschaften, die bei den Psychotikern in maximaler, bei den Psychopathen in ausgeprägter Weise auftreten können, finden sich hier in mildester Form. Die Frage, ob es sich in solchen Fällen schon um Abnormitäten handelt, ist vom Standpunkte des Erziehers oft überflüssig und auch nicht zu beantworten; denn von hier zu den Psychopathen führen fließende Übergänge, und die Fälle, die zwischen den Extremen stehen, sind häufiger als die Extreme selbst. In diesen Fällen spielt auch das exogene Moment eine bedeutende Rolle. Diese Kinder sind in entsprechender Umgebung gewöhnlich leicht führbar, und nur dort, wo ihre Eigenart nicht berücksichtigt wird, bereiten sie Schwierigkeiten.

Ebenso schwierig ist es, die Frage nach der Pflege der Kinder einheitlich zu beantworten. Jedes Kind bedeutet eine Individualität für sich und verlangt vom Erzieher, daß er sich auf seine spezielle Eigenart einstelle. Sobald der Erzieher weiß, worum es sich bei dem Kinde handelt und wodurch bei ihm dissoziale Handlungen provoziert werden, wird er diejenige Form zu finden wissen, die im Verkehr mit ihm die beste ist. Es gibt Kinder, die sich am wohlsten fühlen, wenn man wenig Worte mit ihnen macht, solche, die sich aussprechen wollen, andere, die eine Führerrolle unter ihren Kameraden spielen müssen, wieder andere, die sich unterordnen wollen. Sehr viele Kleinkinder geraten durch Liebkosungen in dauernde Irritation und können leicht beruhigt werden, wenn man sie ganz sachlich und ohne Zärtlichkeiten behandelt. Es gibt dissoziale Kinder, die Strafen brauchen, andere, die durch Strafen noch in ihrer Schlimmheit gesteigert werden. Wer ein Kind genau kennt und versteht, findet instinktiv die feinste Nuance der Verkehrsform mit ihm.

Sehr schwierige erzieherische Probleme bieten die häufigen Fälle von Kleinkindern, die nicht essen wollen und bei denen sich keine körperliche Erkrankung als Ursache der Appetitlosigkeit finden läßt. Wenn die Eltern sich entschließen, solche Kinder ins Krankenhaus zu geben, ist es gewöhnlich erst dann, wenn sie sich überhaupt keinen Rat mehr wissen. Man erfährt, daß sich der ganze Haushalt um die Frage des Essens des Kindes gedreht habe, daß die Mutter ihre Tage damit hinbringe, dem Kinde die nötige Speisemenge beizubringen und daß sie dadurch an den Rand ihrer Kräfte gebracht sei. Diese gewöhnlich sehr zarten und für ihr Alter kleinen Kinder fallen häufig durch ihr sehr reifes Aussehen auf, das gleichsam einer Miniaturform eines höheren Alters entspricht. Sie haben auch eine dementsprechend gute Intelligenz und einen reifen, relativ selbständigen Charakter. Sie haben immer das Bestreben, ihren Willen durchzusetzen, wissen recht raffiniert die Mittel dazu zu finden und werden so zu Tyrannen ihrer Umgebung. Manche dieser Kinder haben die Neigung, prinzipiell jeden Auftrag abzulehnen. Sie essen zu Hause nicht nur wegen ihrer Appetitlosigkeit nicht, sondern auch, weil sie durch die täglichen, ununterbrochenen Aufforderungen zum Essen, die vielen Zeremonien, die bei solchen Kindern immer mit den Mahlzeiten verbunden sind, in Opposition getrieben werden. Oft genügt für sie im Krankenhaus die Umgebung vieler essender Kinder, die Tatsache, daß das Essen schweigend vor sie hingestellt wird, um sie zum Essen zu veranlassen. Oft auch muß man Tricks anwenden, z. B. sie im Spiel essen lassen, auch ihr geringeres Bedürfnis berücksichtigen und ihnen möglichst viele kleine Mahlzeiten anbieten oder ihre Abneigungen gegen manche Speisen, die sie zum Brechen veranlassen, schonen.

Wenn durch die Erziehungsschwierigkeiten eines Kindes weder das Kind selbst noch seine Umgebung gefährdet wird und das häusliche Milieu ein geordnetes ist, wird der Arzt das Kind im Elternhause bleiben lassen. Es ist dann nötig, den Eltern die Beobachtungen mitzuteilen, ihnen Ratschläge zu geben, was sie vermeiden und worauf sie bestehen sollen. Es gelingt auf diese Weise, viele Reibungsflächen zum Schwinden zu bringen und die Schlimmheit des Kindes aufzuheben oder zu mildern. Ist ein Verbleiben im Elternhaus unmöglich, dann wird eine Unterbringung in eine Erziehungsanstalt angeraten. Auch hier spielen Intelligenzgrad und Art der Dissozialität die ausschlaggebende Rolle. Verschiedene Erziehungsanstalten sind in ihren Einrichtungen auf bestimmte Formen von Dissozialitäten oder Intelligenzdefekten oder auf Kombinationen beider eingestellt.

Ebenso wie das dissoziale Kind, verlangt auch das körperlich erkrankte ein seiner psychischen Eigenart angepaßtes Benehmen der Pflegeperson. Es gibt Kinder, die in ihrer Krankheit Zärtlichkeit und Bemutterung brauchen, andere, die in Ruhe gelassen sein wollen. Es wurde schon gesagt, daß jede körperliche Erkrankung für ihre Dauer eine mehr oder weniger starke Charakterveränderung setzt, die berücksichtigt sein will. Der Beginn der Rekonvaleszenz verlangt dann eine neuerliche Umstellung. Eine Verwöhnung, die während des Fiebers angebracht war, kann jetzt ungünstig wirken. Auch brauchen Kinder, die sich gesund fühlen und trotz ihres gesunden Beschäftigungs- und Bewegungsdranges im Bett gehalten werden müssen, Abwechslung, sonst werden sie schlimm, toben im Bett herum, zerreißen die Pölster, demolieren ihr Spielzeug oder beginnen mit Ungezogenheiten (z. B. Masturbation, Kotschmieren). Es ist Sache der Pflegerin, auch in dieser Beziehung den Kindern zu helfen und das zu vermeiden, was man „Hospitalismus der Kinder" nennt.

Fürsorge

Wesen der Fürsorge

Die Fürsorge hat sich einerseits aus der privaten Wohltätigkeit, andererseits aus der öffentlichen Armenpflege entwickelt. Sie hat in den letzten zwei Dezennien in allen Ländern außerordentlich rasche Fortschritte gemacht. Es hat sich dabei gezeigt, daß die Fürsorgerin, um ihrer Aufgabe, den Fürsorgebedürftigen in jeder möglichen Richtung zu helfen, gerecht werden zu können, einer gründlichen Ausbildung in rechtlicher, erzieherischer und gesundheitlicher Hinsicht bedarf. Andererseits soll auch die Krankenpflegerin Kenntnisse über das Wesen und über die bestehenden Einrichtungen der Fürsorge besitzen, muß sie doch oft Hand in Hand mit der Fürsorgerin arbeiten, um erfolgreich wirken zu können. Die Krankenpflegerin sieht den Patienten meist nur in der Krankenanstalt, losgelöst von seinem gewohnten Milieu, während die Fürsorgerin ihren Schützling in seinem Heim aufsucht, seine Familien-, Wohn- und Lebensverhältnisse kennt und dadurch dem Arzt und der Pflegerin wertvolle Aufschlüsse geben kann.

Die Fürsorge im allgemeinen wird eingeteilt in:

I. wirtschaftliche Fürsorge (Sozialversicherung, Arbeitslosenunterstützung);

II. gesundheitliche Fürsorge: 1. Fürsorge für nicht eigentlich Kranke, vorübergehend Fürsorgebedürftige: Säuglingsfürsorge, Schwangerenfürsorge und Altersfürsorge;

2. Fürsorge für vorübergehend kranke Menschen (akute Infektionskrankheiten, Tuberkulose, Syphilis, Alkoholismus);

3. für dauernd Geschädigte: Siechenfürsorge; dahinein fällt die Fürsorge für Krüppel, Blinde, Taube, Taubstumme, Idioten, Irrsinnige;

III. Erziehungsfürsorge: Schulaufsicht und Aufsicht über die häusliche Erziehung, insbesondere bei Ziehkindern, unehelichen Kindern und Kindern, deren Mütter im Berufe stehen.

Die Einrichtungen der gesundheitlichen Jugendfürsorge

Im folgenden soll nur ein Teil der Fürsorgeeinrichtungen, wie sie derzeit in Österreich bestehen, besprochen werden. Allerdings ist hiebei eine scharfe Trennung zwischen den oben angeführten Gruppen der Gesundheitsfürsorge und der wirtschaftlichen und erzieherischen Fürsorge nicht durchgeführt. In Österreich ist fast überall die Einheits- oder Familienfürsorge vorherrschend, d. h. die Fürsorgerin, die eine Familie besucht, kümmert sich um alle Mitglieder, zum mindesten um sämtliche Kinder der Familie, und sucht den Notständen, sei es nun in wirtschaftlicher, gesundheitlicher oder anderer Beziehung abzuhelfen. Es wird hiebei von dem Grundsatz ausgegangen, daß eine Fürsorgerin, wenn sie nur erst das Vertrauen der Familie gewonnen hat, sicher eher in allen entstehenden Schwierigkeiten zu Rate gezogen wird, und daß die von ihr empfohlenen Maßnahmen besser befolgt werden, als wenn die befürsorgten Personen sich wieder an eine andere Helferin zu wenden haben.

Einteilung der Jugendfürsorge

Beratung der schwangeren Frauen

Die Fürsorge für das Kind setzt mit der Beratung der schwangeren Frau ein. Die Beratungsstellen, die ebenso wie die weiter unten erwähnten Mutterberatungsstellen zum Teil von Jugendämtern, zum Teil von privaten Organisationen betrieben werden, sollen von den Schwangeren möglichst frühzeitig zu Beginn der Schwangerschaft aufgesucht werden. Das Personal der Beratungsstelle besteht meist aus einem Frauenarzt, einer Fürsorgerin und einer Hebamme. Die Schwangeren können sich dort einer ärztlichen Untersuchung unterziehen und werden vom Arzt und der Hebamme in gesundheitlicher, von der Fürsorgerin in wirtschaftlicher und rechtlicher Beziehung — letztere ist besonders bei ledigen Müttern wichtig — beraten. Durch einen Hausbesuch erhebt die Fürsorgerin, ob der Schwangeren eine Entbindung in der Gebäranstalt anzuraten ist. Die Gemeinde Wien gewährt jeder Schwangeren, welche sich vor Ablauf des vierten Monates in ihrem zuständigen Bezirksjugendamt meldet, eine Blutprobe abnehmen und bei positivem Ausfall der Wassermannschen Reaktion sich auch behandeln läßt, die sogenannte „Mutterhilfe“, eine Geldbeihilfe von 40 Schilling. Diese Maßnahme dient dem Kampfe gegen die Syphilis.

Schwangeren- und Wöchnerinnenheime,

welche die Aufgabe haben, mittellose Mütter einige Wochen vor und nach der Entbindung zu beherbergen, sind von großer Wichtigkeit, um zu verhindern, daß die Frau durch schwere Berufsarbeit in dieser Zeit sich und ihre Kinder körperlich schädigt. Sie geben der Frau wenigstens in den ersten Wochen die Möglichkeit, das Kind zu stillen. In größeren Städten bestehen derartige Heime im Anschluß an die Gebäranstalten; in kleineren Orten und für fremdzuständige Mütter fehlen dagegen zumeist entsprechende Einrichtungen.

Zu den wichtigsten Aufgaben der Fürsorgerin gehört es, die Mutter so bald als möglich nach der Geburt des Kindes aufzusuchen. Zu diesem Zweck erhält das Jugendamt bzw. jene Stelle, welche sich mit der Säuglingsfürsorge befaßt, die Geburtsanzeigen von dem Matrikenamt — auf dem Lande oft von der Hebamme. Der Besuch soll in den allerersten Tagen erfolgen, denn es wird dann oft möglich sein, die natürliche Ernährung an der Mutterbrust durchzuführen oder eine geplante Trennung von Mutter und Kind zu verhindern. In den Gebäranstalten der größeren Städte sind eine oder mehrere Fürsorgerinnen damit beschäftigt, die Frauen, welche dort entbinden, über die weiteren Schritte nach Verlassen der Anstalt zu beraten.

Mutterberatungsstellen

Im Interesse der Gesundheitsfürsorge liegt es, daß die Mütter ihre Säuglinge sowohl als auch die Kleinkinder in regelmäßigen und nicht zu langen Zeitintervallen einem Arzte vorstellen; diesem Zwecke dienen die Mutterberatungsstellen, die in allen größeren Orten Österreichs eingerichtet sind. In geeigneten Räumen —

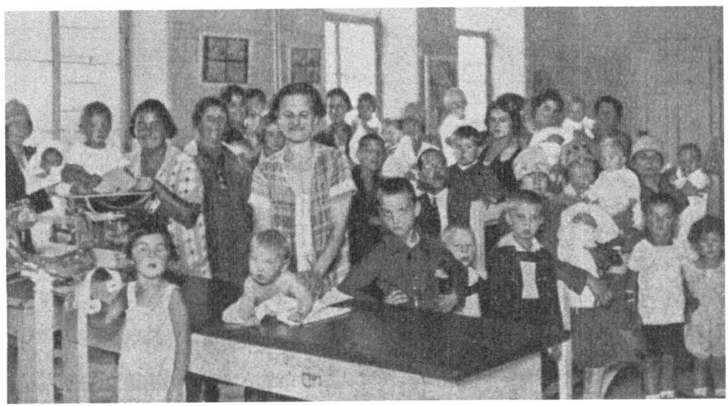

Abb. 60. Mutterberatung

oft im Anschluß an ein Kinderspital — werden die Kinder an bestimmten Tagen gewogen und untersucht, und die Mütter erhalten von Arzt und Fürsorgerin unentgeltlich Ratschläge über Ernährung und Pflege des gesunden Kindes. Eine Behandlung kranker Kinder findet in der Regel nicht statt, die Mutter wird zu diesem Zwecke an ihren Hausarzt, Kassen- oder Armenarzt gewiesen. In manchen Orten werden an bedürftige Mütter zu billigem Preis Wäsche oder Pflegemittel (Seife, Streupuder, Lebertran) abgegeben, oder die Fürsorgerin gibt den Müttern Anleitung zur Herstellung von Kinderwäsche und Kleidern, hält Nähkurse oder ausführliche Belehrungen über Säuglingspflege ab. Aber auch ohne diese besonderen Anziehungspunkte erfreuen sich die Mutterberatungsstellen allerorts einer großen Beliebtheit, und der Gedanke, daß eine regelmäßige gesundheitliche Überwachung des Säuglings und Kleinkindes notwendig und nützlich sei, hat in verhältnismäßig kurzer Zeit im Bewußtsein der Bevölkerung Wurzel gefaßt. Auch hier muß natürlich die Erziehungsarbeit in der Mutterberatungsstelle durch die Hausbesuche der Fürsorgerin unterstützt werden.

Zwei Gruppen von Kindern sind, als gesundheitlich und erzieherisch besonders gefährdet, durch das Gesetz einem besonderen Schutz unterstellt: die unehelichen Kinder und die Ziehkinder. Durch das Gesetz über die Generalvormundschaft wurde in Österreich die Vormundschaft über uneheliche Kinder den Jugendämtern oder anderen mit der Fürsorge befaßten Körperschaften übertragen. Die Ziehkinder unterstehen der Ziehkinderaufsichtsstelle, welche auch die Bewilligung zum Halten eines Ziehkindes erteilt. In der Regel wird die gesundheitliche Aufsicht in allen diesen Fällen teils durch Hausbesuche der Fürsorgerin, teils durch regelmäßige Vorstellungen der Kinder in der Beratungsstelle durchgeführt.

Krippen, Kindergärten und Bewahranstalten

Unter Krippe versteht man eine Anstalt, in welcher Säuglinge tagsüber versorgt und gepflegt werden. Diese Einrichtungen werden von Müttern benützt, welche außer Haus arbeiten und in deren Familie niemand die Pflege ihres Kindes übernehmen kann. Der Betrieb einer hygienisch einwandfreien Krippe, in der insbesondere die Infektionsgefahr auf ein Minimum beschränkt sein muß, ist außerordentlich kostspielig. Dies ist wohl der Grund, warum derzeit in Österreich, außer einigen Fabrikskrippen (Stillkrippen, die von den Unternehmungen für die Kinder der Arbeiterinnen erhalten werden), nur sehr wenige Krippen bestehen. Das Bestreben der Jugendfürsorge geht dahin, Mittel und Wege zu finden, um eine Trennung von Mutter und Säugling, wenn auch nur tagsüber, zu verhindern.

Kindergärten und Kinderbewahranstalten werden teils von den Gemeinden, teils von privaten Vereinen betrieben. Hier werden größere Kinder (meist vom dritten Lebensjahr an) tagsüber aufgenommen. Auch hier ist von gesundheitlicher Fürsorge zu sprechen, wenn die Kinder aus ihren oft ungesunden und unhygienischen Wohnungen in lichte, luftige Räume kommen und wenn durch einen Garten oder Spielplatz und durch Bewegungsspiele, bestimmte Ruhestunden und zweckmäßige Ernährung — in den sogenannten „Volkskindergärten" erhalten die Kinder Vormittags-, Mittags- und Nachmittagsmahlzeit — für die körperliche Entwicklung der Kinder gesorgt wird.

Schulfürsorge

Die Schulkinder werden regelmäßig untersucht, in den größeren Städten von eigens hiezu bestellten Schulärzten, und zwar in der Weise, daß jedes Kind im Laufe der Schulzeit mehreremal, mindestens aber dreimal, bei Schuleintritt, im vierten oder fünften Schuljahr und bei Schulentlassung, untersucht wird. Außerdem hält der Schularzt regelmäßige Sprechstunden in der Schule, bei welchen ihm von der Fürsorgerin, die zu diesem Zwecke in ständiger Verbindung mit den Lehrpersonen stehen muß, die gesundheitlich irgendwie auffälligen Kinder vorgeführt werden. Der Schularzt und die Fürsorgerin haben außerdem bei der Entsendung der Schulkinder in Erholungs- und Ferienheime und bei der Tuberkulosenfürsorge, soweit sie sich auf die Schulkinder erstreckt, mitzuwirken.

In Tagesheimstätten und Horten werden Schulkinder tagsüber beschäftigt, zur Erledigung ihrer Schulaufgaben, zu Sport und Spiel angehalten. In größeren Städten sorgen die Fürsorge betreibenden Stellen auch für Spielplätze, Planschbäder, Freibäder und Brausebäder.

Im Zusammenhang mit der schulärztlichen Überwachung stehen die Schulzahnkliniken. Die Kinder werden von der ersten Klasse an regelmäßig auf Zahnschäden untersucht und zur richtigen Zahnpflege angeleitet. Die Zahnbehandlung erfolgt entweder unentgeltlich oder gegen Ersatz der tatsächlichen Kosten.

Erholungsfürsorge

Eine ganze Reihe von Körperschaften öffentlicher und privater Natur beschäftigt sich mit der Erholungsfürsorge für die österreichische Jugend. In allen Teilen des Staates befinden sich Ferienheime; in der nächsten Nähe der Städte gibt es Tageserholungsstätten, die den Kindern tagsüber einen Aufenthalt in staubfreier Luft, Bäder und reichliche Ernährung bieten. Wanderherbergen ermöglichen den größeren Kindern, auf Fußwanderungen ihre weitere Heimat kennen zu lernen. Auch für die Erholung von Lehrlingen und Lehrmädchen zwischen 14 und 18 Jahren wird in großzügiger Weise gesorgt. Der große Wert, der für die Gesundheit besonders der jungen Menschen darin liegt, einige Wochen des Jahres am Lande, in reiner Luft, zuzubringen, ist von allen maßgebenden Stellen voll erkannt worden.

Tuberkulosenfürsorge

bildet einen Fürsorgezweig, bei welchem eine innige Zusammenarbeit mit der Schulfürsorge und mit der Erholungsfürsorge notwendig ist. Hier ist es Aufgabe der Jugendfürsorge, den Tuberkuloseinfizierten unter ihren Schützlingen die Unterbringung in besonders hiefür geeigneten Erholungsheimen, in denen ganz besonders für eine ausgiebige Ernährung und eine entsprechende Tageseinteilung — bestimmte Liegestunden usw. — gesorgt ist, zu vermitteln. Es gelingt so, durch körperliche Kräftigung der Kinder eine weitere Ausbreitung der tuberkulösen Erkrankung zu verhindern.

Fürsorge für verwahrloste und schwer erziehbare Kinder

nimmt sowohl der Bedeutung wie dem Umfang nach einen großen Raum in der Arbeit der Fürsorgerin ein. Ganz besonders gilt dies für jene Fürsorgeorgane, die vom Jugendgericht mit den Aufgaben der Jugendgerichtshilfe — Erhebungen, Schutzaufsicht — betraut werden. Eine heilpädagogische Ausbildung ist für die Fürsorgerin von größter Wichtigkeit, auch dann, wenn diese Art der Fürsorge nicht direkt zu ihrem Aufgabengebiete gehört. Die Fürsorgerin muß wissen, daß die „Schlimmheit“ der Kinder in vielen Fällen auf eine körperliche oder geistige Erkrankung zurückzuführen ist und daß solche Kinder einem Kinderarzt, der auf Erziehungsfragen eingestellt ist, vorzustellen sind.

Berufsberatung

Um zu verhindern, daß Jugendliche, bei Austritt aus der Schule vor die Berufswahl gestellt, einen Beruf ergreifen, der für sie in körperlicher oder geistiger Beziehung nicht geeignet oder wirtschaftlich ungünstig ist, ist es Aufgabe der Fürsorge, diese Jugendlichen an eine Berufsberatungsstelle zu weisen. Solche Stellen bestehen in den größeren Städten Österreichs.

Anstaltsfürsorge (Geschlossene Fürsorge)

Das Streben der neuzeitlichen Jugendfürsorge geht dahin, die Familie zu erhalten, das Zusammenbleiben von Eltern und Kindern zu ermöglichen. Sie wird dementsprechend in solchen Fällen, wo das Kind keine oder zur Erziehung ungeeignete Eltern hat, trachten, es wieder in einer Familie, auf einem geeigneten Pflegeplatz, unterzubringen. Trotzdem bestehen derzeit eine ziemlich große Anzahl von geschlossenen Anstalten für Kinder, wie Waisenhäuser, Lehr- und Erziehungsanstalten; für eine Reihe von Kindern sind Anstalten auch unumgänglich notwendig, so für Nichtvollsinnige und manche Typen von Schwererziehbaren und Gefährdeten. Auch sind Durchzugsheime

oder Übernahmsstellen von größter Wichtigkeit, das sind
Anstalten, in denen Kinder, die aus irgendeinem Grunde nicht
in ihrem bisherigen Heim belassen werden können, bis zur weiteren
Unterbringung aufgenommen werden. Das Personal aller dieser
Anstalten muß nicht nur in erzieherischer Hinsicht, sondern
auch auf dem Gebiete der Hygiene und Gesundheitspflege gut
ausgebildet sein.

In der allerletzten Zeit wurde in Österreich ein in anderen
Ländern schon länger bestehender Zweig der Fürsorgearbeit
eingeführt, die

Spitalsfürsorge.

An mehreren Wiener Kinderspitälern versehen Fürsorgerinnen
diesen Dienst, der im wesentlichen darin besteht, die Verbindung
mit den Jugendämtern herzustellen und durch Hausbesuche bei
den Familien der kleinen Patienten den Ärzten und Pflegerinnen
den Einblick in das Milieu, aus dem das Kind kommt und in das
es nach seiner Genesung wieder zurückkehren soll, zu vermitteln.

Krankenpflegetechnik

Adrenalin

Adrenalin ist ein Medikament, das aus der Nebenniere von
Tieren gewonnen wird. Adrenalin bildet eine weiße, kristalli-
nische, in kaltem Wasser schwer lösliche Substanz und wird
durch verschiedene Zusätze in lösliche Form gebracht. Adrenalin
verengt die Gefäße, erregt das Herz und steigert den Blutdruck.
Weil es die Gefäße zusammenzieht, wird es auch zur Blutstillung
und zur Anämisierung der Nasen-, Rachen- und Kehlkopf-
schleimhaut verwendet. Es kommt als Injektion oder in Tropfenform zur Anwendung. Bei Dysenterie wird Adrenalin auch zu
Darmspülungen genommen. Aufgabe der Schwester ist es, dem
Arzt eventuelle Nebenwirkungen, wie Blaßwerden, Angstgefühle,
Herzklopfen, Kollaps, Nachblutungen sofort zu melden.

Alkoholumschlag

Alkoholumschläge werden bei entzündlichen Prozessen verwendet, meist wird der 95%ige Alkohol zur Hälfte mit Wasser
verdünnt. Je nach der Art der Entzündung werden die Umschläge in längeren oder kürzeren Zwischenräumen gewechselt.
Da es sich meist um sehr schmerzhafte Entzündungen handelt,
soll die Schwester derartige Umschläge auflegen, ohne den er-

krankten Körperteil viel zu bewegen. Der wasserdichte Stoff, der immer zwischen nassem und trockenem Tuch zu liegen hat, soll bei Alkoholumschlägen durchlocht sein. Für solche Umschläge sollen Tücher aus leichtem, anschmiegendem Stoff verwendet werden.

Vorbereitung für einen Alkoholumschlag: Alkohol und Wasser in einer Glasschale mit Deckel, Gazekompresse (der Körperstelle entsprechend groß), wasserdichter, perforierter Stoff, Kompresse und Kalikobinden zur Fixation.

Alttuberkulin

Alttuberkulin ist das Gift der Tuberkelbazillen in Glyzerinbouillon, auf das Zehnfache eingeengt. Es wird sowohl zur Behandlung der Tuberkulose als auch zu diagnostischen Zwecken verwendet (s. Tuberkulinreaktion, S. 152). Bei der sogenannten MANTOUXschen Reaktion wird $^1/_{10}$ bis 1 mg Tuberkulin in die Haut eingespritzt. Mitunter wird auch eine 50%ige Tuberkulinsalbe in die Haut eingerieben (Dermotubinreaktion). Alttuberkulin muß gut verschlossen und kühl aufbewahrt werden. Wenn Tuberkulin auf oder in die Haut gebracht wurde, so muß die Schwester beachten, daß es der Patient nicht etwa auf andere Körperstellen verreibt. Nach Verabfolgung von Tuberkulin ist die Körpertemperatur genau zu kontrollieren, weil auftretende Temperatursteigerungen dem Arzte wichtige Aufschlüsse geben können. Auf der Haut sich zeigende Rötungen und Schwellungen sind in ihrer Entstehung und ihrem Verlauf genau zu beobachten.

Anamnese (s. Vorgeschichte)

Arzneien

Arzneien können innerlich und äußerlich angewendet werden und tragen schon von der Apotheke aus besondere Kennzeichen. In der Regel tragen Medikamente, die nur äußerlich angewendet werden dürfen, den Vermerk „Äußerlich". Besonders stark wirkende Medikamente, Gifte, sind von der Apotheke mit dem Vermerk „Gift" versehen; feuergefährliche Stoffe tragen den Vermerk „Feuergefährlich". Sind mehrere Patienten mit Medikamenten zu versorgen, so hat auf dem Fläschchen der Name des Patienten zu stehen, für welchen dasselbe bestimmt ist.

Medikamente müssen an einer Krankenabteilung immer versperrt gehalten werden und, den Signaturen und Etiketten entsprechend, im Medikamentenkasten gesondert eingereiht werden.

Gifte sollen in einem ganz besonders gut verschließbaren Kästchen (Giftkasten) aufbewahrt werden. Meist sind die Medikamente kühl aufzubewahren und oft verlangen sie auch einen dunklen Aufbewahrungsort (dunkle Flaschen).

Die Einführung von Medikamenten in den Organismus kann auf verschiedene Weise erfolgen. Die häufigst angewendete Form ist das Eingeben in flüssiger, Pillen- oder Pulverform, „orale" Einverleibung auf dem Wege des Mundes. Vielfach werden Medikamente auch eingespritzt, und zwar subkutan, intramuskulär oder intravenös. Größere Mengen flüssiger Medikamente können auch unter die Haut eingespritzt werden — Infusion (Kochsalzlösung, Adrenalinlösung).

Medikamente werden auch durch den Anus dem Körper zugeführt — Klysmen und Stuhlzäpfchen (Suppositorien). Durch Einträufelungen in Augen oder Ohren sowie durch Einreibungen können ebenfalls Medikamente verabreicht werden. Auf dem Wege der Atmung werden dampf- oder gasförmige Medikamente dem Organismus einverleibt — Inhalation, Narkose.

Im großen und ganzen unterscheiden wir bei der Verabreichung von Medikamenten allgemeine und örtliche Wirkungen. Die Medikamente wirken verschieden rasch und stark, je nach Art des Medikamentes und Art der Verabreichung. Am langsamsten ist die Wirkung bei Aufnahme durch den Mund, am raschesten bei Einspritzung in die Blutbahn.

Flüssige Medikamente werden je nach Verordnung des Arztes löffelweise oder nach Tropfen verabreicht. Ein Eßlöffel faßt 15 g, ein Kinderlöffel 10 g und ein Kaffeelöffel 5 g.

In Krankenanstalten bedient man sich zur Verabreichung der Medikamente der graduierten Medizingläschen. Medikamente, die löffelweise verordnet werden, sind meistens Aufgüsse, die nach kurzer Entziehung des betreffenden Arzneistoffes (Senna — Kamillen) abgeseiht werden; oder die mit kochendem Wasser übergossenen Drogen bleiben ½ Stunde im Wasserbad stehen.

Man benutzt zum Zählen der Tropfen ein Tropffläschchen oder den Tropfenzähler; am besten gibt man die Tropfen auf Zucker oder in ganz wenig Wasser. Bei unangenehm schmeckenden Medikamenten läßt man nachher den Mund spülen. Unmittelbar nach dem Essen gibt man meist keine Medikamente, außer der Arzt wünscht dies ausdrücklich. Bei arsen- und säurehältigen Medikamenten soll man Saugröhrchen aus Glas verwenden, da Eisen und Säure die Zähne angreifen.

Medikamente können auch in fester Form gegeben werden,

Pulver (fein oder grob gestoßen oder gesiebt), Pillen, Pastillen, Tabletten. Medikamente, die erst im Darm eine Wirkung auslösen sollen, werden in Gelatinkapseln eingehüllt und dürfen beim Schlucken nicht zerbissen werden. Ölige Medikamente, wie z. B. Rizinus, werden leichter genommen, wenn man sie in heißer Suppe oder in schwarzem Kaffee verrührt. Pulver kann man auch in Oblaten einhüllen: Man legt die Oblate über einen Löffel mit Wasser, schüttelt das vom Arzt verordnete Pulver auf, schlägt mit einem zweiten feuchten Löffel die Oblate zusammen und läßt sie so verschlucken.

Schwer lösliche Medikamente, wie Brom, Karlsbadersalz, werden in einem Trinkglas voll Wasser durch Umrühren erst gänzlich aufgelöst und dann getrunken.

Die Schwester soll nie ein Medikament ohne Lesen der Vignette oder Signatur verwenden. Die Menge, Dosis, bestimmt der Arzt und diese muß von der Schwester genau und gewissenhaft eingehalten werden. Schläft der Patient, so darf das Eingeben der Medikamente verschoben werden, außer der Arzt hat diesbezüglich besondere Anordnungen getroffen.

Aspirin

Aspirin (Acidum acetylosalicylicum) ist ein weißes, kristallinisches Pulver, sauer schmeckend, in kaltem Wasser fast unlöslich. Aspirin wirkt 1. schweißtreibend, 2. schmerzstillend, 3. spezifisch gegen rheumatische Erkrankungen. Aspirin wird vom Arzt bei verschiedenen Erkrankungen verordnet, bei welchen Schweißausbruch und Herabsetzung der Körpertemperatur erwünscht ist, so z. B. bei Schnupfen, Husten. Wegen der schmerzstillenden Wirkung wird Aspirin auch bei Kopfschmerzen, Zahnschmerzen usw. verordnet. Rheumatische Erkrankungen werden direkt mit großen Mengen von Aspirin behandelt. Für ein Kind wird meist 0,15 bis 0,5 g Aspirin ein- bis viermal täglich verschrieben. Wegen des sauren Geschmackes wird es von Kindern schwer genommen; es empfiehlt sich daher, Aspirin aufgeschwemmt in etwas Zucker- oder Himbeerwasser zu verabreichen. Nach Aspirin soll stets reichlich Flüssigkeit gegeben werden. Aspirin kommt für gewöhnlich nach einer halben bis einer Stunde zur Wirkung. Die Schwester hat genau zu beobachten, ob und wann die erwünschte Wirkung eintritt und ob Schweißausbruch erfolgt. Wenn Aspirin zur Herabsetzung des Fiebers gegeben wird, hat die Schwester vor der Verabreichung des Mittels die Körpertemperatur zu messen und dann wieder nach Schweißausbruch, um zu sehen, um wieviel die Temperatur gesunken ist. Wird

Aspirin gegen Schmerzen verordnet, ist zu beobachten, ob dieselben gemildert werden oder ganz verschwinden. Bei größeren
Mengen von Aspirin treten manchmal Ausschläge, Erbrechen,
Ohrensausen, Magenschmerzen ein. Das Aspirin ist trocken
aufzubewahren.

Atmung (Zählung der Respirationsfrequenz)
(Siehe auch künstliche Atmung)

Die Atmung des Patienten kann ruhig und tief, beschleunigt
und oberflächlich, regelmäßig oder unregelmäßig, leicht oder
mühsam sein und durch Nase oder Mund vor sich gehen. Die
Atmung wird gezählt durch Beobachten der Bewegungen der
Brust, ohne die Aufmerksamkeit des Patienten zu erregen, am
besten während des Schlafes. Die Atmung soll nie unmittelbar
nach einer Mahlzeit, nach Anstrengung und Aufregung gezählt
werden. Normalerweise atmet das Kind 16 bis 20mal in der
Minute.

Atropin

Atropin ist das Gift der Tollkirsche. Es wird in der Augenheilkunde zur Erweiterung der Pupillen und in der Kinderheilkunde in kleinen Mengen zur Schmerzstillung gegen Krämpfe
der Magen- und Darmmuskulatur und bei heftigen Brechzu-
ständen verwendet. Es wird entweder in Tropfenform ($1^0/_{00}$ige
Lösung 3 bis 5 Tropfen 3- bis 4mal täglich) oder in subkutanen Injektionen ($0,1^0/_0$ige Lösung) verwendet. Für Augeneinträufelung wird
meist Homatropin $1^0/_0$ genommen, um die Pupille zu erweitern
und dadurch eine Untersuchung des Augeninnern zu ermöglichen
(eine Stunde vor der Untersuchung einen Tropfen der $1^0/_0$igen
Lösung in den Bindehautsack der Augen tropfen). Bei heftigem
Erbrechen sowie bei Pylorospasmus verwendet der Arzt Atropin
meist derart, daß ein Teil der verordneten Quantität 10 Minuten
vor, ein Teil während und ein Teil nach der Mahlzeit gegeben wird;
die Injektionen werden meist 5 Minuten vor der Mahlzeit gemacht.

Wenn ein Patient mit Atropin behandelt wird, hat die
Schwester genau zu beachten, ob nicht Zeichen einer Atropin-
vergiftung auftreten: starke Rötung der Haut, erweiterte Pupillen, trockener Mund, Unruhe, Aufregungszustände bis zur
Tollwut (Tollkirsche!). Das Gegenmittel ist Morphium. Als
schweres Gift muß Atropin im Giftkasten versperrt gehalten
werden. Es kommt bei längerem Stehen vor, daß die Atropin-
lösung „ausfällt", dann darf sie nicht mehr verwendet werden.

Aufnahme eines Kindes in ein Spital

Das Benehmen der Schwester soll dem ankommenden Patienten gegenüber ruhig, freundlich und teilnehmend sein. Vor allem soll sie das hastige Entkleiden des Kranken vermeiden, sie soll dem Patienten Zeit lassen, sich an die ihm sicher unangenehme Situation zu gewöhnen. Jedes neuaufgenommene Kind wird, wenn es sein Zustand einigermaßen erlaubt, gebadet werden, ehe dasselbe in den Krankensaal kommt. Die notwendigen Vorbereitungen für ein Aufnahmsbad müssen sich an einer Krankenstation rasch erledigen lassen: gereinigte Badewanne mit richtig temperiertem Badewasser, vorgewärmte Wäsche, geregelte Temperatur des Badezimmers, Seife, Nagelschere, Läusemittel, Benzin und vorgewärmtes Bett. Der Patient soll vor dem Bade je nach Vorschrift axillar oder rektal gemessen werden; während dieser Zeit kann sich die Schwester über den Allgemeinzustand durch einige teilnehmende freundliche Fragen erkundigen, wobei sie Gelegenheit hat, mit dem Patienten Fühlung zu nehmen. Während des Entkleidens kann die Schwester Hautausschläge oder anderweitige, vom Normalen abweichende Veränderungen am Körper des Patienten beobachten und eventuell den Arzt aufmerksam machen. Nun wird der gemessene und entkleidete Patient in ein Badetuch eingeschlagen, auf einen Liegestuhl gelegt und außerhalb des Bades eingeseift, wobei man unnötiges Bloßliegen zu vermeiden hat. Auch der Kopf muß mitgeseift werden. Bei Mädchen mit langen Haaren wird, wenn es der Zustand der Patientin verträgt, das Haar in einer Waschschüssel mit etwas Soda gewaschen (nicht im Badewasser) und nach dem Waschen getrocknet. Der an allen Körperstellen gut eingeseifte Patient wird nun in das vorbereitete Vollbad (37⁰ C) gesetzt, gut abgewaschen und mit einer Brause (37⁰ C) überrieselt. Das Gesicht des Patienten soll nicht mit dem Badewasser gewaschen werden.

Das Abtrocknen soll rasch und sanft und mit vorgewärmter Wäsche vorgenommen werden. Schmutzig gebliebene Körperstellen werden mit Watte und Benzin nachgetupft, die Nägel werden an Händen und Füßen geschnitten und gereinigt und die Ohren mit Watte nachgetrocknet; Schmuck soll abgenommen werden. Nun bringt man den mit gewärmter Wäsche bekleideten Patienten in das angewärmte Bett und läßt ihn ausruhen. Sobald das Haar etwas trocken ist, wird bei nicht ganz reinlichen Patienten eine Laushaube (s. S. 241) angelegt. Hierauf legt man die Temperaturtabelle an, trägt den Namen in das Stationsprotokoll ein und bereitet für den Status praesens vor.

Bäder

Bei den in der Kinderpflege in Verwendung stehenden Bädern unterscheidet man:

1. Thermische Bäder:
   heiß 40⁰ C (s. S. 226),
   warm 37⁰ C,
   lau 32⁰ C (s. S. 241),
   kühl 28⁰ C (s. S. 235),
   Wechselbad 28⁰ : 40⁰ C (s. S. 275),
   Dauerbad 37⁰ C (s. S. 208).
2. Reinigungsbäder (s. S. 254):
   Vollbad 37⁰ C,
   Brausebad 37⁰ C.
3. Desinfektionsbäder:
   Seifenbad 1⁰/₀₀ (s. S. 256),
   Sublimatbad 0,1⁰/₀₀ (s. S. 260),
   Hypermanganbad (hellrote Lösung).
4. Medikamentöse Bäder:
   Senfbad 1⁰/₀₀ (s. S. 257),
   Eichenrindenbad 1⁰/₀₀ (s. S. 215),
   Käsepappelbad 1⁰/₀₀,
   Kamillenbad 1⁰/₀₀.

Heiße Bäder und kühle Bäder haben eine nervenanregende Wirkung und lösen eine raschere Zirkulation des Blutes aus. Heiße Bäder steigern die Körpertemperatur, daher werden sie bei Untertemperaturen (Frühgeburten, Säuglinge) angewendet. Kühle Bäder setzen die Körpertemperatur herab, daher erfolgt die Verordnung derselben bei Hochfiebernden. Alle Bäder sollen mit Körpertemperatur beginnen und allmählich durch Zugabe von heißem oder kaltem Wasser auf die vom Arzt vorgeschriebene Temperatur gebracht werden. Bei heißen Bädern soll der Patient eine kalte Kompresse auf den Kopf bekommen und er muß wegen eventuellem Kollaps unter ständiger Kontrolle bleiben.

Unter einem Vollbad versteht man ein Bad, in dem der Patient bis zum Hals unter Wasser ist, bei Erwachsenen 200 bis 300 l, bei Kindern je nach der Größe 50 bis 100 l Wasser, bei Säuglingen 20 bis 30 l Wasser. Bei einem Halbbad soll die Wassermenge nur die Oberfläche der Schenkel bespülen, bei einem Teilbad für Arm, Hand oder Fuß muß sich der zu badende Körperteil ganz unter Wasser befinden. Bei Sitzbädern sollen die Gesäßmuskeln und ein Teil der Oberschenkel im Wasser sein; der ganz entkleidete Patient soll mit Decken gut eingehüllt werden.

Die chemischen Wirkungen des Bades hängen von den Zusätzen des Badewassers ab; obwohl von den im Wasser gelösten chemischen Bestandteilen nur minimale Mengen in das Körperinnere aufgenommen werden, haben die Zusätze, besonders in der Kinderpflege, eine therapeutische Bedeutung. Wichtig ist die chemische Wirkung der Desinfektionsbäder.

Bandwurmkur

Eine Bandwurmkur wird vom Arzt meist in folgender Weise verordnet:

1. Tag. Fasttag. Die ersten drei Mahlzeiten in geringer Menge und in flüssiger, eventuell breiiger Form verabreichen. Am Mittag nichts mehr zu essen geben. Am Abend einen Einlauf, nachher Heringsalat. Eine Stunde später Infusum sennae.

2. Tag. Früh eine Schale schwarzen, ungezuckerten Kaffees, eine halbe Stunde später das Bandwurmmittel, Dosis nach Verordnung des Arztes. Eine halbe Stunde später Infusum sennae nach Verordnung. Ist nach einer halben Stunde noch kein Stuhl erfolgt, so bekommt das Kind noch einmal dieselbe Dosis Infusum Sennae. Bleibt auch dies ohne Erfolg, wird ein Einlauf gemacht. Alle Stuhlentleerungen müssen aufbewahrt werden, um dann den Kopf des Bandwurmes suchen zu können (schwarze Tasse).

Während der Kur soll sich die Schwester viel mit dem Kinde beschäftigen (Spielsachen, Spaziergang), damit es auf das Übelsein vergißt. Der häufig auftretende Brechreiz kann durch Saugen an einer Zitrone oder durch Pfefferminztabletten unterdrückt werden.

Beobachtung des Kranken

Die Beobachtung des Kranken durch die Schwester erfordert Begabung, welche angeboren oder auch durch systematische Schulung erworben ist. Sie ist für Patient und Arzt eine unbedingte Notwendigkeit. Dort, wo die Beobachtung des Kranken ungenügend oder schlecht ist, hat der Arzt ein schweres Arbeitsfeld, dem Patienten aber kann eine mangelhafte Beobachtung das Leben kosten, wenn eine wichtige Veränderung im Verlaufe der Erkrankung unbeobachtet blieb. Die Arbeit am Krankenbett wird durch aufmerksame Beobachtung des Kranken wesentlich unterstützt: wenn z. B. die Schwester bei der Temperaturmessung eine Temperatur von 40^0 feststellt, oder wenn der Patient beim Heben Schmerzen an einer Körperstelle äußert. Die Schwester muß sich nach dem jeweiligen Krankheitsbild etwaige Komplikationen, soweit es ihr möglich ist, vor Augen halten und so

die Beobachtung schärfen. Sie darf aber nicht nur den Krankheitsprozeß allein im Auge haben, sondern soll auch bedenken, daß
die Stimmung des Kranken für den Verlauf der Krankheit und
für die Genesung ungemein wichtig ist.

Das Krankenzimmer muß ebenfalls in den Beobachtungskreis der Schwester gezogen werden, um helfend oder verbessernd wirken zu können. Ein schlecht gewähltes Krankenzimmer, eine unrichtige Stellung des Bettes, eine zu warme Bedeckung des Patienten im Bett, Unordnung oder Geräusche in
der Umgebung sollen im Interesse des Patienten korrigiert werden,
oder den Angehörigen des Patienten soll geraten werden, wie
sie solche Fehler verbessern könnten.

Auch die Familie des Patienten oder alle, die denselben
besuchen, gehören in den Beobachtungskreis der Schwester.
Nicht nur, daß der Mensch in Bezug auf Infektionskrankheiten
(Wöchnerinnen, Kinder) in kranken Tagen empfänglicher ist als
in gesunden, können auch seelische Aufregungen durch den
Patienten besuchende Personen auftreten, wodurch der Verlauf der
Erkrankung ungünstig beeinflußt und die Genesung verzögert wird.

Schließlich muß eine Krankenpflegerin auch sich selbst beobachten, das heißt, ihre Art zu arbeiten, ihr Wesen, ihre eigene
Körperpflege muß tadellos sein, um günstig auf den Patienten
zu wirken. Alle Arbeiten, die am Patienten und in der Umgebung
des Patienten von der Schwester ausgeführt werden, sollen zart,
leicht, ruhig erledigt werden; die Schwester darf auch nie einen
gehetzten, müden Eindruck machen, sie soll stets für den Patienten
„Zeit" haben. Für Ruhe in der Umgebung des Patienten soll
unbedingt gesorgt werden. Die Schwester muß durch leises
Öffnen und Schließen von Fenstern und Türen, Kasten und
Laden mit gutem Beispiel vorangehen. Manchmal vergessen die
Schwestern in Spitälern und Kliniken das ruhige, leise Arbeiten
und verleiden dadurch dem Patienten den Aufenthalt in Krankenhäusern.

Breiumschläge (Kataplasmen)

Ein Brei aus Leinsamen oder Leinsamenmehl wird heiß
auf eine Kompresse gestrichen, eingeschlagen und auf die erkrankte Körperstelle gelegt. Die Kataplasmen können im Wasserbad gewärmt werden. Sie müssen täglich frisch zubereitet werden,
da der Brei leicht sauer wird und dann unangenehm riecht. Es
sollen zwei Kataplasmen zur Verfügung stehen, von denen das
eine auf den Körper gelegt, das andere im Wasserbad gewärmt
wird. Diese Breiumschläge dienen dazu, einer kleinen Körper-

stelle feuchte Wärme zuzuführen. Gegenüber einem Thermophor haben die Umschläge den Vorteil, daß sie leicht sind und sich der kranken Stelle gut anpassen lassen. Um die Haut unter den Breiumschlägen zu schützen, wird sie mit Vaselin gefettet.

Burow-Umschlag

BuRowsche Lösung, kurz Burow genannt, ist eine essigsaure Aluminiumlösung. Die Apotheke liefert Burow in $10^0/_0$iger Lösung, welche zu Umschlägen zur Hälfte verdünnt, also $5^0/_0$ig verwendet wird.

Burow-Lösung wirkt als feuchter Umschlag und hat eine leicht desinfizierende Wirkung. Burow-Umschlag wird meist als Dunstumschlag verordnet. Das Verdunsten wird dadurch verhindert, daß das in Burow getränkte Material mit Billroth-Batist überdeckt wird. Um die feuchte Wärme zu erhöhen, wird die Lösung vorher angewärmt und der Umschlag mit einem Thermophor überdeckt. Auf offene eiternde Wunden wird Burow steril und ohne Billroth gelegt. Es soll dann die Flüssigkeit an der Oberfläche des Verbandes verdunsten und Wundsekret in den Verband nachgesogen werden. Der Umschlag wirkt, so lange er feucht ist, und muß daher oft gewechselt werden.

Bei dauernder Anwendung von Burow-Umschlägen ist die Haut durch Salbe zu schützen. Burow-Lösung muß zugedeckt aufbewahrt werden. Sie legt sich stark an Glas an und ist dann schwer davon zu entfernen.

Chinin

Chinin ist ein sehr bitter schmeckendes weißes Pulver; es ist ein schon altes Entfieberungsmittel, das ganz speziell bei Malaria angewendet wird. Wegen des bitteren Geschmackes macht die Verabreichung bei Kindern oft große Schwierigkeiten und es ist zu trachten, durch Zuckerwasser oder Fruchtsäfte die Aufnahme zu erleichtern. Die vom Arzt verordneten Pulver sind zu Tageszeiten zu geben, zu welchen erfahrungsgemäß die Temperatur in die Höhe geht. Die durch dieses Medikament eintretende Temperaturverminderung ist durch Messung der Körpertemperatur vor und nach der Einnahme des Mittels genau zu verzeichnen. Manche Kinder vertragen Chinin schlecht, es kommt zu Üblichkeiten und Erbrechen.

Chloralhydratklysma

Chloralhydrat ist ein Beruhigungs- und Schlafmittel und wird meist in $1^0/_0$iger wässeriger Lösung (25 ccm $= ^1/_4$ g, 50 ccm $=$

$= \frac{1}{2}$ g) bei Schlaflosigkeit und bei verschiedenen Krampfzuständen verordnet. Es wird rektal gegeben. Nach vorangegangenem Reinigungsklysma wird das auf 37° C erwärmte Chloralhydrat mit einer Spritze durch ein Darmrohr (in linker Seitenlage) ganz langsam in den Darm eingeführt. Damit kein Chloralhydrat im Darmrohr bleibt, werden einige Kubikzentimeter Wasser nachgespritzt. Die Analfalte wird nach Entfernung des Darmrohres fünf Minuten lang mit zwei Fingern zugehalten, um ein Auspressen des Medikamentes zu verhindern. Schon nach 15 bis 20 Minuten tritt der erwünschte Schlaf ein. Die Schwester hat zu beobachten, ob die Gesichtsfarbe des Patienten sich nicht verschlechtert, ob Puls und Atmung nicht klein werden. Sollten diese Störungen auftreten, so ist sofort der Arzt zu verständigen, der dann meist Kampfer anwendet und künstliche Atmung anordnet. Chloralhydratlösung muß im Eiskasten stehen, ist aber auch dort nicht unbegrenzt haltbar.

Codein

Codein ist ein stark bitter schmeckendes weißes Pulver. Es wirkt als Beruhigungs- und zufolge seines Gehaltes an Morphium auch als Schlafmittel. Ganz besonders wird es gegen Husten angewendet. Einem Kind wird gewöhnlich 0,005 bis 0,02 g 2- bis 3mal täglich verordnet. Es wird in Wasser gelöst verabreicht. Bei quälendem Husten wirkt Codein sehr günstig, wenn man das Pulver im Munde langsam zergehen läßt, was aber nur bei größeren Kindern möglich ist. Die verordneten Pulver sind zu Tageszeiten zu verabreichen, zu welchen erfahrungsgemäß die Hustenreize auftreten, gewöhnlich abends.

Coffein

Coffein wird entweder in Pulverform oder in wässeriger Lösung, in Tropfenform oder als Injektion verabreicht. Es wirkt herzanregend und wird bei plötzlicher Herzschwäche als Injektion (0,5 bis 2 ccm in 10%iger Lösung), bei chronischen Herzfehlern auch in Tropfen- oder Pulverform verwendet. Manche Patienten reagieren auf Coffein mit Schlaflosigkeit, Aufregungszuständen und Herzklopfen. Kalte Umschläge verschaffen dann Linderung. Coffein ist im Giftkasten zu verwahren.

Credé (s. S. 9)

Cystoskopie

Die Cystoskopie wird ausgeführt, um durch eine genaue innere Untersuchung der Harnblase, der Harnleiter und der Aus-

führungsgänge der Niere Schädigungen der Blase, der Harnleiter oder der Niere feststellen zu können.

Vorzubereiten ist 1. zu einer intravenösen Injektion, 2. zu
einer Blasenspülung.

Vorbereitung zur intravenösen Injektion: 10-ccm-Spritze,
sterile Farbstoffflüssigkeit, Venennadeln, Tupfer, Binde, Gummituch zum Unterlegen.

Vorbereitung zur Blasenspülung: $1^0/_{00}$ Sublimatlösung zum
Reinigen der äußeren Geschlechtsteile, Katheter, dem Alter des
Patienten entsprechend, sterile Metallspritze, Harntasse, sterile
Eprouvetten, sterile 3% Borlösung, auf Körpertemperatur er-
wärmt, sterile Tupfer mit Tupferzange und Pinzetten, steriles
Paraffin, Pantostat, Cystoskop (s. Katheterisieren S. 233).

Dauerbad

Unter Dauerbad verstehen wir ein Bad, das längere Zeit
einwirken soll. Ein solches Bad wirkt beruhigend, wird daher
bei Krämpfen (Tetanus) und Unruhe (Chorea) vom Arzt verordnet. Auch dient das Dauerbad dazu, bei großen Wunden,
schwerem Dekubitus usw. schmerzfreie Lagerung des Patienten
zu ermöglichen. Wird es notwendig, einen Patienten dauernd
im Wasser zu halten, so nennt man dieses Dauerbad „Wasser-
bett“, das dann einer ganz besonderen Einrichtung bedarf.

Bei Dauerbädern, für krampfbefallene, gelähmte oder be-
wußtlose Patienten angewendet, die man im Vollbad nicht so
lange halten kann oder wo das Halten im Bad aus anderen Gründen
nicht möglich ist (Tetanus, ausgedehnte Brandwunden), wird ein
Schwebebad gerichtet. Über die Badewanne wird ein Leintuch gespannt, das man an den Zipfeln festbindet. Das Leintuch
muß in das Badewasser so hineinreichen, daß der vom Leintuch
getragene Körper des Patienten auch ganz vom Wasser bedeckt
ist. Für den Kopf macht man Rollen und Kissen aus Leintüchern
und sorgt durch stete Kontrolle dafür, daß die Temperatur des
Badewassers durch Überdecken der Wanne und Zugießen von
heißem Wasser eine konstante bleibt. Dauer und Temperatur
des Bades wird vom Arzt verordnet. Der Patient darf im Bade
nie allein gelassen werden.

Darmeinlauf

Der Einlauf hat entweder den Zweck, den Darm zu entleeren
oder die Darmtätigkeit anzuregen. Das dazu verwendete, weiche
Darmrohr muß stets vor dem Einführen in den Darm geprüft

werden, ob es nicht etwa brüchig oder rissig ist. An jeder Krankenstation sollen Darmrohre in verschiedenen Größen ausgekocht
vorrätig liegen, und zwar in einer geschlossenen Glaskassette
in Öl oder Glyzerin. Die Flüssigkeit des Einlaufs, Seifenwasser,
Kamillentee oder einfaches Wasser, bestimmt der Arzt; sie soll
37⁰ C warm sein und mit dem Thermometer gemessen werden.
Eine wasserdichte Unterlage wird aufgebreitet, der Patient wird
in linke Seitenlage gebracht und das eingefettete Darmrohr mit
der rechten Hand sanft drehend in die Mastdarmöffnung eingeführt; die linke Hand hält dabei die beiden Gesäßhälften auseinander. Ist das Darmrohr in dieser Art ungefähr 4 bis 6 cm
in den Darm eingeführt, so steckt man an das Darmrohr den
Ansatz des Irrigators mit der vorbereiteten Flüssigkeit, hebt den
Irrigator langsam hoch, wobei man den Patienten auffordert,
tief zu atmen und nicht zu pressen. Der Patient soll sich bemühen,
die eingedrungene Flüssigkeit einige Minuten zu behalten. Das
Darmrohr wird gleich nach Gebrauch ausgekocht. Ein hoher
Einlauf wird in Knie-Ellbogenlage des Patienten ausgeführt,
dabei wird das Darmrohr mit größter Vorsicht 20 bis 30 cm hoch
eingeführt.

Darmspülungen

Darmspülungen werden in derselben Weise durchgeführt,
nur benötigt man dazu eine größere Menge Wasser, ebenfalls
von 37⁰ C, und läßt die eingelaufene Flüssigkeit in einen bereit-
gestellten Kübel ablaufen. Statt des Irrigators wird in diesem
Fall ein großer Trichter verwendet. Die ausgekochte und ein-
geölte Darmsonde wird vorsichtig möglichst hoch eingeführt.
Zwischen die eingeführte Darmsonde und den Glastrichter
kommt ein Glasverbindungsstück und ein längerer Schlauch,
an den man den Glastrichter steckt. In den niedrig gehaltenen
Glastrichter füllt man die vorbereitete Flüssigkeit und hebt
denselben langsam, um die Flüssigkeit einlaufen zu lassen. Der
Patient soll tief atmen und nicht pressen. Man läßt $^1/_2$ bis 1 Liter
einlaufen und durch den tief gesenkten Trichter wieder auslaufen;
das wird so oft wiederholt, bis die Flüssigkeit klar zurückkommt.
Der Flüssigkeit werden meistens Medikamente beigefügt (Tannin,
Adrenalin). Darmspülungen werden vom Arzt vorgenommen,
die Vorbereitung wird aber von der Pflegerin durchgeführt.

Dekubitus

Unter Dekubitus bezeichnet man das Wundliegen an jenen
Körperstellen, wo der Knochen nahe unter der Haut liegt. Das
Wundwerden macht sich in erster Linie durch Rötung und

Schmerzen bemerkbar und ist manchmal eine Folge schlechter Pflege. Bei Schwerkranken ist daher auf besonders exakte Körperpflege zu achten. Die gefährdeten Körperstellen, wie Kreuzbein, Schultergegend, Fersen, Ellbogen, sind mit Alkohol zu waschen, einzupudern. Wenn es der Zustand des Patienten erlaubt, ist öfters Lagewechsel vorzunehmen. Die gute Pflege verhindert manchmal das Durchliegen und daher gibt die Schwester, noch ehe der Patient klagt, Luftpolster (die nicht zu prall aufgeblasen sein sollen, da sonst der Patient hart liegt) oder sie macht Kränzchen aus Watte für Ellbogen und Fersen. Auch das Wasserkissen leistet gute Dienste zur Vermeidung von Dekubitus. Das faltenlos gespannte Leintuch, die gute Matratze, die Beachtung der Klagen des Patienten werden helfen, das Wundwerden zu verhüten. Auf jeden Fall muß der Arzt von der Schwester immer aufmerksam gemacht werden, wenn über Schmerzen an derartigen Stellen geklagt wird (s. Wasserkissen S. 273).

Desinfektion

Desinfektion ist das Abtöten von krankheitserregenden Keimen. Sterilisation ist das Abtöten aller Keime. Antisepsis ist der Kampf gegen die Keime (chirurgisches Arbeiten unter Anwendung von keimwidrigen chemischen Mitteln). Asepsis ist das Arbeiten ohne Keime (chirurgisches Arbeiten mit nur sterilen Behelfen).

Hat sich ein Kind geschnitten, so sind möglicherweise Bakterien in die Wunde gekommen, welche eine septische Infektion hervorrufen könnten. Wir können die Wunde mit Jodtinktur betupfen, damit diese Keime zugrunde gehen — das ist Desinfektion. Wenn wir die Haut des Kindes aufschneiden wollen, um z. B. eine darunterliegende Balggeschwulst zu entfernen, so wird das Operationsfeld zuerst mit Alkohol, Äther und Jodtinktur gereinigt. Das ist Antisepsis. Zum Aufschneiden aber werden nur ausgekochte Instrumente und im Dampf sterilisierte Verbandstoffe verwendet — wir arbeiten keimfrei, ohne septische Keime, das heißt man a-septisch.

Bei der Desinfektion unterscheiden wir:

I. physikalische Desinfektion:
   1. thermische:
      a) Verbrennen, Ausglühen,
      b) heiße Luft,
      c) kochendes Wasser,
      d) Wasserdampf;

2. mechanische:
   a) Waschen,
   b) Reiben,
   c) Bürsten;
II. chemische Desinfektion:
   1. Laugen (Seife, Soda, Kalk),
   2. Metallverbindungen (Sublimat, Lapis),
   3. Produkte des Steinkohlenteers (Lysol, Lysoform),
   4. Gase (Formalin, Schwefel).
   5. Alkohol und Äther.

Wenn ein Gegenstand desinfiziert werden soll, so ist immer zu überlegen, welche Art der Desinfektion dem Gegenstand nicht schadet, ihn dabei aber doch gründlich desinfiziert. Thermische und chemische Desinfektion werden selbständig angewendet, während die mechanische Desinfektion stets in Verbindung mit der chemischen Desinfektion Anwendung findet. Bei jeder chemischen Desinfektion muß geachtet werden, daß das Desinfektionsmittel in einer bestimmten Verdünnung eine bestimmte Zeit einwirke. Die Desinfektionslösung muß den zu desinfizierenden Gegenstand immer vollkommen überdecken. Da viele Desinfektionsmittel starke Gifte sind, müssen sie entsprechend aufbewahrt sein. Manche, hauptsächlich zur Hautdesinfektion in Verwendung stehende Flüssigkeiten, wie Äther, Benzin, Alkohol usw. sind feuergefährlich und sind dementsprechend vorsichtig zu handhaben. Eine durch diese Flüssigkeiten entstandene Flamme darf nicht mit Wasser gelöscht, sondern muß durch Decken usw. erstickt werden.

Desinfektionsvorschriften an der Universitäts-Kinderklinik in Wien

Alkohol 70%: Fieberthermometer, Instrumente, Hörrohr, Meßband, Ohrenspiegel, Perkussionshammer, Pirquetmeßglas, Fontanellenzirkel.
Ausglühen: Pirquetbohrer, Platinöse.
Dampfdesinfektion außer Haus: Bettzeug nach Infektionskranken und nach Exitus.
Desinfektion durch strömenden Dampf 100° C durch 30 Minuten: Schmutzwäsche nach Infektionskranken und nach Exitus in den Säuglings- und Infektionsabteilungen.
Formalindämpfe durch 24 Stunden: Bücher, Spielsachen, Leder, Pelze (s. Formalin S. 221).

Kochen durch 10 Minuten: Geschirr, Instrumente, Mundspatel, Sauger, Sonden, Waschlappen.

Lüften durch 3 Stunden: Bettzeug, Krankengeschichten.

Sterilisieren trocken: Injektionsnadeln, Injektionsspritzen, Instrumente, Salbendosen, Puderbüchsen, Gläschen, Windeln, Watte, Verband.

Lysollösung 1% bei sechsstündiger Einwirkung: Sputum bei Tuberkulose und Diphtherie. Harn und Stuhl bei Typhus und Dysenterie.

Sodalösung $^1/_2$% bei sechsstündiger Einwirkung: Alle Glassachen sowie Milchflaschen von Infektionskranken.

Stückseife und mechanische Desinfektion unter fließendem, warmem Wasser: Hände.

Seifenlösung 1% und mechanische Desinfektion mit Waschel, Bürste, allenfalls Reibsand: Einrichtungsgegenstände, Wanne, Eitertassen, Emailschüssel, Kautschuk, Billroth, Bürsten, Kämme, Kübel, Nachttöpfe.

Seifenlösung $^1/_2$% bei sechsstündiger Einwirkung: Schmutzwäsche nach Infektionskranken und nach Exitus in den internen Abteilungen.

Desinfektion von Sputum, Harn und Stuhl

Sputum, Harn und Stuhl müssen bei verschiedenen Infektionskrankheiten desinfiziert werden, ehe dieselben in das Klosett geschüttet werden dürfen: Sputum von Lungen- oder Diphtheriekranken, Harn und Stuhl von Typhus-, Dysenterie- oder Cholerakranken.

In dafür bestimmten Gefäßen (Spuckschalen, Harngläsern, Stuhlkübeln) mit gut schließenden Deckeln werden die Ausscheidungen des ganzen Tages gesammelt und in einer 1% Lysollösung 6 Stunden stehen gelassen. Größere Mengen Harn und Stuhl auf einer Typhusstation werden aus ökonomischen Gründen mit Kalkmilch desinfiziert: 1 kg Kalk auf 3 l Wasser = 33%, gut verrühren, auf Harn und Stuhl schütten und 12 Stunden einwirken lassen.

Dienstübergabe

Die Dienstübergabe ist für die pflegende Schwester außerordentlich wichtig, soll der Patient unter dem Wechsel des diensthabenden Personals nicht leiden. Die Dienstübergabe muß im Spitalsbetriebe mündlich und schriftlich erfolgen und soll stets im Beisein der die Station leitenden Schwester (Lehrschwester) oder deren Stellvertreterin vorgenommen werden. Alle gemachten

Beobachtungen, seien dieselben scheinbar noch so geringfügig, sollen bei der Dienstübergabe zur Sprache kommen. Ganz besonders muß die Schülerin auf Schulstationen dazu erzogen werden, auch die unscheinbarsten Erscheinungen zu melden, um eventuell schlechtes Beobachten von Seite der Schülerin korrigieren zu können. Bei diesen Dienstübergaben sollen stets alle der Station zugeteilten Schülerinnen anwesend sein, auch jene, die nicht den Pflegedienst (Hauptdienst) versehen, da bei Dienstübergaben naturgemäß alles „Wichtige", alles „Neue" besprochen werden soll und so auch jene Schwestern und Schülerinnen, die für wirtschaftliche Arbeiten (Mitdienst) eingeteilt sind, über Neues und Wichtiges am Patienten am Laufenden bleiben. Außerdem benutzt die Lehrschwester die Dienstübergaben sehr oft zu theoretischen Aufklärungen. Die Schwester soll sich bemühen, die gemachten Beobachtungen ruhig, geordnet, kurz zu schildern, ohne jedoch in Schlagwort- oder Telegrammstil zu verfallen. Dabei muß sie — vor dem Kranken — in ihren Äußerungen vorsichtig sein. Nähere Details von besonderen Verschlechterungen bei intelligenten Patienten soll man außerhalb des Krankensaales besprechen. Der mündliche Bericht in Beisein des Patienten soll nämlich so abgegeben werden, daß der Patient demselben folgen kann, wenn er will. Flüstern oder Heimlichtuerei ängstigt den Patienten und verursacht ihm vielleicht eine schlaflose Nacht. Der schriftliche Bericht soll von der Lehrschwester bei der Dienstübergabe stets gelesen werden; er muß mit dem mündlichen übereinstimmen.

Außer den Beobachtungen am Patienten selbst sollen auch andere Ereignisse während des Tages oder der Nacht besprochen werden, wie z. B. erledigte, besondere wirtschaftliche Arbeiten, Inventuren, Reparaturen, Gas- und Wassergebrechen, besondere Besuche, um so die Schwester zur umsichtigen, tüchtigen Krankenpflegerin zu erziehen, die trotz Freistunden oder freier Tage immer über alles orientiert ist. Der Zweck der Dienstübergabe ist vor allem der, daß der Patient durch den Wechsel des Personals nicht leidet, daß der Arzt richtig über den Zustand des Patienten informiert wird und daß sowohl die wirtschaftliche als auch die administrative Arbeit eines großen Hauses sich glatt und ohne jede Störung abwickeln kann.

Digitalis

Digitalis wird aus den Blättern der Fingerhutpflanze hergestellt und wirkt auf das Herz. Es wird bei akuten und chronischen Herzleiden als Infus, in Tropfen- oder Tablettenform oder als Injektion verabreicht. Aus Digitalis hergestellte Präparate sind: Digipuratum, Digifolin, Digalen usw.

Digitalis wird vom Arzte meist nur durch einige Tage verordnet. Nach Digitalisverabreichung hat die Schwester den Puls des Patienten genau zu beobachten, es stellt sich häufig eine Pulsverlangsamung ein. Bei manchen Patienten bewirkt Digitalis unangenehme Erscheinungen von Seite des Magens und Darmes. Digitalis und alle davon abstammenden Präparate sind versperrt zu verwahren. Die Abkochungen von Digitalisblättern (Infus) sind auf Eis zu geben und sollen täglich frisch zubereitet werden.

Diphtheriebazillenpräparat

Der Nachweis von Diphteriebazillen erfolgt auf die Weise, daß mit einer ausgeglühten Platinöse ein wenig vom diphtherischen Belag auf einem Objektträger verstrichen, das Präparat getrocknet, dann dreimal durch die Flamme gezogen und hierauf 5 Minuten mit Methylenblau gefärbt wird. Dann wird es abgespült, abgetrocknet und im Mikroskop angesehen. Einzelne diphtherieverdächtige Stäbchen sind durchaus nicht beweisend für die diphtherische Natur der Erkrankung, da es einerseits Bazillenträger gibt, Menschen, die, ohne selbst krank zu sein, in ihrer Mund- und Rachenhöhle Diphtheriebazillen beherbergen, und da anderseits Bazillen existieren, die eine große äußerliche Ähnlichkeit mit Diphtheriebazillen aufweisen, aber doch keine Diphtheriebazillen sind (Pseudodiphtheriebazillen).

Wenn das Abstrichpräparat nach Färbung mit Methylenblau und Betrachtung unter der Immersion nicht die charakteristischen Diphtheriebazillennester (Diphtheriebazillen in Gruppen beisammenstehend) erkennen läßt, wird die Kultur angelegt, für die wir den sogenannten Löfflerschen Nährboden (bestehend aus Blutserum und Bouillon) verwenden. Mit einer ausgeglühten Platinöse wird vom verdächtigen Belag ein wenig auf den Löfflerschen Nährboden aufgestrichen und derselbe für 24 Stunden in den Brutschrank gebracht. Nach dieser Zeit können wir, wenn es sich tatsächlich um Diphtherie handelt, die Diphtheriebazillen in Reinkultur nachweisen.

Drainage

Drainage ist die Einführung eines Gummiröhrchens in einen Wundkanal, um dem eventuell angesammelten Eiter einer Wundhöhle Abfluß zu verschaffen. Ein solches Drainrohr muß auf seine Elastizität geprüft werden, muß steril sein und soll durchlöchert werden, um dem Eiter von allen Seiten Abfluß zu gestatten. Die Enden der Drainröhrchen sollen am Wundein- und -ausgang mittels steriler Sicherheitsnadeln gesichert sein; um die Sicherheitsnadeln legt man einen „Reiter" (eingeschnittener, viereckig gelegter Gazefleck), um das Scheuern der Sicherheitsnadeln an der Haut zu vermeiden. Die Sicherheitsnadeln haben den Zweck, das Verschwinden der Drainröhrchen im Wundkanal zu verhindern. Alles, was mit der Wunde in Berührung kommt, muß steril sein.

Vorbereitung zu einer Drainage:

Steriles Drainrohr — Größe und Stärke dem Wundkanal und der Art des Eiters (dick- oder dünnflüssig) angepaßt.

Sterile Instrumente — Tupferzange, Pinzetten, Knopfsonde, Schere, Wundspritze, Spülflüssigkeit, steriles Glas zum Aufziehen.

Verband und Binden, Jodbenzin zur Desinfektion der Umgebung der Wunde, Eitertasse.

Dunstumschlag

Ein Dunstumschlag besteht in einer feuchtwarmen Einwicklung eines kranken Körperteiles, wodurch eine bessere Durchblutung dieser Stelle entsteht. Die Körperwärme wird durch Einlegen eines wasserdichten Stoffes (Billroth) zwischen nassen und trockenen Tüchern zurückgehalten und zugleich die Verdunstung des Wassers nach außen verhindert. Diese Umschläge bleiben 2 bis 3 Stunden liegen und sollen sich nach Abnahme heiß anfühlen. Werden die Umschläge durch längere Zeit hindurch verabreicht, so muß die Haut besonders gut gepflegt, nämlich nach jedem Umschlag abgewaschen und eingefettet oder eingepudert werden. Der wasserdichte Stoff darf nicht auf die bloße Haut zu liegen kommen. Die Umschlagtücher müssen häufig gewechselt werden.

Eichenrindenbad

Der Arzt verordnet Eichenrindenbäder bei verschiedenen Hauterkrankungen, um durch die in der Eichenrinde enthaltene Gerbsäure (Tannin) eine zusammenziehende Wirkung an der Haut zu erreichen. Für ein Säuglingsbad, für welches etwa 30 l Wasser verwendet werden, nimmt man 30 g Eichenrinde ($1^0/_{00}$). Diese wird in 2 l kaltem Wasser zugesetzt und eine Viertelstunde lang gekocht. Diese Abkochung wird abgeseiht, dem Badewasser zugesetzt; das Bad wird auf Körpertemperatur gebracht und während des Bades auf 40° C erhöht. Die Dauer des Bades beträgt gewöhnlich 10 Minuten, nach dem Bad wird nicht gebraust, der Patient wird 10 Minuten im Badetuch liegen gelassen und dann erst abgetrocknet. Das Badewasser darf nie unnötig in der Wanne stehen, da die Gerbsäure der Eichenrinde die Wanne braun macht.

Einlauf (s. Darmeinlauf)

Einreibung

Um Medikamente der Haut zuzuführen, bedient man sich ätherischer Öle (Kampferöle, Menthol), oder man bringt die Medikamente mit Fett in Verbindung (Teersalbe, Mentholsalbe). Öl oder Salbe reibt man so lange mit reinen Händen auf die vorher ebenfalls gereinigte Körperstelle ein, bis die Haut nur mehr einen leichten Fettglanz zeigt. Man soll die betreffenden Medikamente entweder mit den flach gelegten Fingerspitzen (Nägel kurz geschnitten) oder mit dem Handballen durch kreisförmige Bewegungen sanft in die vorher entweder durch warme Waschungen (Bad) oder mit Äther gereinigte Haut einreiben, wobei aber jede Kraftanstrengung vermieden werden muß (s. Schmierkur S. 256).

Eisbeutel

Der Eisbeutel wird vom Arzt dann angeordnet, wenn Körperstellen durch Kälte blutärmer gemacht werden sollen. Kälte verengt die Blutgefäße. Es wird daher an der betreffenden Körperstelle, wo der Eisbeutel appliziert wird (Kopf, Herz), die Blutzirkulation langsamer vor sich gehen, oder das Blut wird von der betreffenden Körperstelle durch die Verengung der Gefäße verdrängt, die Gefäße werden dort also entlastet (Kopfschmerz). Das Eis wird in einem Tuch kleingeklopft, mit wenig Salz vermengt, in den flach gelegten Eisbeutel gefüllt, dieser auch so flach gelegt, geschlossen, um möglichst wenig Luft im Eisbeutel mit einzuschließen. Der so gefüllte Eisbeutel soll immer auf eine vierfach zusammengelegte Kompresse am Körper aufgelegt werden, um eine Schädigung der Haut zu vermeiden. Je nach der Empfindlichkeit der Körperstelle soll der Eisbeutel groß oder klein, voll oder wenig gefüllt sein und soll stets vor Gebrauch auf Verschluß und Dichte geprüft werden. Bei sehr empfindlichen Patienten kann man eine Hängevorrichtung oberhalb der kranken Körperstelle herstellen, daran den Eisbeutel in einer entsprechenden Höhe anhängen, damit derselbe nur die Haut berührt, aber von ihr nicht getragen werden muß.

Eisumschläge

Um Körperstellen Wärme zu entziehen oder sie blutarm zu machen, verwendet man in Eis gekühlte Kompressen, den Eisbeutel oder die Kühlschlange, die man auf die betreffenden Körperstellen legt. Den Eisbeutel füllt man mit zerkleinertem Eis, mit etwas Salz gemengt, drückt die Luft aus dem Beutel und legt ihn, in eine Kompresse gehüllt, auf die zu kühlende Körperstelle. Sollte die Schwere des Eisbeutels unangenehm empfunden werden, so kann man an einem Reifen, den man über dem Bett ober Herz- oder Kniegegend anbringt, den Eisbeutel hängend befestigen, so daß derselbe die kranke Stelle nur leise berührt. Kühlschlangen (Herzkühler, Kopfkühler), die ebenfalls nie direkt auf die bloße Haut gelegt werden dürfen, sondern stets in eine Kompresse zu hüllen sind, sind wegen ihres geringeren Gewichtes den Patienten in der Regel angenehmer als Eisbeutel. Durch die Kühlschlange fließt eisgekühltes Wasser.

Entlassung aus dem Spital

Eine gute Krankenschwester, die ihre Patienten lieb hat, gibt dem abgehenden Patienten noch Ratschläge für sein Verhalten zu Hause; besonders bei Kindern in bezug auf Nahrung, Luft und Sonne. Eine Krankenpflegerin soll mit ihrem hygienischen Arbeiten am Krankensaal vorbildlich wirken und dadurch, besonders auf die Jugend, einen unvergeßlichen Eindruck ausüben. Das Krankenhaus soll für den Patienten eine angenehme Erinnerung bleiben, nicht ein Ort des Schmerzes und der Entsagung. Liebe, Freude und Ordnung können den Aufenthalt im Krankenhause verschönern, was wesentlich durch die freudige und geschickte Arbeit der Schwester am Krankenbett bewirkt wird.

Die Entlassung aus dem Spitale wird stets vom Arzt bestimmt. Kinder und Geisteskranke müssen von Angehörigen übernommen werden und diese sind daher rechtzeitig brieflich zu verständigen.

An der Station hat die Schwester das Bett abzuziehen, die Matratzen zur Luftdesinfektion bei internen Fällen, zur physikalischen Desinfektion bei infektiösen Fällen zu geben, das Bett „mechanisch-chemisch" zu desinfizieren, mit reinen Matratzen, Decken, Pölstern und Wäsche zu versehen, so daß sofort eine Neuaufnahme erfolgen kann. Die Entlassung muß bei der Dienstübergabe der ablösenden Schwester gemeldet werden.

Entlausungsverfahren

Um eine vollkommene und rasche Reinigung verlauster Haare durchzuführen, trage man mit einem Wattebausch ein Läusemittel auf die Haare und die Kopfhaut gut auf. Beim Einreiben der Haut achte man sehr darauf, daß von dem Mittel nichts in die Augen komme, außerdem müssen die Hautfalten hinter den Ohren mit trockener Watte gut getrocknet werden. Nun wird das Haar mit der „Fliegerhaube" (siehe dort) für eine Stunde dicht verschlossen. Dann wird die Kopfhaut mit einer 2%igen Sodalösung gut gewaschen und das Haar in kleinen Strähnen mit einem engen Kamm durchgekämmt. Durch die Einreibung sollen nicht nur die Läuse getötet, sondern es soll auch die klebrige Substanz, mit der die Nisse, das Ei der Laus, am Haare haftet, gelockert werden, so daß die Nisse mit Hilfe eines engen Kammes leicht vom Haare entfernt werden können.

Das Haar bleibt bei dieser Behandlung weich und geschmeidig, die Haut wird nicht gereizt.

Der Kamm wird mit einer Bürste mit Seife- und Sodalösung gut gewaschen und nachher gut eingeölt aufbewahrt (s. Fliegerhaube, Laushaube, S. 241).

Erbrechen (Bezeichnung)

Die klinische Beobachtung des Erbrechens gewinnt sehr an Wert, wenn nicht nur die Zahl des Erbrechens in 24 Stunden, sondern auch das Erbrochene selbst nach Menge und Qualität exakt registriert wird.

Die folgenden Bezeichnungen (Kennwörter) sind seit langer Zeit in der Universitäts-Kinderklinik in Wien in Verwendung und haben sich in den Krankengeschichten und Kurven immer sehr bewährt.

Bezeichnung des Erbrochenen an der Universitäts-Kinderklinik in Wien

1. Konsonant.   1. Art des Erbrechens:

f.. — fließend ($f$luere)

p.. — pressend ($p$remere)

r.. — geronnen ($r$heo)

Vokal in der Mitte. 2. Menge des Erbrochenen:

.i. — übermäßig

.e. — reichlich

.a. — mittel

.o. — wenig

.u. — sehr wenig

2. Konsonant.   3. Beimengungen:

..*s* — Blut (*s*anguis)

..*m* — Schleim (*m*ucus)

..*b* — Galle (*b*il).

Beispiele des zusammengesetzten Kennwortes:

fu   = sehr geringe Menge, fließend abgegangen.

ra   = geronnen, mittlere Menge.

pe   = pressend, reichlich.

pos   = pressend, geringe Menge und blutig.

primb   = pressend, geronnen, übermäßig viel, schleimig, gallig.

Esbach (s. Harnproben)

Exitus

Die Pflege Sterbender ist in der Krankenpflege wohl das Traurigste, was der Beruf von der Schwester fordert. Pflicht jeder Schwester ist es, dem Patienten in den letzten Stunden die Leiden, so weit es in ihrer Macht steht, zu erleichtern, oft nur durch ihre Anwesenheit am Bett die qualvolle Angst vor dem letzten Augenblick zu bannen. Auf keinen Fall darf die Schwester den Patienten durch ihre Arbeit merken lassen, daß keine Hoffnung auf Gesundheit vorliegt. Die Schwester hat die Pflicht, dem Patienten bis zum letzten Atemzug volle Hoffnung zu geben, alles so auszuführen, als ob das Leben zu retten wäre und auf jeden Fall bei dem Patienten zu verbleiben. In Anstalten, wo leider oft von einer Schwester sehr viele Patienten zu versorgen sind, muß die Schwester sich die Arbeiten so einteilen, daß sie möglichst oft an das Bett herantritt und dem Patienten ihre Anwesenheit durch einen kleinen Liebesdienst, wie feuchtes Abwischen von Gesicht und Händen, Benetzen der Lippen oder auch nur durch einen leisen Händedruck kundgibt. Möge jede Schwester beim Sterbenden die große Angst des Ungewissen bedenken! Sie wird es schon möglich machen können, daß sie die letzten Augenblicke bei dem Sterbenden verbringt.

Ist der Tod eingetreten und war beim Eintritt desselben der Dienstarzt nicht anwesend, so hat die Schwester denselben sofort vom Exitus und von der Todesstunde zu verständigen. Nach dieser Meldung bringt die Schwester das Bett des Verstorbenen und die Leiche selbst in Ordnung, eventuell beschmutzte Wäsche wird entfernt, die Leiche in eine gerade Lage gebracht, der eventuell schmutzige Körper des Toten gereinigt, Wärmeflaschen entfernt

und die Leiche mit einer Decke bedeckt. Die Leiche bleibt drei
Stunden im Krankensaal, wenn kein Isolierzimmer vorhanden ist.
Das Bett soll mit einem Wandschirm umstellt oder mit Leintüchern verhängt werden, um den anderen Patienten den Anblick eines Toten zu ersparen. Die Leiche muß, solange der ein-
getretene Tod nicht vom Arzt festgestellt ist, beobachtet werden.
Unterdessen richtet die Schwester die an jeder Station für einen
Todesfall schon zusammengestellten Drucksorten mit Kopfzettel
und Krankengeschichte für den Arzt her. Beim Bett der Leiche
ist das Hörrohr (Stethoskop) vorzubereiten. Kommt der Arzt die
Leiche beschauen, so wird der Leichnam entblößt und seitlich
gedreht, so daß der Arzt die am Rücken zuerst auftretenden
Totenflecke sehen kann. Dann werden alle administrativen
Arbeiten erledigt, die in jedem Krankenhause für die diensthabende
Schwester besonders vorgeschrieben sind.

Fettbestimmung in der Milch nach Gerber

Durch Zusatz von Schwefelsäure zur Milch werden beinahe
alle festen Bestandteile der Milch zerstört. Nur das Fett wird
nicht angegriffen und scheidet sich bei Zusatz von Amylalkohol
in einer durchsichtigen Lösung ab.

In das gereinigte Butyrometer läßt man 10 ccm konz.
Schwefelsäure (spez. Gew.), 11 ccm Milch und 1 ccm Amylalkohol
hineinfließen. Das Butyrometer wird durch einen Gummipfropfen
verschlossen und geschüttelt. Zentrifugieren durch fünf Minuten.
Das Fett scheidet sich hiebei ab und kann genau abgelesen werden.
Vor dem Ablesen wird das Butyrometer durch einige Minuten in
Wasser von 65° C gestellt. So viele Striche oder Grade die Fett-
säure einnimmt, so viel Zehntel Gewichtsprozent enthält die
untersuchte Milch, z. B. 35 = 3,5%. Stets zweimal ablesen!
Vorsicht mit Schwefelsäure!

Fixierung von Kindern für Eingriffe in Mund, Nase, Ohr

Man legt das Kind auf eine Decke oder ein Leintuch, bringt
die Arme glatt an den Körper, schlägt das Leintuch um das Kind
und bindet Oberarme und Unterarme, Oberschenkel und Unter-
schenkel mit je einer kravattenartig gelegten Kompresse (75:75 cm
groß), so daß das Kind keine Bewegungen ausführen kann. Der
so gefesselte Patient bekommt ein Billrothlätzchen umgebunden
und wird von der Schwester auf den Schoß genommen.

Fliegerhaube

Die Fliegerhaube dient als Laushaube, zur Fixierung von Gesichtsmasken, Kopfverbänden, Ölumschlägen usw.

Eine Kompresse 75 : 75 cm wird in der Mitte rechteckig gefaltet. Die Kompresse wird mit der Falte gegen den Nacken zu auf den Kopf gelegt, so daß die beiden Flügel der Kompresse nach vorne offen liegen. Die oberen Flügel der Kompresse werden unter dem Kinn stramm gebunden, die beiden unten liegenden Flügel nach vorne gezogen und rückwärts geknotet (s. Entlausung S. 218).

Formalindesinfektion

Bücher, Spiel-, Leder- und Pelzsachen werden im Formalinofen so aufgehängt oder aufgestellt, daß die Formalindämpfe überall gut

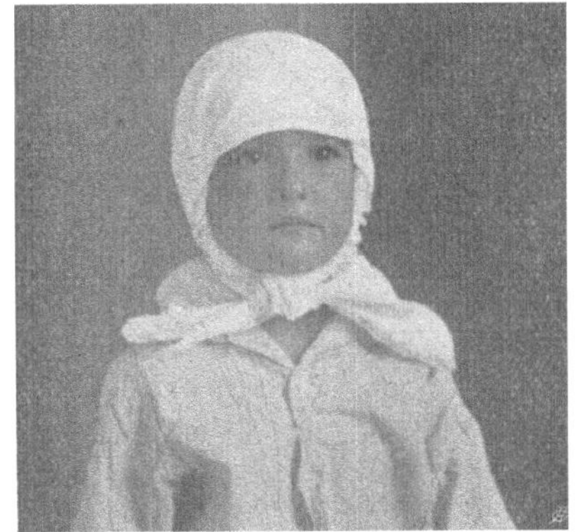

Abb. 61. Fliegerhaube

eindringen können. Aufgelöstes 10% Formalin wird in die im Ofen befindlichen Pfannen eingefüllt; die Ofentür wird nun gut geschlossen und das Gas angezündet. Türen und Fenster des Desinfektionsraumes müssen geschlossen sein, damit die aufsteigenden Formalindämpfe nicht entweichen können. Nach zwei Stunden wird das Gas abgedreht. Nun läßt man die Formalindämpfe noch 24 Stunden einwirken, nach welcher Zeit man Fenster und Ofentür öffnet und frische Luft eindringen läßt. Nach dem Verflüchtigen der Formalindämpfe können die Sachen als „rein" aus dem Ofen genommen werden. Zum Schutze gegen die Formalindämpfe nimmt die Schwester ein nasses Tuch vor das Gesicht (s. Desinfektionsvorschriften S. 211).

Freiluftbehandlung bei Kindern

In der Familie sowohl als auch im Kinderkrankenhaus soll das Kind reichlich der frischen Luft ausgesetzt und an die Sonnenbestrahlung gewöhnt werden. Schon der Säugling und das Kleinkind kann durch den PIRQUETschen Fensterbalkon, der zugleich auch als Spielboden im Zimmer ausgenutzt werden kann, an Freiluft und Sonnenbestrahlung allmählich gewöhnt werden.

Durch den ständigen Aufenthalt in frischer Luft wird der Stoffwechsel angeregt, die Eßlust gesteigert und dadurch wird der kindliche Organismus widerstandsfähiger gegen Infektionen und unempfindlicher gegen Temperaturunterschiede, was nicht nur gesundheitlich, sondern auch erziehlich auf das Kind günstig einwirkt. Hat der heranwachsende Mensch den Wert der guten, keimarmen Luft kennen gelernt, so meidet er unwillkürlich den Aufenthalt in schlechter, keimreicher Luft, schaltet so manche Infektionsmöglichkeit aus und der Weg zum „Gesundbleiben" ist angebahnt.

Doch auch zum „Gesundwerden" hilft uns die Sonne und der Aufenthalt im Freien; das Geheimnisvolle der Heilstätten ist die Freiluftbehandlung. Bei jeder Art Freiluftbehandlung soll das Kind allmählich der Luft und Sonne ausgesetzt werden. Der Temperatur der Jahreszeit ist Bekleidung, Ausstattung des Bettes und Dauer der Freiluftbehandlung anzupassen. Das Kind soll weder Hitze noch Kälte unangenehm empfinden. Bei tuberkulösen Kindern wird diese Behandlungsmethode seit langem mit Erfolg angewendet.

Zur Freiluftbehandlung bedienen wir uns einer gedeckten, nach Süden offenen Halle, die entweder auf einem Dache oder in einem Garten oder Hof aufgerichtet werden kann. Die Betten sind einfach und fahrbar, so daß die größeren Kinder sie selbst bewegen können. Die Ausstattung der Betten ist der Jahreszeit angepaßt, im Winter Matratze, Federbett und Wolldecke, im Frühling und Herbst Wolldecken und im Sommer einfache Flanelldecken.

Die Liegekur gehört bei tuberkulösen Kindern mit zur Therapie und hat den Zweck, körperliche Bewegung auszuschalten und dadurch Fettansatz zu erzielen. Dies ist bei Kindern nicht immer leicht zu erreichen, da das Kind das ruhige Liegen erst lernen muß. Es sollen vormittags und nachmittags je zwei Stunden Liegezeit vorgeschrieben sein.

Bei der einfachen Liegekur ist dem Kinde Lesen, oder Spielen mit der Puppe, oder das Bilderbuch oder aber Sprechen erlaubt (s. Abb. 45, S. 154).

Bei der strengen Liegekur muß das Kind auf dem Rücken ausgestreckt liegen und tief atmen, was meistens zum Einschlafen führt; das Sprechen ist auf jeden Fall verboten.

Die Bekleidung der Patienten ist der Außentemperatur angepaßt. Beim Spaziergang im Winter Mantel, Sweater, Anzug, Flanellunterwäsche, Mützen, Handschuhe, Schuhe; im Frühling und Herbst Sweater, Anzug und Hemd, Schuhe; im

Sommer bei Knaben nur Schwimmhose, bei Mädchen Schwimm-
kleid. Die Kleidung hängt von der Außentemperatur ab; im
Frühling wird die Kleidung an warmen Tagen selbstverständlich
reduziert, während sie im Sommer an kühlen Tagen ergänzt
werden soll. Im übrigen macht man die Beobachtung, daß die
an Freiluft gewöhnten Kinder gegen Temperaturunterschiede
sehr unempfindlich werden.

Die Körperpflege von Kindern, die sich stets in freier Luft
befinden, soll in einem täglichen Einseifen des ganzen Körpers
und nachherigem kühlem (30⁰ C) Duschen bestehen, um die Haut
abzuhärten. Haar-, Nagel- und Zahnpflege erfolgt wie bei jedem
anderen Kinde.

Die Beschäftigung im Freien ist für die Kinder eine
Quelle von Lust und Freude und soll besonders in Heimen für
leicht kranke Kinder planmäßig durchgeführt werden. Zu diesem
Zwecke teilt man die Kinder ihrem Alter und ihrer Intelligenz
entsprechend in Gruppen ein und arrangiert Freiluftspiele, wie
Reigen, Turnen, Deklamationen, Märchenerzählungen und so
vieles andere. Auch Handarbeit kann leicht im Freien, im Winter
in geheizten Räumen (18⁰ C) bei offenen Fenstern geübt werden.
Manches Kind hat während eines monatelangen Aufenthaltes in
einem derartigen Heim Handarbeiten oder Buchbinderarbeiten
gelernt, zumindest wird durch solches Anlernen in Handfertigkeit
Schönheitssinn, Ordnungssinn und Erfindungsgeist geweckt und
gefördert. Musik und Gesang erhöhen den heiteren Sinn, Freude
am Leben und Frohsinn.

Die Bestrahlung von Wunden oder die Bestrahlung des
Körpers hat äußerst vorsichtig und genau nach Vorschrift des
Arztes vorgenommen zu werden. Die Wunden werden gereinigt
und je nach Intensität der Sonne (Winter und Sommer) von
5 Minuten Dauer angefangen, dann mit jedem Tage ansteigend,
der direkten Sonnenbestrahlung ausgesetzt, wobei man die um-
gebenden Körperteile bedeckt. Die Bestrahlung des ganzen
Körpers soll ebenfalls allmählich begonnen werden. Nach
folgendem Beispiel kann das Kind innerhalb einer Woche auf eine
Stunde Vollbestrahlung kommen:

1. Tag 10 Minuten Beine;
2. „   15   „   Beine, Oberschenkel;
3. „   20   „   Beine, Oberschenkel, Oberkörper;
4. „   30   „   Beine, Oberschenkel, Oberkörper und Kopf;
5. „   40   „   Beine, Oberschenkel, Oberkörper und Kopf;
6. „   50   „   Beine, Oberschenkel, Oberkörper und Kopf;
7. „   60   „   Beine, Oberschenkel, Oberkörper und Kopf.

Auf diese vorsichtige Art wird ein „Sonnenbrand" verhütet; empfindlichen Kindern kann man während der direkten Sonnenbestrahlung kalte Umschläge auf den Kopf legen.

Nachtzeit. Die Kinder sollen früh (7 Uhr abends) ins Bett kommen und der Temperatur entsprechend eingepackt werden. Im Winter hat man bei Neuaufnahmen genau so vorsichtig wegen der Gefahr der Erfrierung von Händen und Füßen vorzugehen, wie im Sommer wegen Sonnenbrand. Sehr unterernährten, blutarmen Kindern gibt man zu der üblichen Bettausstattung noch Wärmeflaschen. Die diensthabende Nachtschwester muß achten, daß die Kinder gut zugedeckt sind, um ein Bloßlegen zu vermeiden.

Das Essen im Freien kann nur bei warmem Wetter durchgeführt werden, da die Speisen sonst zu rasch auskühlen und auch das Halten von Besteck in der Kälte unangenehm wäre. Man serviert im gut geheizten Speisesaal bei offenen Fenstern am nett gedeckten Tisch und lehrt das Kind, Messer und Gabel richtig zu gebrauchen. Vor allem aber wird das Kind erzogen, die ihm vorgesetzten und genau berechneten Mengen von Speisen restlos aufzuessen, was für sein späteres Leben sehr wertvoll ist.

Der Unterricht, der in Spitalschulen ein ohnehin sehr gekürzter ist, erfolgt in hellen, luftigen, reinen, im Winter geheizten Räumen, womöglich bei offenen Fenstern.

Die Räume für ein Freiluftspital bestehen aus:
den Liegehallen, nach dem Süden zu offen,
dem Speisesaal,
den Unterrichtsräumen (Schulzimmern),
dem Baderaum mit daran angrenzenden
Ankleideraum mit Garderobekästen,
dem Untersuchungsraum,
dem Isolierzimmer,
Der Teeküche,
den Klosetts in genügender Anzahl (je 10 Kinder 1 Klosett).

Fremdkörper

Fremdkörper werden häufig von Kindern in die verschiedenen Körperöffnungen gesteckt. Bei eingedrungenen Fremdkörpern soll die Schwester nicht den Versuch machen, dieselben mit Instrumenten herauszubringen; sie soll schnell den Arzt verständigen. Bis zur Ankunft des Arztes ist zu beachten: Bei Fremdkörpern im Auge lasse man das Auge schließen; bei Fremd-

körpern im Rachen lasse man den Patienten tief atmen; bei
Fremdkörpern in Ohren, Nase oder Scheide mache man bis zur
Ankunft des Arztes gar nichts.

Gallenkultur

Bei Verdacht auf Typhus (s. S. 143) wird meist eine Gallenkultur angelegt. In einem Reagenzglas befinden sich etwa 5 ccm
Rindergalle, dazu kommen etwa 2½ ccm Blut (intravenös entnommen). Die mit Blut beschickte Rindergalle kommt für
24 Stunden in den Brutofen und wird dann bakteriologisch
weiter verarbeitet.

Harnproben (s. Uringewinnung S. 265)

Eiweiß. Probe I: In einer Eprouvette wird etwas Harn
mit einem Tropfen Essigsäure versetzt und gekocht. Trübt sich
die Flüssigkeit, so ist Eiweiß vorhanden.

Probe II: In einer Eprouvette wird Harn mit Essigsäure
versetzt, die Hälfte davon in eine zweite Eprouvette gegossen,
wo einige Tropfen Ferrozyankali beigemischt werden. Trübt sich
der Inhalt der zweiten Eprouvette im Vergleich zur ersten, so
ist Eiweiß vorhanden.

Esbach-Probe: In die Esbach-Röhre wird bis „U" Urin,
und zwar filtrierter Sammelharn von 24 Stunden gegeben, dazu
kommt bis „R" Esbachs Reagens. Nach ganz vorsichtigem
Mischen bleibt die Probe 24 Stunden ruhig stehen. Das Eiweiß
ist in $^0/_{00}$ abzulesen.

Zucker: 2 ccm Harn und 2 ccm Fehling (gleiche Teile
Fehling I und Fehling II) werden in je einer Eprouvette aufgekocht, nachher gemischt und weiter gekocht. Je nach der Verfärbung erkennt man den Zuckergehalt des Harnes:

negative Probe	Farbe gleich der Fehlinglösung,
geringe Spuren	klare Grünfärbung,
deutliche Spuren	getrübte Grünfärbung,
größere Zuckermengen	Gelbfärbung,
reichliche Zuckermengen	rotbraune Färbung.

Azeton: In 3 ccm Harn werden einige Körnchen Nitroprussit-
natrium gegeben und dazu so viel 10% Kalilauge, bis deutliche
Rotfärbung entsteht; die Flüssigkeit wird auf zwei Eprouvetten
verteilt. In eine Eprouvette schüttet man einige Tropfen 10%
Essigsäure, die zweite Eprouvette dient zum Vergleich der

Mischung. Bei positiver Reaktion schlägt die Farbe von kirschrot in weinrot über.

Spezifisches Gewicht. Das spezifische Gewicht des Harnes beträgt 1010 bis 1016 und wird mit dem Urometer bestimmt. Der Harn ist bei 14° C zu messen. Der Harn wird in ein Glas gegeben, das Urometer so hineingegeben, daß es den Boden des Gefäßes nicht berührt. Schwimmt das Urometer ganz ruhig, ohne an den Wänden des Glases zu haften, so wird das spezifische Gewicht an der Skala abgelesen.

Bei Säuglingen ist zu achten, daß der Harn nicht mit Salbe oder Puder gemischt ist. Mit Stuhl vermischter Harn darf zu keiner Probe verwendet werden.

Heißer Umschlag

Heiße Umschläge werden bei Entzündungsprozessen und bei eitrigen Vorgängen angewendet. Man nimmt eine Windel, taucht sie in heißes Wasser und drückt sie dann vorsichtig aus. Vor dem Auflegen heißer Umschläge muß vorsichtig die Temperatur des Umschlages geprüft werden. Sie soll etwa 50° C betragen. Ein Bedecken mit wasserdichtem Stoff und Watte verhindert das rasche Abkühlen; sobald aber dieses beginnt, muß der Umschlag durch einen anderen heißen Umschlag ersetzt werden.

Heißes Bad

Heißes Bad wird vom Arzt gewöhnlich verordnet:
1. zur Durchwärmung eines unterkühlten Säuglings,
2. zur besseren Durchblutung der Haut,
3. zur Hebung der Blutzirkulation,
4. zur Entlastung der inneren Organe.

Das Bad wird auf Körpertemperatur des Patienten hergerichtet und langsam auf 40° C durch Zulaufen von heißem Wasser angestiegen (nicht verbrennen!). Dauer des Bades 10 Minuten, mit Wasser von 40° C abbrausen und durch 10 Minuten im Badetuch fest eingewickelt dunsten lassen. Wird der Patient im heißen Bad plötzlich blaß, dann ist das Bad sofort zu unterbrechen.

Heißes Bad mit kühler Übergießung

Heißes Bad mit kühler Übergießung wird verordnet:
1. zur besseren Durchblutung der Haut,
2. zur besseren Atmung,
3. bei Atemstillständen.

Das Bad wird ganz so wie das obige heiße Bad gemacht, nur wird nach 10 Minuten Badedauer mit Wasser von 28⁰ C rasch abgebraust, wodurch tiefe Atmung erzwungen wird.

Heißluftbehandlung

Trockene heiße Luft kann man mittels elektrischer Apparate, die man an die Lichtleitung mit einem Steckkontakt anschließt, dem Körper zuführen.

Der Heißluftapparat soll den zu behandelnden Körperteil vollkommen einschließen. Die darüber gebreiteten Decken müssen überall dicht abschließen, so daß keine Wärme verloren geht. Ein Heißluftapparat muß immer mit einem Thermometer versehen sein. Temperatur und Dauer wird vom Arzt angeordnet. Dem Patienten wird ein kalter Umschlag auf den Kopf gegeben. Während der Heißluftbehandlung muß der Patient genau beobachtet und vor Brandverletzungen geschützt werden.

Hemdwechsel

Durch richtige Technik beim Wechseln des Hemdes kann die Schwester schwerkranken Patienten unnötige Bewegungen ersparen. Beim Ausziehen des Hemdes wird ein Ärmel zu einem Ring zusammengefaßt, der Arm aus dem Ärmel genommen, das von rückwärts zusammengeraffte Hemd über den Kopf gezogen, der zweite Arm aus dem Ärmel gezogen. Um ein Hemd anzuziehen, wird ein zusammengefaßter Ärmel über den einen Arm gesteckt, das zusammengeraffte Rückenteil des Hemdes in den Nacken des Kindes gelegt, der zweite Ärmel ebenfalls zusammengefaltet über den zweiten Arm gesteckt. Dann wird das Hemd längs des Rücken sstramm heruntergezogen. Unbewegliche Schwerkranke erhalten ein rückwärts offenes Hemd in Form eines Flügelhemdes.

Wenn ein Arm des Patienten schmerzhaft ist, so kommt er beim Anziehen des Hemdes zuerst, beim Ausziehen zuletzt daran.

Hypermangansaures Kali

Hypermangansaures Kali ist violett, bildet stahlglänzende Kristalle und wird nur in starker Verdünnung (hellrote Lösung) gebraucht. Es gibt Sauerstoff ab, wodurch fäulniserregende Stoffe ihres Geruches beraubt werden. Es beeinflußt die Absonderung entzündeter Schleimhäute und wird außerdem zum Gurgeln und zu verschiedenen Spülungen und Bädern verwendet.

Um eine hellrote Lösung herzustellen, macht man zuerst eine konzentrierte Lösung von dunkler Farbe, von welcher man

einige Tropfen in die jeweilig notwendige Menge Wasser hinein-
gibt, wodurch sich letzteres hellrot färbt. Die Lösung verliert
bei längerem Stehen ihre Farbe, ist daher oft zu erneuern. Da
ungelöste Kristalle Verletzungen der Haut und Schleimhaut
herbeiführen können, ist auf vollkommene Lösung der Kristalle
zu achten,

Von Hypermangan braun gewordene Glasgefäße lassen sich
mit 3% Wasserstoffsuperoxydlösung mühelos reinigen.

Infusion

Eine Infusion ist die subkutane oder intravenöse Einspritzung
einer größeren Menge Flüssigkeit, der auch Medikamente beigemengt sein können. Diese Zufuhr von Flüssigkeit wird nach
schwerem Wasser- oder Blutverlust oder bei Vergiftungserschei-
nungen durchgeführt. Als Infusionsflüssigkeit kommen am
häufigsten in Betracht: physiologische Kochsalzlösung (9 g auf
1 Liter Wasser), Ringerlösung, Traubenzuckerlösung. Es gibt für
Infusionen verschiedene Infusionsapparate. In der Regel bestehen
sie aus einem größeren graduierten Glasbehälter für die Kochsalzlösung, einem längeren Schlauch, der an einem Ende am
Glasbehälter befestigt wird; am zweiten Ende des Schlauches
wird eine zwei- oder dreispitzige Gabel angebracht, woran die
Infusionsnadeln gesteckt werden. An einer gut geleiteten Krankenstation ist der jeweilig in Verwendung stehende Infusionsapparat
in einer Glaskassette steril vorbereitet (s. Veneninfusion S. 267).

Bei Säuglingen wird zur Einführung der Kochsalzlösung
meist eine 20 ccm Spritze verwendet. Die unter die Haut einge-
spritzte Flüssigkeit wird von der Lymphbahn aufgenommen.
Die Infusionsstelle darf nach der Einspritzung der Flüssigkeit
nicht gedrückt werden, auch muß geachtet werden, daß die
Flüssigkeit nicht herausfließt. Die Gefahr eines Kollapses ist sehr
groß, daher muß der Patient nach der Infusion unter Beobachtung
bleiben.

Dem Arzt ist zu berichten, wie lange es dauerte, bis die
Flüssigkeit resorbiert wurde.

Für eine Infusion ist vorzubereiten: Steriler Infusionsapparat samt Nadeln, sterile Infusionsflüssigkeit, auf 37° C erwärmt in 60° C warmem Wasserbad, steriles Gläschen, Desinfektionsmittel für die Haut (Äther, Jodtinktur), Watte, Kollodium,
Tasse.

Inhalation

Inhalation wird bei Erkrankungen der Atmungsorgane
(Krupp) verordnet und hat den Zweck, feuchtwarme Luft den

erkrankten Schleimhäuten zuzuführen. Man bedient sich dazu der mannigfachsten Apparate, die mittels Spiritus oder elektrischem Strom das Wasser zum Verdampfen bringen. Es soll dem Patienten möglich sein, den vom Apparat ausgehenden Dampf in bequemer Stellung und ohne Verbrennungsgefahr einzuatmen. Kinder und hochfiebernde Patienten dürfen nur unter Aufsicht der Schwester inhalieren, da bei Apparaten mit offener Flamme Feuersgefahr, bei jeder Art von Apparaten Verbrennungsgefahr besteht.

Injektion

Eine Injektion ist die Einführung einer kleinen Menge Flüssigkeit in das Körperinnere mittels Spritze. Das Medikament kann unter die Haut einverleibt werden, subkutane Injektion, oder es kann in das Muskelinnere eingespritzt werden, intramuskuläre Injektion, oder das Medikament wird direkt in die Vene eingeführt, intravenöse Injektion. Endlich verwendet der Arzt noch zu diagnostischen Zwecken (Tuberkulose, Diphtherie) sowie zur Anästhesierung die intrakutane Injektion. Wir unterscheiden schmerzstillende, betäubende, beruhigende und anregende Injektionen. Für die Injektion braucht der Arzt: Desinfektionsmittel für die Haut (Äther, Jodtinktur oder Benzin), eine sterile Spritze und Nadeln. Die Art der Nadeln ist abhängig vom Medikament; ölige Medikamente verlangen eine dickere Nadel. Da meist nur kleine Mengen injiziert werden, genügt eine kleine Spritze. Spritzen sind stets zerlegt, trocken sterilisiert, in einer Glaskassette an jeder Krankenstation vorrätig zu halten. Ferner ist für die Injektion herzurichten: das gewärmte Medikament, das gegeben werden soll (und das dem Arzt stets so zu reichen ist, daß er die Aufschrift lesen kann, also mit der Vignette nach vorne) und der Verschluß für die Infektionsstelle, Kollodium mit nur ganz wenig Watte.

Bei allen Eingriffen soll eine Tasse bereit stehen, um die gebrauchten Instrumente ablegen zu können. Das Medikament und die Stelle, wo die Injektion zu machen ist, bestimmt der Arzt. Die Pflegerin hat den Patienten in die entsprechende Lage zu bringen; Kinder müssen immer festgehalten werden.

Nach jeder Injektion ist der Patient ganz besonders zu beobachten, um dann dem Arzte genauen Bericht über die Wirkung der Injektion geben zu können. Die Reinigung der Injektionsnadeln geschieht auf folgende Weise: Die Nadel wird mit warmem Wasser durchgespült, dann mit Alkohol, um das Wasser zu entfernen, dann mit Äther, um den Alkohol zu entfernen und zuletzt mit Luft, um den Äther zu entfernen. Die

Nadel muß sehr gut trocken sein, weil sie sonst rostet. In jede Nadel wird ein Draht eingeführt. Die Nadel wird mit der Spitze nach unten in einer verschlossenen Eprouvette, auf deren Boden zum Schutze der Nadelspitze Watte liegt, trocken sterilisiert.

Intubation

Das Intubationsbesteck besteht aus einem Satz Tuben, das sind Metallröhrchen, welche der Form des kindlichen Kehl-

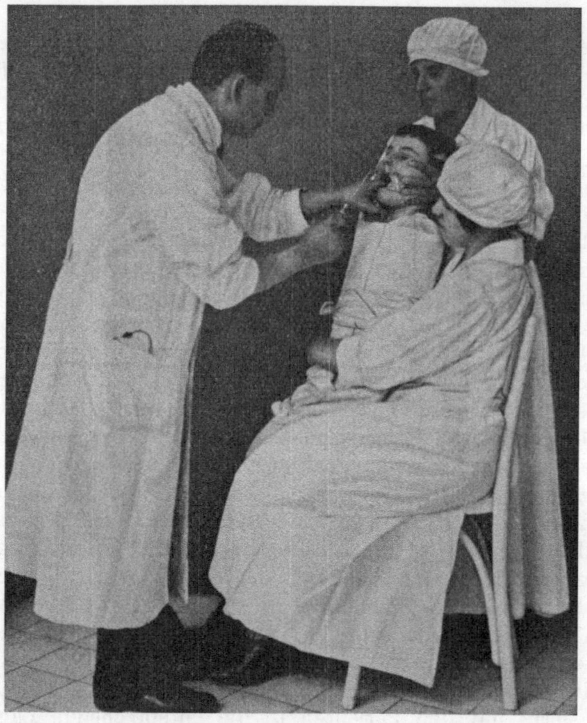

Abb. 62. Intubation

kopfes entsprechen, einen breiteren Halsteil haben mit einer Durchbohrung, durch die ein Seidenfaden gezogen ist, ferner aus dem Intubator, auf den der Tubus geschoben wird, um ihn in den Kehlkopf zu versenken, aus einer Mundsperre sowie aus einem Extubator, mit dem der Tubus aus dem Kehlkopf wieder herausgezogen werden kann. Gewöhnlich geschieht das Herausziehen mittels des am Tubus befestigten Seidenfadens.

Soll die Intubation an einem Kinde mit Krupp vorgenommen werden, so wird dasselbe zunächst mit einem Leintuch umwickelt, damit die Hände des unruhigen Kindes die Vornahme der Intubation nicht stören. Hierauf nimmt eine Schwester das Kind auf ihren Schoß, der Mund des Patienten wird mit dem Spatel geöffnet, die Mundsperre eingeschoben, eine zweite Schwester hält den Kopf des Kindes zwischen ihren beiden Händen genau in der Mittellinie etwas nach rückwärts gebeugt und streckt ihn in dem Moment vollständig gerade, wenn der Arzt mit dem Tubus beim Kehlkopfeingang angelangt ist und das Zeichen für die Gradstreckung des Kopfes gibt. Nach erfolgter Intubation wird der durch den Halsteil des Tubus gezogene Seidenfaden um das eine Ohr des Kindes

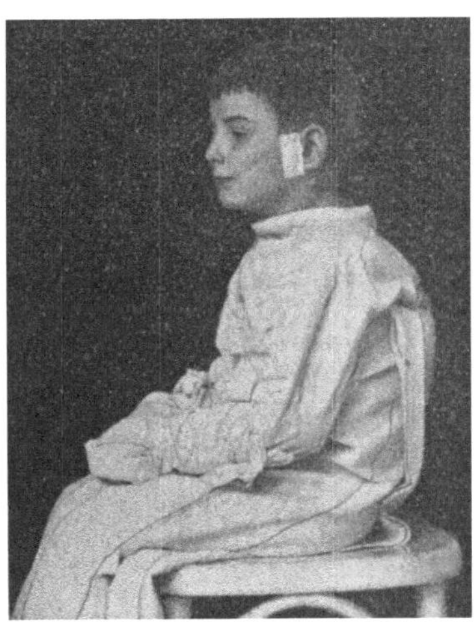

Abb. 63. Befestigung des Fadens vom Tubus an der Wange des Kindes

geschlungen und mit Heftpflaster befestigt. Durch Einbinden der Hände wird das Herausziehen des Tubus verhindert (s. Diphtherie S. 137).

Inzision

Mittels kleiner Stichinzisionen werden bei Furunkulose die zahlreichen kleinen Furunkel eröffnet. Die Haut wird mit $1^0/_{00}$ Sublimatlösung und Watte abgewischt, dann sticht der Arzt mit einem kleinen spitzen Skalpell ein, mit Sublimatlösung wird der ausfließende Eiter abgewischt. Das Kind ist so zu halten, das weder Eiter, noch Blut, noch Sublimat in Augen, Ohren, Nase, Mund, Genitale und Darmöffnung fließt. Nach Inzisionen wird meist ein Seifen- oder Sublimatbad gegeben. Bei schweren Furunkulosen soll die Schwester zur Inzision zu eigenem Schutze Gummihandschuhe anziehen. Für größere Inzisionen wird wie für einen chirurgischen Eingriff vorbereitet.

Jodtinktur

Jodtinktur ist eine $10^0/_0$ige Lösung von Jod in Alkohol, bildet ein ausgezeichnetes Desinfektionsmittel und wird in der Chirurgie und in der Dermatologie viel verwendet. Die Jodtinktur wird zur Desinfektion der Haut vor Operationen und Eingriffen verschiedenster Art wie Inzisionen, Punktionen, Infusionen, Injektionen gebraucht. Die entzündeten Hautstellen werden mit Jodtinktur gepinselt; Eiterinfektionen der Haut werden durch Pinselung mit Jodtinktur häufig in ihrer Ausbreitung gehemmt. Manche Patienten mit empfindlicher Haut reagieren auf Jodtinkturpinselung mit starker Reizung der Haut; die Schwester hat daher strenge darauf zu achten, daß stets nur genau die vom Arzt bezeichnete Hautpartie gepinselt und daß auch vor Injektionen oder Punktionen nicht eine überflüssig große Hautfläche bestrichen wird.

Jodtinktur wird durch das Tageslicht geschädigt, ist daher in dunklen Flaschen aufzubewahren. Die Flaschen sollen die Aufschrift „Äußerlich" tragen und gut verschlossen sein, da sonst der Alkohol verflüchtigen könnte und dadurch die Konzentration steigen würde. Korkverschlüsse werden durch Jod geschädigt, daher sind Glas- oder Gummistoppeln zu verwenden. Jodtinktur macht in der Wäsche bleibende Flecke, darauf hat die Schwester Rücksicht zu nehmen. Frische Flecke können mit Salmiak, noch besser mit starker Natriumthiosulfatlösung entfernt werden.

Kampferöl

Kampferöl ist eine 10 bis $20^0/_0$ige Lösung von Kampfer in Öl, die bei Herzschwäche als subkutane Injektion dem Organismus einverleibt wird (1 bis 5 ccm). Kampferöl wirkt rasch, aber nicht lange anhaltend. Bei schwerkranken Säuglingen können nach wiederholten Kampferinjektionen allgemeine Krämpfe auftreten. Zur Injektion ist das Kampferöl im Wasserbad zu erwärmen und es sind starke Injektionsnadeln vorzubereiten. Gleich nach der Einspritzung ist die Injektionsstelle mit Watte zu reiben, damit die Flüssigkeit rascher zur Aufsaugung gelangt; am nächsten Tag ist die Injektionsstelle zu untersuchen, um festzustellen, ob es daselbst nicht etwa zu einer Abszeßbildung gekommen ist. Kampferöl soll an jeder Krankenabteilung vorrätig sein und soll im Eiskasten aufbewahrt werden.

Kataplasma (s. Breiumschlag)

Katheterisierung

Das Katheterisieren ist das künstliche Entleeren der Blase.
Ein der Größe des Patienten entsprechender Katheter, steriles
Öl, sterile Eprouvette, eine Harntasse und Sublimattupfer zur
Reinigung der Harnröhrenmündung und deren Umgebung sind
für den Arzt vorzubereiten. Bei der Reinigung darf man mit jedem
einzelnen Sublimattupfer nur je einmal über die Geschlechtsteile von vorn nach rückwärts zu wischen. Das Kind ist gut zu
fixieren, so daß keine Verletzung der Harnröhre entsteht
(s. Cystoskopie S. 207).

Klysmen

Klysma nennen wir die Einführung einer kleineren Menge
Flüssigkeit in den Darm. Klysmen können als Träger von Medi-
kamenten oder Nährwerten dienen oder auch entleerend wirken.
Das vorher sorgfältig geprüfte Darmrohr wird vorsichtig in den
Mastdarm eingeführt, die vorbereitete, vom Arzt bestimmte
Flüssigkeit (100 bis 200 g) mittels Spritze (Metall, Hartgummi
oder Glas) langsam eingespritzt. Je nach der Wirkung, die das
Mittel auslösen soll, gibt es anregende oder entleerende Klysmen;
beruhigende Klysmen mit Chloralhydrat; Nährklysmen mit
Milch, Eiern und Zucker. Vor jedem Klysma, das den Zweck
hat, dem Organismus irgend ein Medikament zuzuführen, muß
ein Reinigungsklysma verabreicht werden, damit die eingeführte
Flüssigkeit in den leeren Darm kommt.

Körpermessungen

Kopfumfang: über die größte Ausdehnung, über beide Stirn-
höcker.

Brustumfang: über beide Brustwarzen in mittlerer Atmung.

Bauchumfang: in Nabelhöhe bei mittlerer Atmung oder
über die größte Ausdehnung, dann muß aber auch gemessen
werden, wie weit die Meßstelle vom Nabel entfernt ist.

Armumfang: knapp oberhalb des Ellbogens bei rechtwinkelig
gebeugtem Ellbogengelenk.

Beinumfang: knapp oberhalb des Knies, bei rechtwinkelig
gebeugtem Kniegelenk.

Fußlänge: von der Spitze der großen Zehe bis zur Ferse.

Unterarmlänge: von der Spitze des Mittelfingers bis zum
Ellbogen, bei nicht überstrecktem Handgelenk.

Körperdesinfektion

Gründliche Körperdesinfektion ist bei einem Patienten
wichtig, wenn er von einer Infektionsabteilung entlassen wird.

Die Pflegeperson muß eine Desinfektion des eigenen Körpers vornehmen, wenn sie Infektionskranke gepflegt und dann wieder bei anderen Kranken zu arbeiten hat. Dem Schneiden der Nägel an Händen und Füßen folgt ein gründliches Abseifen des Körpers mit folgendem Abspülen und dann ein Desinfektionsbad (s. S. 203) von zehn Minuten Dauer. Es darf nie vergessen werden, daß auch das Kopfhaar und das Gesicht gründlich mit Seife gewaschen werden müssen. Auch die Mundhöhle wird durch Zähnebürsten, Spülen und Gurgeln gereinigt.

Von ganz besonderer Wichtigkeit ist es, daß nach dem Desinfektionsbad auch nicht ein Stück der Kleider und Wäsche undesinfiziert an den Körper gebracht wird.

Kollaps

Unter Kollaps versteht man das plötzliche Versagen der Herzkraft; der Patient wird blaß, Lippen und Fingernägel werden zyanotisch, Hände und Füße fühlen sich kalt an, die Atmung wird oberflächlich, der Puls klein und unregelmäßig. Der Patient ist warm zu wickeln und mit Wärmeflaschen zu versehen. Sauerstoff, für Injektionen (Kampfer, Koffein) herrichten, Arzt sofort verständigen. In einem solchen Falle darf die Schwester den Patienten nicht allein lassen.

Krämpfe

Krämpfe können im Kindesalter die verschiedensten Ursachen haben. Es ist Aufgabe der Schwester, auftretende Krampfanfälle zu beobachten, um dann dem Arzt genauen Bericht erstatten zu können. Es ist zu beobachten: Dauer des Krampfes, Art, welche Körperteile ergriffen sind, Gesichtsfarbe, Pupillenreaktion, Bewußtsein, Haltung der Hände, Atmung, Puls, Harnabgang, Stellung der Augen, Haltung der Kiefer, Verhalten nach dem Anfall. Der Arzt ist zu verständigen und für eine etwaige beruhigende Injektion vorzubereiten. Der Patient ist während des Anfalles vor Selbstverletzungen zu schützen, bei epileptischen Anfällen ist durch Einschieben eines umwickelten Mundspatels insbesondere der Zungenbiß zu verhüten.

Krätze (Schmierkur)

Der Patient wird mit einer $3^0/_0$igen Seifenlösung eingeseift und wird in ein $1^0/_{00}$iges Seifenbad von 37^0 C durch zehn Minuten gelegt, so daß die Haut recht weich und geschmeidig wird. Hierauf wird der Patient rasch mit warmen Tüchern abgetrocknet und alle vom Arzt angegebenen Stellen mit Wil-

kinson-Salbe eingerieben; die Salbe muß sehr gut verstrichen
werden. Der Patient soll alte oder farbige Wäsche erhalten, da
die Wäsche durch die Salbe beschädigt wird. Die Salbenein-
reibung wiederholt man durch drei Tage, ohne den Patienten
zu baden. Das Gesicht kann gewaschen werden. Am vierten
Tag erhält der Patient ein Seifenbad. Bett, Bettzeug und Wäsche
müssen desinfiziert werden (s. Einreibung S. 216).

Schnellkur bei Skabies (Dauer 3 Stunden).

Eine Viertelstunde den ganzen Körper mit Schmierseife einreiben. Eine halbe Stunde im 37⁰ C warmen Bade den Körper
nochmals mit Schmierseife einreiben und abspülen. Mit Vaselin,
dem 25% Sulfur praec. und 10% Kalium carbonicum beigemengt
sind, den ganzen Körper einreiben, in ein Tuch einwickeln, zu-
decken und schwitzen lassen. Hierauf ein Reinigungsbad geben, mit
Zinksalbe einschmieren und frische Leib- und Bettwäsche anlegen.

Bei Säuglingen können keine so energischen Maßnahmen
ergriffen werden. Die Haut würde solche Prozeduren nicht vertragen. Der Arzt verordnet meist das Aufstreichen der Salbe
in gleicher Art wie bei Schmierkur bei Lues (s. S. 155).
Desinfizierende Bäder finden auch oft Anwendung.

So wie bei jeder Salbenbehandlung, muß die Schwester
wissen, daß es für den Patienten nicht gleichgültig ist, wenn der
ganze Körper mit Salbe bedeckt wird. Es ist Aufgabe der
Schwester, den Arzt sofort zu verständigen, wenn sich hohe
Temperatur als Zeichen der gestörten Hautfunktion einstellt.

Kühles Bad

Ein kühles Bad dient zur Herabsetzung hoher Körpertemperatur. Das Bad wird mit der jeweiligen Körpertemperatur
begonnen und durch Zugießen von kaltem Wasser ganz langsam
auf die vom Arzt verordnete Temperatur abgekühlt, meist 28⁰ C.
Der Körper gibt durch Wärmeleitung Wärme an das umgebende
Wasser ab, sodaß es auf diese Weise möglich ist, in kurzer Zeit
dem Körper viel Wärme zu entziehen. Da ein solches Bad einen
sehr großen Eingriff bedeutet, bestimmt der Arzt auch die Dauer
desselben. Der Patient muß bezüglich Puls und Aussehen genau
beobachtet werden, bei Verschlechterung muß das Bad sofort
unterbrochen werden, auch wenn die verordnete Zeit noch nicht
erreicht ist.

Um die Wirkung eines kühlen Bades auf die Temperatur
zu ersehen, muß vor- und nachher die Körpertemperatur
gemessen werden.

Kühlschlangen

Kühlschlangen werden gegeben, um manchen Körperstellen Wärme zu entziehen, oder sie blutarm zu machen. Sie dürfen nie auf die bloße Haut gelegt werden, sondern sind stets in eine Kompresse zu hüllen. Durch die Kühlschlangen läuft eisgekühltes Wasser. Sie sind in der Regel ihres geringeren Gewichtes wegen dem Patienten angenehmer als der Eisbeutel (Herzkühler, Kopfkühler). (Siehe Eisbeutel, Eisumschläge, S. 216, 217).

Künstliche Atmung

Wenn bei einem Kinde ein plötzlicher Atemstillstand eintritt, so ist es bis zum Eintreffen des Arztes Aufgabe der Schwester, durch mechanische und thermische Reize und durch künstliche Atembewegungen die Atmung wieder zu erzwingen. Als mechaniche Reize kommt Lageveränderung, Beklopfen, Schütteln in Betracht, thermische Reize werden durch Bespritzen mit kaltem Wasser, Beklatschen mit nassen kalten Tüchern, kalte Brause, Wechselbrause, Wechselbad, heißes Bad mit kalter Brause ausgeführt. Da bei manchem Atemstillstand ein Fremdkörper (Milch, Erbrochenes, Schleim) in den Luftwegen die Ursache sein kann, muß immer nachgesehen werden, daß Nase und Mund frei sind. Säuglinge nimmt man mit einer Hand an beiden Beinen hoch, sodaß der Kopf nach abwärts hängt (immer über einer Unterlage!) und beklopft mit der anderen Hand den Rücken. Dadurch gelingt es manchesmal, durch mechanisches Ausfließen verlegte Luftwege rein zu machen. Gelingt es nicht auf diese Weise, so verwendet der Arzt einen Aspirator, um die Flüssigkeit herauszusaugen. Manchmal genügt es auch, mit einem Spatel den Zungengrund fest niederzudrücken.

Die künstliche Atmung besteht in einer künstlichen Verengerung und Erweiterung des Brustraumes. Beim Säugling genügt dazu ein leichter Druck auf den Thorax von der Seite oder von oben her. Oder es werden in halbsitzender Stellung beide Knie des Säuglings in den Bauch gedrückt, wodurch eine intensive Verkleinerung des Brustraumes erfolgt, dann wird der Säugling wieder ausgestreckt in Rückenlage gebracht, um den Brustraum zu erweitern. Erst wenn dies alles erfolglos geblieben ist, beginnt man mit der großen künstlichen Atmung. Unter den Nacken wird eine kleine Rolle gelegt, damit der Kopf etwas hinten überhängt. Die Arme werden oberhalb des Ellbogengelenkes gefaßt, über den Kopf hoch gehoben und dann sanft an den Brustkorb angedrückt; diese Bewegungen müssen sehr vorsichtig gemacht werden, weil dem Säugling nur zu leicht eine Verletzung zugefügt werden könnte. Die Bewegungen haben etwa 20mal in der Minute zu erfolgen. Beginnt der Säugling wieder selbständig zu atmen, so setzt man mit der künstlichen Atmung aus, der Säugling muß jedoch noch durch längere Zeit beobachtet werden. Sauerstoffinhalation muß zur Hand sein, auch muß für Injektionen vorbereitet sein (s. Atmung S. 201).

Kurvenzeichnung

Alle Beobachtungen und ärztlichen Verordnungen am Patienten werden in erster Linie auf eine Wochentabelle

Name: T. G., 1½ Monate

2800 g	2850 g	2840 g
6 × 60 Sibo 3,5 Dnsq 1 × Eichenrindenbad		6 × 70 Sibo 4,0 Dnsq
6 Uhr 60 Sibo *me*	60 Sibo *ma*	60 Sibo *a*
pro 9 Uhr 60 Sibo *me*	60 Sibo	60 Sibo
36,3 12 Uhr 60 Sibo	36,6 60 Sibo *pru*	36,3 60 Sibo
15 Uhr 60 Sibo *ma*	60 Sibo	70 Sibo
36,1 18 Uhr 60 Sibo	37,2 60 Sibo *ap* *fo*	36,8 70 Sibo
21 Uhr *ma* 60 Sibo	60 Sibo	
e e a e a o	e o a e e e Hustet!	e e e a e

Wochentabelle

Die ersten drei Tage einer Wochentabelle. In den einzelnen Tagesrubriken ist links eventuelles Erbrechen (und Temperatur) und rechts der Stuhl vermerkt. Die Vokale in der untersten Rubrik bezeichnen den Appetit. (Siehe S. 218, 258.)

notiert: Nahrungsaufnahme, Stuhl, Erbrechen, Temperatur, Harn, Medikamente werden in bestimmte Rubriken geschrieben, wodurch das Zeichnen der Kurve nachher bedeutend erleichtert

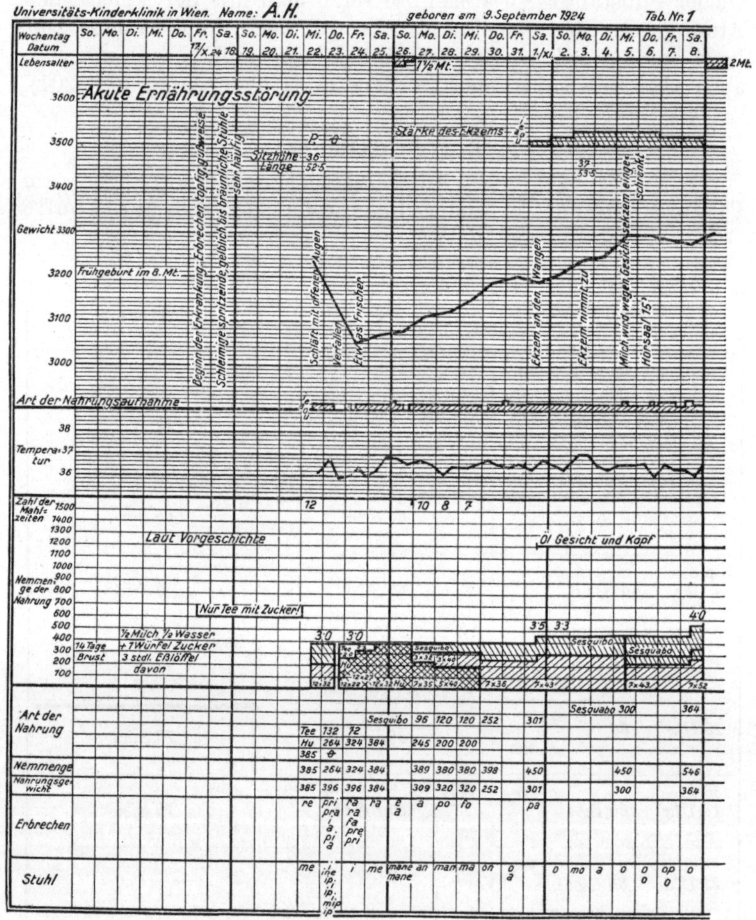

Abb. 64. Monatstabelle

wird. Von der Wochentabelle werden die Beobachtungen, Wägungen, Messungen auf die Monatstabelle übertragen. Es lassen sich alle gemachten Beobachtungen oder Ergebnisse von Therapien graphisch darstellen. Dadurch wird dem Arzt außerordentlich viel Zeit erspart, da er beim Anblick der Darstellung sehr rasch über viele Punkte informiert wird. Schließlich wird bei Patienten, die lange im Spital bleiben, eine Über-

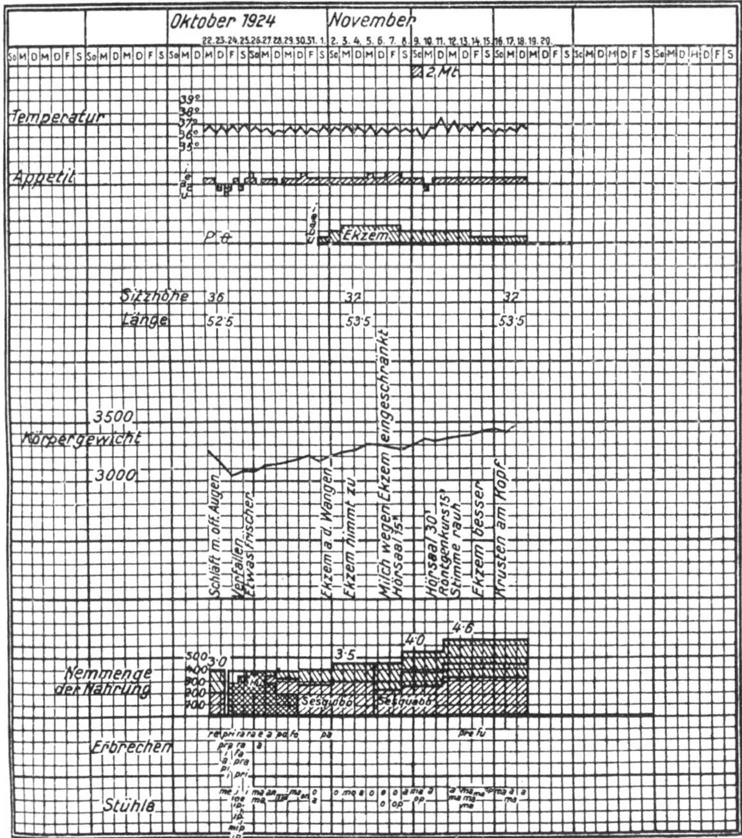

Abb. 65. Übersichtskurve

sichtskurve angelegt, die Eintragungen für mehrere Monate gestattet und so den Verlauf der Krankheit in übersichtlicher Weise beurteilen läßt.

Lagerung des Patienten

Die Lagerung des Patienten muß seiner Erkrankung und den jeweiligen Krankheitserscheinungen angepaßt sein.

Hochlagerung führt zur geringeren Durchblutung des hochgelagerten Körperteiles, ist daher bei Blutungen, Entzündungen und Schwellungen wichtig. Ödematöse Körperteile werden hochgelagert, um die Wasseransammlungen zum Ablaufen zu bringen. Hochlagerung des Oberkörpers erleichtert das Husten, Nasensekret kann besser abfließen. Bei Atemnot und Herzbeschwerden fühlt sich der Patient in Hochlagerung besser (s. Rückenlehne S. 255).

Tieflagerung bringt eine stärkere Durchblutung des betreffenden Körperteiles mit sich und ist darum bei Blässe und Kälte eines Körperteiles wichtig. Da Blutleere des Gehirnes zu Ohnmacht führt, ist der Kopf des Patienten bei plötzlich eintretender Blässe des Gesichtes sofort tief zu lagern.

Seitenlage kann man bei Säuglingen dann versuchen, wenn man Erbrechen erwartet, aber nicht beim Kinde bleiben kann; es besteht in Seitenlage keine Gefahr der Aspiration. Bei Eitersekretion aus einem Auge oder einem Ohre ist die Lagerung auf die kranke Seite wichtig. Pleuritis muß auf die Seite der Erkrankung gelagert werden. Herzkranke können meist nicht in linker Seitenlage liegen.

Bauchlagerung kommt nur bei kräftigen Säuglingen in Betracht und zwar zur Stärkung der Rücken- und Nackenmuskulatur, bei Schnupfen und bei schwerem Intertrigo am Gesäß, um die Haut von Druck und Reiben zu befreien. In der Bauchlage ist durch Unterlegen beider Arme vor die Brust zu verhüten, daß der Säugling in Erstickungsgefahr kommt und daß durch Scheuern an der Unterlage Verletzungen der Gesichtshaut entstehen.

Lagewechsel ist von großer Wichtigkeit zur Verhütung von Dekubitus an den aufliegenden Körperstellen. Ferner wird durch häufigen Lagewechsel bei verschiedenen Erkrankungen der Lunge tiefere Atmung erreicht und der Patient zum Aushusten angeregt.

Lapis

Lapis (Silbernitrat) wird als Lapisstift oder in Lösung verwendet. Der Lapisstift dient zur Verschorfung von Granulationen. Die Lösung wirkt verschorfend und Bakterien tötend (s. Blenorrhoe, S. 8). Um eine Verätzung der gesunden Haut fernzuhalten, wird die Umgebung der zu verätzenden Stelle nachher mit Kochsalzlösung bespült, wodurch eine unschädliche Verbindung enststeht. $^{1}/_{2}$ bis $1^{0}/_{0}$ige Lösung wird für Blasenspülung verwendet. 1 bis $10^{0}/_{0}$ige Lösung zur

Bepinselung schlecht heilender Wunden. Dem Licht ausgesetzt, wird Lapislösung verändert, ist daher in dunklen Flaschen zu verwahren. In Wäsche macht Lapis schwarze Flecke, daher hat die Schwester damit sehr vorsichtig zu hantieren, besonders auf guten Verschluß der Flasche zu achten. Auch Lapisstift verfärbt die Wäsche und schädigt sie.

Laues Bad

Laues Bad wirkt:
1. beruhigend bei aufgeregten und nervösen Kindern,
2. krampflösend, z. B. bei Tetanus.

Das Bad mit Körpertemperatur beginnen, ganz vorsichtig kaltes Wasser zufließen lassen bis auf 32° C. Die Badedauer wird vom Arzt bestimmt. Das Kind muß im Bad sehr ruhig gehalten und das Wasser nicht viel bewegt werden. Das Kind wird nach dem Bad nicht abgebraust, da dies wieder erregend wirken würde.

Laugenvergiftung

Laugenvergiftungen kommen bei Kindern nicht selten durch Verschlucken von Kali- oder Natronlauge, Salmiak- und Sodalösung vor. Die Lauge verätzt den Mund, die Speiseröhre und den Magen. Die Kinder erbrechen und klagen über Leibschmerzen. Sofort den Arzt verständigen. Zur Magenspülung vorbereiten (s. S. 245). Gegenmittel sind verdünnte Säuren, wie Essig- und Zitronensäure, wenig angesäuertes Wasser in großen Mengen, Zitronensaft (s. Vergiftungen, S. 268).

Laushaube

Eine Laushaube wird in folgender Weise angelegt: Das gut gewaschene Haar wird mit einem Läusemittel (Sabadillspiritus, Kuprex, Petroleum) eingetupft, langes Haar mit der Flüssigkeit gut durchtränkt. Bei diesem Eintupfen der Kopfhaut hat man sehr zu achten, daß keine Flüssigkeit in die Augen kommt, am besten läßt man den Patienten die Augen mit einer Kompresse zuhalten. Der Kopf wird nun mit einem Tuch, 75 : 75 cm, in der Art eingebunden, daß die Haare gut gedeckt sind und nirgends heraussehen, da sonst eine Entlüftung der Haare und dadurch eine Schwächung des Läusemittels entstehen würde (s. Fliegerhaube S. 221). Die Haargrenze und die Partien hinter den Ohren werden mit Vaseline eingefettet. Nach 1 bis 12stündiger Einwirkung sollen die toten Läuse abgekämmt und die vorhandenen Nisse mit warmem Essig und einem sehr engen Staubkamm

(Nißkamm) heruntergekämmt werden. Sind die Läuse nach dieser
Prozedur nicht tot, so ist das Läusemittel schlecht (s. Entlausung S. 218).

Um eine Kinderkrankenstation vor Infektion mit Läusen zu
schützen, hat die Schwester nicht nur bei jedem neuen Patienten
eine Kopfinspektion vorzunehmen, sondern sie hat allwöchent-
lich allen Patienten eine Laushaube anzulegen. Falls Läuse
gefunden werden, werden bei Knaben die Haare am zweckmäßigsten kurz abgeschnitten; bei größeren Mädchen ist dies nur
mit Erlaubnis der Eltern möglich.

Lebertran

Lebertran ist ein aus der Leber des Dorsches gewonnenes
Fischöl. Es ist sehr reich an Vitamin A und D. Außerdem ist
auch der Nährwert hoch, es enthält in einem Gramm 13,3 n.
Wenn einem Kinde täglich 2 Kaffeelöffel Lebertran verabfolgt
werden, so erhält es dadurch ungefähr 1 Hn. Manche Kinder
nehmen Lebertran anfangs nicht gerne und man muß sie langsam
an den Geschmack gewöhnen. Auf leeren Magen wird Lebertran
oft schlecht vertragen, es empfiehlt sich daher, zuerst einen Teil
der Mahlzeit zu geben, dann den Lebertran und dann den Rest
der Mahlzeit essen zu lassen, um den unangenehmen Geschmack
wieder zu entfernen. Säuglingen wird der Lebertran der Milch
zugesetzt. Lebertran-Emulsion wird von Säuglingen im allgemeinen gerne genommen, nur manchmal schlecht vertragen.
Es muß stets der Stuhl angesehen werden, ob Zeichen schlechter
Fettverdauung auftreten (Fettstühle, Fettseifenstühle).

Lebertran muß auf Eis aufbewahrt werden.

Leistenbruchband (nach Pirquet)

Ein Leistenbruchband soll durch Verschluß des Leisten-
ringes das Hervortreten des Bruches verhindern. Der Säugling
wird mit dem Rücken auf einen zirka 50 cm langen Trikotschlauch
so gelegt, daß der Teil an der Seite des Bruches länger ist. Beide
Enden werden so gekreuzt, daß der kleine Teil zuerst darunter,
dann darüber, dann wieder darunter tritt. Der lange Teil wird
nun gegen das Gesicht des Säuglings hinaufzu gelegt, das kleine
Ende wird zweimal gegen die Mitte zu in die eigene Schlinge
geschlungen. Dieser Knoten wird jetzt durch seitliches Ziehen
dicht gemacht, durch Zug an dem freien langen Ende das Band
um den Leib befestigt. Jetzt erst wird der Bruch vorsichtig
reponiert. Wenn es nicht leicht geht, darf die Schwester das
Reponieren nicht vornehmen. Der feste Knoten wird auf die

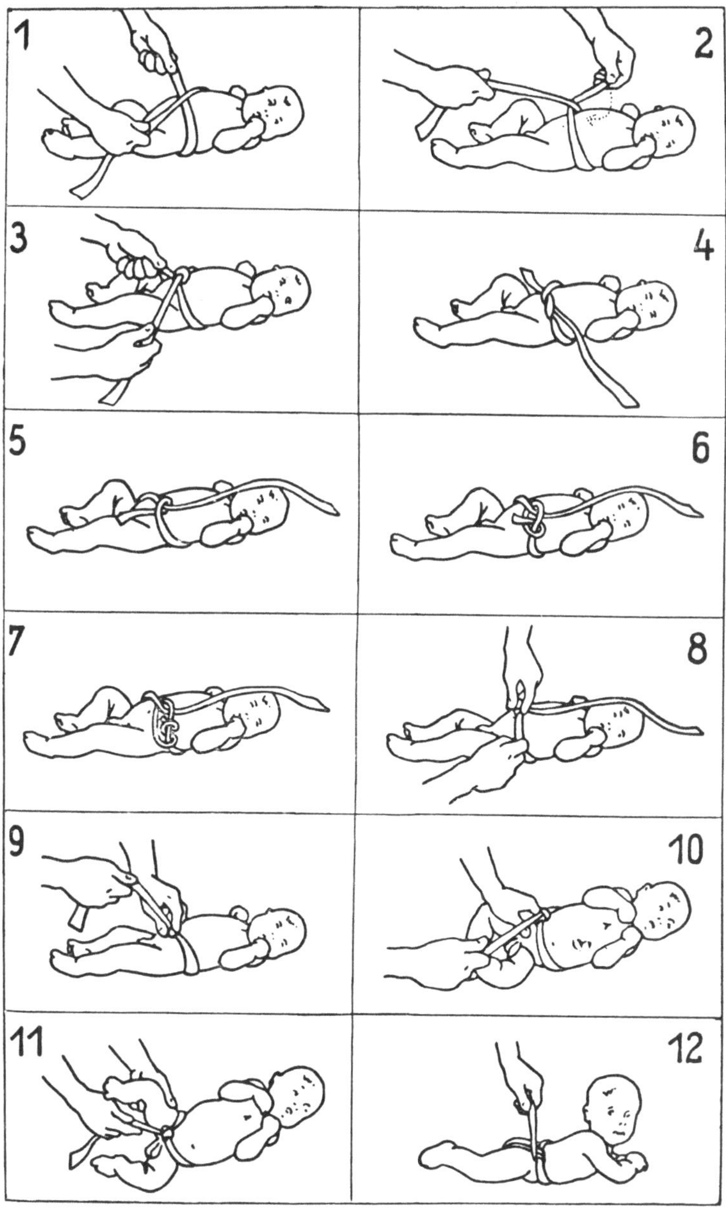

Abb. 66. Anlegung des Leistenbruchbandes nach PIRQUET

Bruchpforte gelegt, das lange Ende durch die Beine gezogen und am Rücken an dem Leibgurt befestigt.

Das Bruchband muß immer vor der Mahlzeit angelegt werden, muß sehr stramm sitzen und zwar oberhalb der Hüftbeinkämme. Zur Schonung der Haut wird in die Schenkelbeuge unter das Schenkelband ein Salbenfleckchen eingelegt, oder dieser Teil des Bruchbandes wird dick mit Salbe bestrichen.

Der Säugling wird mit dem Bruchband morgens gebadet und abgetrocknet und nun das Bruchband gewechselt. Dabei muß der Bruch durch Fingerdruck am Heraustreten gehindert werden. Wenn ein Säugling mit dem Bruchband plötzlich unruhig wird, erbricht, aufgetriebenen Bauch bekommt, muß es sofort abgenommen und der Arzt verständigt werden.

Lüftung des Krankenzimmers

Die Lüftung des Krankenzimmers soll so vorgenommen werden, daß der Kranke möglichst wenig belästigt wird. Am besten ist die Lüftung, wenn der Patient im Bett gut zugedeckt liegt; oder die Lüftung erfolgt in einem Nebenzimmer bei geöffneter Tür. Frische Luft ist dem Patienten nicht schädlich. Die Lüftung des Krankenzimmers soll so oft vorgenommen werden, als sich schlechte Luft angesammelt hat, auf jeden Fall aber nach einem Stuhlgang. Während der Patient schläft, sollen die Fenster geöffnet werden. In der heißen Jahreszeit kann das Krankenzimmer dadurch kühl erhalten werden, daß man während der Besonnung die Fenster geschlossen hält und sie nur des Nachts und am Morgen öffnet. Auch kann man durch Aufstellen von Eiskübeln, durch Aufhängen von kalten, nassen Tüchern vor den Fenstern die Zimmertemperatur im Sommer abkühlen. Fliegen und andere Insekten sind von Patienten strenge abzuhalten (s. Temperatur des Krankenzimmers S. 260).

Lysol

Lysol bildet eine bräunliche, stark giftige Flüssigkeit, die sich in Wasser löst. Es wirkt desinfizierend und wegen seines Seifengehaltes auch sehr gut reinigend (s. Desinfektion S. 210). Lysollösung wird zur Desinfektion der Wäsche, der Hände, von Einrichtungs- und Gebrauchsgegenständen, von Stuhl und Harn in 1- bis 3%iger Lösung verwendet. Starke Lösungen wirken verätzend auf Haut und Schleimhaut. Der Geruch des Lysols wird von manchen Patienten sehr unangenehm empfunden.

Bei Lysolvergiftung kommt es zu schweren Verätzungen der Schleimhaut. Als Gegenmittel wird Milch, Eiweißwasser oder Öl angewendet.

Magenspülung

Eine Magenspülung durchzuführen, ist Sache des Arztes; die Schwester hat nur die Vorbereitungen zu treffen. Meist wird vor der Magenspülung der Magen ausgehebert, um den Mageninhalt untersuchen zu können. Zur Magenspülung braucht man eine dem Alter des Patienten entsprechende Magensonde. Vor Gebrauch muß sie genau geprüft werden, ob sie nicht brüchig oder rissig ist; sie muß ausgekocht werden. An die Magensonde kommt ein Glasrohr, sogenanntes Verbindungsstück, an dieses ein langer Schlauch, an welchen ein großer Glastrichter gesteckt wird. Weiter ist vorzubereiten: reichlich Spülflüssigkeit von 37° C, ein Kübel zum Auffangen der Spülflüssigkeit, ein graduiertes Meßglas zum Eingießen und ein Spitzglas, um den ausgeheberten Magensaft aufnehmen zu können. Wenn sich der Patient gegen die Prozedur sehr wehrt, wird er fixiert (s. S. 220), Der Arzt legt eine Mundsperre ein und führt die mit Wasser befeuchtete Magensonde ein. Der Trichter wird niedrig gehalten, die Spülflüssigkeit eingegossen, der Trichter langsam hochgehoben und die Spülflüssigkeit langsam einfließen gelassen; durch Senken des Trichters kommt die Spülflüssigkeit wieder zurück und wird im bereit gestellten Kübel aufgefangen. Der Patient muß während der Spülung zum Tiefatmen aufgefordert werden; Pressen und Würgen muß unterdrückt werden. Beim Nachgießen der Flüssigkeit sollen Luftzwischenräume vermieden werden. In das Spülwasser können verschiedene Beimengungen gegeben werden, die vom Arzt bestimmt werden. Nach jeder Magenspülung soll der Patient den Mund spülen. An jeder Krankenstation sind alle Utensilien, die man zu einer Magenspülung braucht, in einer geschlossenen Glaskassette vorbereitet zu halten, um rasch eine Magenspülung durchführen zu können.

Maße

20	Tropfen (wässerige Flüssigkeit	=	1 ccm
1	Kaffeelöffel	=	5 ccm
1	Kinderlöffel	=	10 ccm
1	Eßlöffel	=	15 ccm
1	Tasse	=	200 ccm
1	Wasserglas	=	200 ccm
1	Suppenteller	=	300 ccm
1	Würfel Zucker	=	5 g
1	Ei	=	40 g
1	Semmel	=	50 g

Maske bei Gesichtsekzem

Eine derartige Maske wird aus Leinen oder Lint geschnitten, dem Gesichte des Patienten entsprechend groß; für Augen, Mund und Nase werden Öffnungen eingeschnitten. Beim Schneiden der Maske soll der Fleck so groß genommen werden, daß von der Stirne aus ein gutes Stück über die Schädeldecke, auch über Ohren und Kinn reicht, damit man den auf das Gesicht gelegten Fleck mit der „Fliegerhaube" fixieren kann. Auf die glatte Seite des Lintstoffes wird die vom Arzt verordnete Salbe dünn aufgestrichen. Das Gesicht wird mit Öl oder lauem Wasser gereinigt und dann wird die Maske aufgelegt. Da fast alle Ekzeme großen Juckreiz verursachen, muß man die Kinder am Kratzen durch Versteifung des Ellbogengelenkes und Anlegen von Fäustlingen verhindern.

Medikamente (s. Arzneien)

Morphium

Morphium ist ein narkotisches Gift, das in Pulver- oder Tropfenform oder als Injektion bei Schmerzen und Schlaflosigkeit verwendet wird. Bei größeren Dosen von Morphium kann es zu Pulsverlangsamung, oberflächlicher Atmung und Pupillenverengung kommen. Der Arzt gibt dann meist als Gegenmittel Atropin. Morphium muß als Gift bezeichnet und im Giftschrank versperrt aufbewahrt werden.

Nabelbruchband

Leidet ein Säugling während der ersten Lebenswochen an Husten oder sehr hartem Stuhl, oder schreit er sehr viel, so kann es zu einem Nabelbruch kommen. Der Nabel wird nach vorne gewölbt, da Darmschlingen durch die innere Bauchwand an der Stelle, wo der Nabelstrang gesessen hat, durchtreten können.

Durch ein Nabelbruchband wird das Heraustreten des Bruches verhütet und dadurch erreicht, daß der Nabelring Zeit hat, sich zu festigen. Das Nabelbruchband muß immer vor der Mahlzeit angelegt werden. Die Haut unter dem Bruchband wird zuerst mit Alkohol gereinigt. Ist irgend eine kleine Hautveränderung vorhanden, so wird diese mit Stupp belegt, damit diese Stelle durch das Pflaster nicht weiter gereizt werden kann.

Nabelbruchband I: Der Bruch wird vorsichtig mit einem Finger zurückgedrängt, dann beiderseits des Nabels je eine Hautfalte in der Längsrichtung des Bauches aufgehoben. Eine zweite Person legt einen 2 bis 3 cm breiten Pflasterstreifen gespannt über diese Falte, die Enden des Streifens werden um den ganzen Bauch gelegt und zwar so, daß rückwärts Pflaster- auf Pflaster endigt. Ein ebensolcher Streifen wird in Dachziegel- art oberhalb, einer unterhalb des Mittelstreifens gelegt. Das Bruchband muß so straff anliegen, daß man zuerst meint, es liege zu fest.

Nabelbruchband II: Ein etwa 8 bis 10 cm breiter Pflaster- streifen wird am oberen und unteren Rande je einige Male mit der Schere eingeschnitten. Die Hautfalten werden in gleicher Weise aufgehoben wie beim Nabelbruchband I und jetzt wird dieser eine Streifen auf den Bruch gelegt und um den Bauch herum gegeben. Wieder muß das Pflaster am Pflaster endigen. Durch Glattstreifen mit den warmen Händen wird das Pflaster gut angeklebt.

Das Bruchband bleibt so lange liegen, als es gut hält und so lange am Rande des Bruchbandes keine Reizung der Haut be- obachtet wird. Klebt es nicht gut, so wird ein neues Bruchband angelegt, bei Reizung der Haut muß es für einige Zeit entfernt werden, allenfalls wird die Bruchpforte nur durch ein kleines Pflasterkreuz verschlossen. Trotz des Bruchbandes wird das Kind gewaschen und gebadet.

Meist sind kleinere Nabelbrüche geheilt, wenn es gelingt, ein und dasselbe Bruchband 2 bis 3 Wochen liegen zu lassen.

Nabelverband

Solange die Nabelwunde noch nicht verheilt ist, muß sie durch sterile Bedeckung vor dem Eindringen von Bakterien ge- schützt werden. Durch Unterlassung des Bades und durch Ein- stuppen mit antiseptischem Stupp wird das Eintrocknen des Nabelschnurrestes beschleunigt. Die Nabelstelle wird dick mit Dermatolstupp bestreut, ein steriler Tupfer daraufgelegt und von den Füßen her eine elastische Nabelbinde darüber gezogen. Die Naht derselben muß nach außen liegen, seitlich neben der Nabel- wunde. Beim Waschen bleibt der Verband liegen und wird täglich nach dem Abtrocknen erneuert (s. Abb. 5, S. 10).

Ohrenpflege

Bei allen Therapien, die im Ohr ausgeführt werden, muß bedacht werden, daß dem Patienten keine unnötigen Schmerzen verursacht und keine Verletzungen des Gehörganges hervorgerufen werden. Eine Ohrenspülung darf die Schwester nur über Verordnung des Arztes vornehmen. Durch eine mit einem kleinen Gummiansatz armierte Metallspritze wird körperwarmes Wasser unter sanftem Druck gegen die vordere Wand des Gehörganges gespritzt. Das abfließende Spülwasser wird in einer gegen den Hals gehaltenen nierenförmigen Tasse aufgefangen, der Kopf des Patienten dazu etwas nach der Seite des kranken Ohres geneigt. Das Spülwasser ist genau auf den Effekt der Spülung anzusehen. Zum Schluß wird der Gehörgang mit kleinen Wattestückchen sorgfältig getrocknet.

Hydrogenbehandlung des Ohres wird auf folgende Weise ausgeführt: Der Gehörgang wird zugehalten und das angewärmte

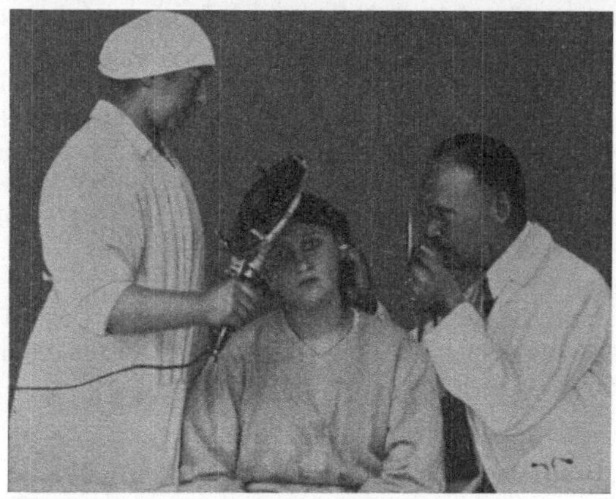

Abb. 67. Ohrinspektion

1½%ige Wasserstoffsuperoxyd mittels Tropfglases an die Ohrmuschel gebracht. Nachdem sich die Temperatur an der Haut ausgeglichen hat, läßt man die Flüssigkeit in den Gehörgang einlaufen und macht nun vor dem Ohr mit einem Finger leichte kreisende Streichbewegungen. Dabei schäumt das Wasserstoffsuperoxyd mit dem Eiter auf, so daß beides durch Austupfen mit Watte entfernt werden kann. Diese Prozedur wird hintereinander so lange wiederholt, bis der Gehörgang frei ist. Zuletzt muß der Gehörgang wieder sorgfältig getrocknet werden. Um die Ohrmuschel vor Ekzem zu schützen, wird sie vor und nach dieser Prozedur eingefettet.

Zur Untersuchung des Ohres muß die Lichtquelle parallel zu dem Spiegel des Arztes gehalten werden.

Ölhaube

Die Ölhaube hat den Zweck, vorhandene Krusten am Kopf zu erweichen, um dieselben abkämmen zu können. Man reinigt zuerst den Kopf mit Seife und lauem Wasser, die Haare werden geschnitten. Dann betupft man den ganzen Kopf mit Öl, legt mit Öl getränkte Lintflecke auf und setzt Säuglingen ein Häubchen auf, um den Ölfleck zu fixieren. Einem älteren Kind befestigt man die Ölflecke mit einer Fliegerhaube. Nach mehreren Stunden kann man die Krusten mit einem Staubkamm vorsichtig abkämmen und den Kopf wieder gut mit Seife und warmem Wasser waschen. Sollten durch diese Prozedur blutende Stellen entstehen, so werden sie je nach Verordnung des Arztes mit Salbe bedeckt und verbunden oder nur jodiert.

Packung

Eine Packung von kurzer Dauer wirkt abkühlend, eine solche von langer Dauer erwärmend oder auch schweißtreibend. Bei Verabreichung einer Packung, gleich welche Wirkung erzielt werden soll, ist es dem Patienten immer angenehm, wenn zwei Liegestellen vorhanden sind (zwei Betten oder Bett und Liegestuhl). Für eine Packung wird ein trockenes Leintuch auf das freie Bett gelegt, darauf eine weiche Flanelldecke, dann ein wasserdichter Stoff, Billroth oder Kautschuk; darauf wird ein in warmes Wasser getauchtes und fest ausgewundenes Tuch ausgebreitet. Nun legt man den Patienten auf das in dieser Art vorbereitete Bett, schlägt so rasch als möglich das nasse Tuch um den Körper, wickelt die Gliedmaßen einzeln in das nasse Tuch ein. Dann wird sehr rasch das wasserdichte Tuch, die Flanelldecke und das Leintuch umgeschlagen, wobei man beachten muß, daß das Leintuch am Halse gut angelegt wird, damit die grobe Flanelldecke nicht an der Haut des Halses unangenehm empfunden wird. Nun wird der Patient mit der Bettdecke gut zugedeckt und erhält eine kalte Kompresse auf den Kopf. Hat die Packung den Zweck der Abkühlung, so wechselt man sie; zwischen jeder Einpackung wird die Temperatur gemessen, um die Abkühlung nicht zu rasch vorzunehmen, da die Abkühlung für den Organismus nicht gleichgültig ist. Soll die Packung erwärmend oder schweißtreibend wirken, so kann man neben der Packung heißen Tee, Aspirin und Wärmeflaschen geben, je nach Verordnung des Arztes. Nach starkem Schwitzen soll der Patient in ein angewärmtes, frisches Bett kommen. Das Auspacken soll so vorgenommen werden, daß der Patient unter der Decke mit gut angewärmten Tüchern

trocken frottiert, mit einem frischen Hemd bekleidet und in ein
angewärmtes Bett gelegt wird.

Physiologische Kochsalzlösung

Physiologische Kochsalzlösung ist eine Lösung von 9 g Kochsalz in 1000 ccm Wasser ($9^0/_{00}$). Diese Salzlösung entspricht annähernd dem Salzgehalt des menschlichen Blutes und wird deshalb
physiologische Kochsalzlösung genannt. Sterile Kochsalzlösung wird zu subkutanen, intravenösen Infusionen nach Blut-
oder Wasserverlusten verwendet. Außerdem wird diese Lösung
zu Wundspülungen, zu Tropfklysmen, Magen- und Darmspülungen usw. gebraucht. Gewöhnlich wird physiologische Kochsalzlösung in Glaskolben von der Apotheke sterilisiert geliefert.
Sterile Kochsalzlösung muß stets an jeder Krankenstation vorrätig sein.

Häufig wird anstatt der physiologischen Kochsalzlösung die
Ringerlösung verwendet. Es ist dies eine Salzlösung, die nicht
nur im Salzgehalt, sondern auch in der Salzzusammensetzung
dem Salzgehalte des menschlichen Blutes entspricht.

Pulszählen

Das Fühlen und Zählen des Pulses erfolgt für gewöhnlich
an der Speichenarterie mit locker aufgelegtem zweiten und dritten
Finger. Bei Säuglingen wird die Anzahl der Herzschläge durch
den Arzt durch Abhorchen mit dem auf das Herz aufgelegten
Hörrohr festgestellt.

Je nach dem Alter des Kindes beträgt der normale Puls
80 bis 140 Schläge in der Minute. Um richtig zu zählen, muß
man eine ganze Minute durchzählen. Die Zählung des Pulses hat
bei Ruhe des Patienten und nicht unmittelbar nach einer Mahlzeit
zu erfolgen.

Die Beobachtung des Pulses ist bei manchen Erkrankungen
von größter Wichtigkeit. Die Art eines Pulses kann nur nach
großer Übung beurteilt werden. Die Schwester soll beurteilen
können, wann der Puls schlechter wird, um gleich den Arzt
verständigen zu können.

Punktion

Punktion ist die Entnahme einer Flüssigkeit aus dem
Körper durch einen Einstich mit einer Nadel. Punktionen werden
gemacht, um nachweisen zu können, welcher Art eine angesammelte

Flüssigkeit ist (Probepunktion) oder, um diese Flüssigkeit aus dem Körper zu entfernen.

Pleurapunktion ist die Entnahme von Flüssigkeit aus dem Brustfellraum. Der Einstich erfolgt je nach der Stelle der Erkrankung. Das Kind wird dazu von der Schwester in sitzender Stellung ruhig gehalten.

Lumbalpunktion ist der Einstich in den Rückenmarkskanal und Entleerung eines Teiles der darinnen befindlichen Flüssigkeit. Der Eingriff wird meist in liegender, seltener in

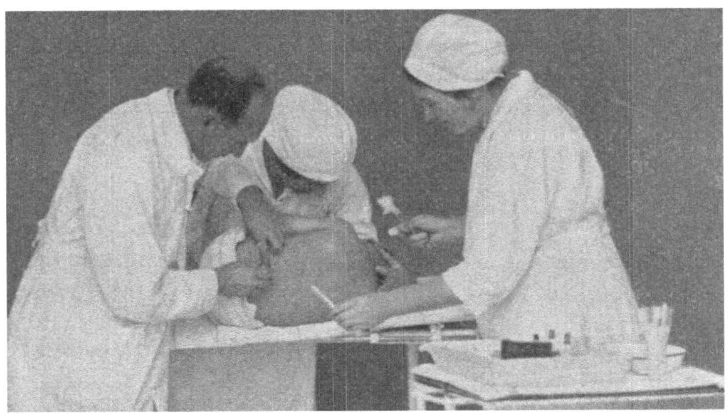

Abb. 68. Lumbalpunktion

sitzender Stellung des Patienten vorgenommen. Von großer Wichtigkeit ist es, daß der Rücken des Kindes sehr stark gekrümmt fixiert wird, damit die Wirbelkörper so zu stehen kommen, daß dem Arzt der Einstich in der Lendengegend erleichtert wird. Durch Punktion eines Abszesses kann angesammelter Eiter entleert werden.

Venenpunktion. Die Venenpunktion dient dazu, um Blut für verschiedene Proben abzunehmen, oder um den Blutdruck herabzusetzen.

Vorbereitung für die Venenpunktion: Sterile Punktionsnadeln, sterile Eprouvetten oder Meßglas. Äther, Jod, Watte, Wattestäbchen, Tupfer, Binde (s. Venensektion, S. 266).

Für jede Punktion ist vorzubereiten: Mittel zur Hautdesinfektion, entsprechende sterile Nadel, allenfalls sterile Injektionsspritze zum Ansaugen, sterile Eprouvetten oder Gläser zum Auffangen des Punktates, steriler Wundverschluß. Bei Probepunktionen ist es meist auch nötig, für die mikroskopische Untersuchung vorzubereiten.

Pyramidon

Pyramidon ist ein weißes, in heißem Wasser lösliches, etwas bitter schmeckendes Pulver. Es wirkt 1. gegen Temperatursteigerung, 2. gegen Schmerzen. Es wird bei akuten und chronischen fieberhaften Erkrankungen als Entfieberungsmittel gegeben, außerdem zur Schmerzstillung bei Kopf-, Zahn- und Nervenschmerzen. Kindern wird meist 0,1 bis 0,3 1- bis 2mal täglich verordnet. Pyramidon ist ein ziemlich stark wirkendes Medikament, manche Patienten bekommen darauf Herzklopfen und Schwindelgefühl. Der Harn wird durch Pyramidon manchmal rot gefärbt. Falls der bittere Geschmack unangenehm empfunden wird, kann derselbe durch etwas Zuckerwasser oder Fruchtsaft überdeckt werden. Die beste Zeit der Darreichung ist die Zeit, zu welcher ein Temperaturanstieg erwartet wird. Die Schwester hat zu beobachten, ob die Schmerzen nachlassen und ob und um wieviel die Temperatur nach Verabreichung des Mittels sinkt.

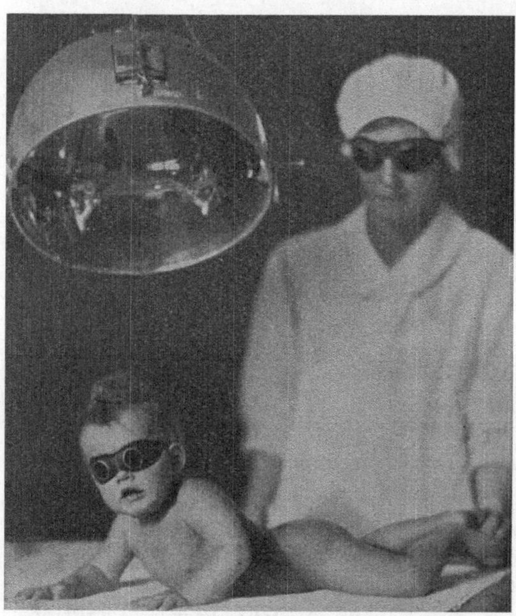

Abb. 69. Quarzlampenbestrahlung

Quarzlampe

Quarzlampenbestrahlung, künstliche Höhensonne, wird vom Arzt im Kindesalter bei verschiedenen Störungen, wie Rachitis, Furunkulose, Ekzem usw. verordnet, vielfach aber auch als Rachitisprophylaxe und zur Besserung des Allgemeinzustandes, z. B. bei Frühgeburten, verwendet. Distanz und Dauer der Bestrahlung erfolgt genau nach ärztlicher Verordnung. Bei Ganzbestrahlungen liegt der Patient die Hälfte der Zeit am Rücken, die zweite Hälfte am Bauch. Die Distanz wird mit einem Maßstab bestimmt. Damit der Patient wirklich die verordnete Strahlenstärke bekommt, muß die Lampe vor der Bestrahlung durch fünf Minuten hindurch angeheizt werden. Um ein Zerspringen des Brenners zu verhüten, muß die abgedrehte Lampe vor dem abermaligen Entzünden wenigstens zehn Minuten lang auskühlen.

Von größter Wichtigkeit ist der Augenschutz, da das ultraviolette Licht schwere Augenstörungen, ähnlich der Schneeblindheit, erzeugen könnte. Am besten erfolgt der Schutz durch eine schwarze Brille, aber es würde auch genügen, die Augen mit einem mehrfach gefalteten Tuch zu verbinden. Auch die Schwester schützt ihre Augen mittels schwarzer Brille.

Sollte sich nach der Bestrahlung Sonnenbrand zeigen, so ist dies dem Arzt zu melden und einstweilen die entzündete Haut durch Einpudern zu kühlen.

Racheninspektion

Zur Racheninspektion wird das Kind von der Pflegerin oder Mutter auf den rechten Arm genommen, beide Hände werden

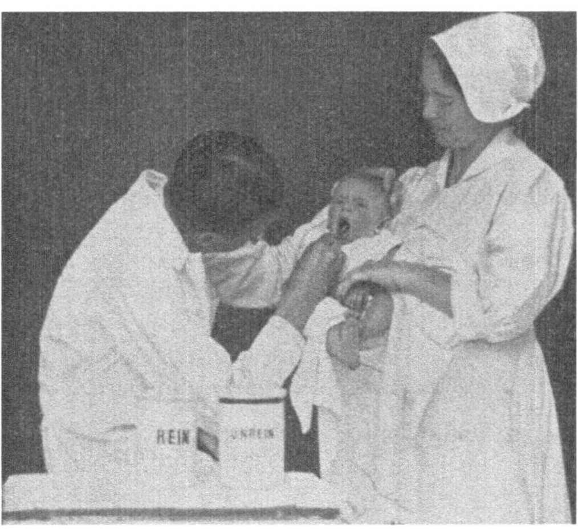

Abb. 70. Racheninspektion beim Säugling

festgehalten, das Licht muß in den Mund fallen. Der in den Mund sehende Arzt nimmt mit der linken Hand den Scheitel des Kindes, mit der rechten Hand den Mundspatel und drückt mit sanftem Druck die Zunge weit rückwärts nieder, damit der Einblick in den Rachen frei wird.

Bei der Inspektion der Mundhöhle und des Rachens können mehr oder minder gefährliche Veränderungen entdeckt werden:

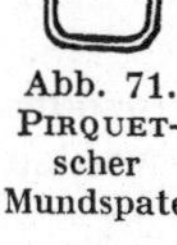

Abb. 71.
Pirquet-
scher
Mundspatel

1. Veränderungen an den Lippen, wie besondere Färbung, Trockenheit, Rissigkeit, Einrisse an den Mundwinkeln.

2. Veränderungen der Wangenschleimhaut, Rötungen, Blutungen, Verletzungen, Geschwüre, Soor, Beläge.

3. Ebenso Veränderungen des Kiefers, der Zähne, Mißbildungen.

4. Besonderheiten der Zunge, wie Trockenheit, Belag, Rissigkeit, abnorme Größe.

5. Geschwulst oder Geschwür unter der Zunge.

6. Verletzungen des harten Gaumens, Blutungen, Geschwüre.

7. Veränderungen am weichen Gaumen und an den Gaumenbögen, Entzündungen, Beläge.

8. Rötung oder Belag der hinteren Rachenwand.

Man besieht immer zuerst die Mundhöhle, und zuletzt den Rachen.

Die meisten Kinder werden durch die Racheninspektion unruhig, daher wird sie gewöhnlich als letzter Akt bei der ärztlichen Untersuchung des Kindes vorgenommen.

Reifenbahre

Der Reifenbahre bedient man sich, um besonders schmerzhafte Körperpartien (Beine, Bauch) vom Druck der Decken zu entlasten, ohne daß der Patient auskühlt. Man stellt die Reifenbahre über den zu entlastenden Körperteil und legt die Bettdecke über dieselbe. Die Decke muß in einem solchen Falle groß genug sein, um den Körper wirklich vor dem Auskühlen zu schützen. Die Reinigung der Reifenbahre erfolgt durch Abseifen mit 1%iger Seifenlösung, gründliches Nachwaschen und Abtrocknen derselben.

Reinigungsbad

Zur täglichen Körperreinigung wird entweder ein Vollbad oder ein Brausebad gegeben. Bei beiden Badearten wird zuerst die 3%ige Seife auf den Körper mittels eines Waschlappens aufgetragen und zwar in der gleichen Reihenfolge wie beim Säuglingsbad. Dann wird das Kind, um die Seife abzuspülen, entweder in ein 37⁰ C warmes Vollbad gegeben, oder mit einer Brause von 37⁰ C abgebraust. Um das schmutzige Badewasser zu entfernen, soll jedem Vollbad auch ein Abbrausen folgen. Das Gesicht darf nie mit dem Wasser des Vollbades gewaschen werden. Der Waschlappen ist nach Gebrauch zu waschen und auszukochen.

Bei der wöchentlichen Haarwaschung ist durch Vorhaltenlassen eines Tuches vor die Augen zu verhindern, daß Seife in die Augen fließt. Durch reichliches Nachspülen mit warmem Wasser ist die Seife wieder gründlich aus dem Haar zu entfernen.

Rückenlehne

Die Rückenlehne ist ein Hilfsmittel für Hochlagerung. Je nach Vorliebe des Patienten kann dieselbe höher oder niedriger gestellt werden und mit weichen oder harten Pölstern belegt werden. Die Desinfektion der Rückenlehne erfolgt durch Abseifen mit 1%iger Seifenlösung und gründliches Abwaschen und Abtrocknen derselben (s. Hochlagerung S. 240).

Salvarsan

Salvarsan, ein organisches Arsenpräparat, ist ein hellgelbes, im Wasser lösliches Pulver. Es ist ein spezifisches Mittel gegen Syphilis, indem es die Spirochäten abtötet. Zu den störenden Nebenwirkungen des Salvarsans gehören: Mehr oder minder starke Schmerzhaftigkeit an der Einstichstelle sowie Anschwellung und Nekrose, ferner Temperatursteigerungen mit gestörtem Allgemeinbefinden. Es kommt häufig vor, daß sich vorhandene luetische Erscheinungen einige Stunden nach der Injektion verstärken, auch treten manchmal Exantheme auf.

Salvarsan wird fast immer intravenös, bei Säuglingen oft in die Schädelvene verabreicht. Ausnahmsweise gibt es der Arzt als intragluteale Injektion. Säuglinge erhalten meist wöchentlich eine Injektion durch mehrere Wochen hindurch.

Für eine Salvarsaninjektion vorzubereiten ist: Hautdesinfektion, Salvarsanpulver, 2 sterile Becher, steriles destilliertes Wasser, auf 40⁰ C erwärmt, steriler Glasstab, sterile Injektionsspritze, sterile Nadeln, Wundverschluß. Bei intravenöser Injektion ist eine Stauungsbinde nötig.

Sauerstoffinhalation

Wenn ein Patient an Sauerstoffmangel leidet, so wird ihm Sauerstoff künstlich durch Sauerstoffinhalation zugeführt. Hiezu haben wir besondere Einatmungsmasken, die durch einen Schlauch mit einer Sauerstoffbombe verbunden sind. Die Maske wird vor Mund und Nase gehalten, so daß der Patient sauerstoffreiche Luft bekommt und auf diese Weise oft auch mit sehr schwacher Atmung seinen Sauerstoffbedarf decken kann. Anstatt der Maske kann auch eine Schlundsonde an den Verbindungsschlauch befestigt und dem Patienten zwischen die Lippen gelegt werden.

Es ist stets darauf zu achten, daß Sauerstoffbomben nie in der strahlenden Sonne oder neben heißen Heizvorrichtungen stehen, da es dadurch zu einer Explosion kommen könnte.

Schmierkur bei Lues

Vor Beginn jeder Schmierkur gründliches Reinigungsbad. Die Schmierkur mit Quecksilber dauert in der Regel 6 Wochen à 6 Tage, an jedem Tag der Woche wird ein anderer Körperteil mit Quecksilber geschmiert. 1. Tag Brust, 2. Tag Rücken, 3. Tag linker Arm, 4. Tag rechter Arm, 5. Tag linkes Bein, 6. Tag rechtes Bein, 7. Tag Reinigungsbad. Die Salbe wird mit sauber gewaschenen Händen oder mit Gummihandschuhen gut in die Haut eingerieben (s. S. 216).

Seifenbad

Das Seifenbad hat den Zweck, eine Desinfektion der Haut durchzuführen und wird meist bei Skabies, Furunkulose oder sonstigen infektiösen Hauterkrankungen verordnet. 1 g Seife auf 1 l Wasser. Begonnen wird das Bad mit Körpertemperatur und allmählich auf 40° C gebracht. Die Dauer des Bades ist 10 Minuten; nachher mit 40° C warmem Wasser abbrausen, 10 Minuten im Badetuch dunsten lassen und dann erst abtrocknen. Es ist zu achten, daß erst zu Ende des Bades die Badewanne etwas mehr als halbvoll ist, da sonst die Seifenlösung zu sehr verdünnt wird ($1^0/_{00}$ige Lösung).

Wenn das Seifenbad als Desinfektionsbad bei Entlassung von einer Infektionsstation gegeben wird, so darf nie darauf vergessen werden, auch das Kopfhaar gründlichst zu waschen. Auch soll einem solchen Bad ein gründliches Zähneputzen angeschlossen werden (s. Körperdesinfektion S. 233).

Seifenlösungen

Um eine Seifenlösung herzustellen, schneidet man ein bestimmtes Quantum Seife in Plättchen und läßt diese im Wasser

kochen und füllt diese Abkochung dann mit Wasser auf ein
bestimmtes Quantum auf.

10% Seifenlösung (Stammlösung):
  10 g Seife auf   100 ccm Wasser
100 ,, ,, ,, 1000 ,,   ,,
1000 ,, ,, ,, 10000 ,,   ,,   = 1 Kübel (10 l)

3% Seifenlösung (Waschen der Kinder):
  3 g Seife auf   100 ccm Wasser
30 ,, ,, ,, 1000 ,,   ,,
300 ,, ,, ,, 10000 ,,   ,,

1% Seifenlösung (Desinfektion von Gegenständen):
  1 g Seife auf   100 ccm Wasser
10 ,, ,, ,, 1000 ,,   ,,
100 ,, ,, ,, 10000 ,,   ,,   = 1 Kübel (10 l)

$\frac{1}{2}$% Seifenlösung (Wäschedesinfektion):
  $\frac{1}{2}$ g Seife auf   100 ccm Wasser
5 ,, ,, ,, 1000 ,,   ,,
50 ,, ,, ,, 10000 ,,   ,,   = 1 Kübel (10 l)

$^1/_{10}$% Seifenlösung = 1$^0/_{00}$ (Seifenbad):
  0,1 g Seife auf   100 ccm Wasser
1 ,, ,, ,, 1000 ,,   ,,
10 ,, ,, ,, 10000 ,,   ,,   = 1 Kübel (10 l)
30 ,, ,, ,, 30000 ,,   ,,   = 1 Säuglingsbad (30 l)
100 ,, ,, ,, 100000 ,,   ,,   = 1 Kinderbad (100 l)

Senfbad

Ein Senfbad ruft durch den sehr intensiven Hautreiz eine
rege Durchblutung der Haut und damit eine Entlastung der
inneren Organe hervor. Außerdem ist das Beißen des Senfwassers
an der Haut und der stechende Geruch desselben dem Kinde
unangenehm und es wird schreien, wodurch eine tüchtige Ent-
faltung der Lunge erzwungen wird. Der Arzt verordnet Senfbäder
hauptsächlich bei Lungenentzündung.

Senfmehl wird in ein Säckchen gegeben und in wenig, 30° C
warmem Wasser so lange geknetet, bis sich ein leichter Schaum
und ein scharfer Geruch entwickelt. Dann wird das Bad auf
Körpertemperatur gerichtet. 1 g Senfmehl für 1 Liter Wasser =
= 1$^0/_{00}$. Die Augen werden mit einem nassen Tuch verbunden,
wunde Körperstellen mit Salbe bestrichen. Der Patient wird
im Bad leicht frottiert, die Temperatur des Badewassers auf
40° C erhöht. Dauer des Bades 5 Minuten. Der Patient muß im

Senfbad gut beobachtet werden, ob er rot wird oder blaß bleibt; bei auffallendem Blaßwerden wird die Dauer des Bades verkürzt. Nach dem Bad wird der Patient abgebraust, ins Badetuch gewickelt und 10 Minuten liegen gelassen, dann erst abgetrocknet und angekleidet.

Anstatt Senfmehl wird manchmal Senföl verwendet. Da dieses sehr flüchtig ist, wird es erst ganz knapp, bevor das Kind in das Bad gegeben wird, dem Wasser zugesetzt (1 Tropfen auf 10 l Wasser), aber rasch mit dem Wasser vermischt, damit das Öl nicht an der Oberfläche schwimmt.

Senfwickel

Der Senfwickel soll lokal eine intensivere Durchblutung der Haut bewirken beziehungsweise die Herztätigkeit anregen. Man verrührt je nach Größe der Körperstelle, wo der Wickel aufgelegt werden soll, 20 bis 30 g Senfmehl mit 37° C warmem Wasser zu einem Brei, der sich zwischen einer zusammengelegten Kompresse gut aufstreichen läßt, und legt die Kompresse auf die betreffende, vorher eingefettete Körperstelle. Bei Säuglingen mit zarter Haut läßt man den Senfwickel 3 Minuten, bei Erwachsenen bis zu 10 Minuten liegen. Die betreffende Hautstelle soll rot, aber nicht entzündet werden. Der Brei darf nie auf die Haut direkt aufgelegt werden. Wenn die Haut sich nach einem Senfwickel nicht rötet, das heißt, nicht besser durchblutet wird, so liegt die Herztätigkeit stark darnieder.

Stuhlbezeichnungen an der Universitäts-Kinderklinik in Wien

1. Konsonant.   1. Beimengungen:

       s ... — Blut   *sanguis*
       m ... — Schleim   *mucus*
       k ... — viel Schleim *katarrhus*

1. Vokal.   2. Wassergehalt:

       .*i* .. — flüssig
       .*e* .. — dünnbreiig
       .*a* .. — breiig
       .*o* .. — geformt
       .*u* .. — hart

2. Konsonant.   3. Menge:

       ..*n* . — reichlich *nimis*
       ..*m* . — mittel   *medium* (wird nur bezeichnet, wenn auch die Farbe bezeichnet wird)
       ..*p* . — wenig   *paucum*

2. Vokal.   4. Farbstoff:

> ...*i* — schwarz
> ...*e* — dunkel
> ...*a* — normal, mittel (wird aber nicht be-
>   zeichnet)
> ...*o* — licht
> ...*u* — weiß, farblos.

Beispiele:

ma   = schleimiger Stuhl, mittlerer Wassergehalt, normale
        Menge, normale Farbe.
one   = Stuhl von vermindertem Wassergehalt, große Menge,
        dunkle Farbe.
meno = schleimig, erhöhter Wassergehalt, reichlich, hell.
supi = blutig, sehr hart, geringe Menge, sehr dunkel.
kimu = stark schleimig, flüssig. mittlere Menge, farblos.

Sublimat

Sublimat ist eine Chlorverbindung des Quecksilbers und wird hauptsächlich als Desinfektionsmittel verwendet. Es wird von der Apotheke gewöhnlich in eingrammigen Pastillen geliefert, die wegen ihrer großen Giftigkeit als äußeres Kennzeichen mit Eosin rosa gefärbt sind. Sublimat wird gebraucht:

Einpromillig (1 g auf 1 l) zur Händedesinfektion, zur Hautdesinfektion vor verschiedenen Eingriffen, nach Inzisionen; zur Desinfektion der äußeren Schleimhaut bei Blasen- und Scheideneingriffen, zu Umschlägen bei infektiösen Hauterkrankungen.

Einzehntelpromillig (1 g auf 10 l Wasser) zu Sublimatbädern als Desinfektions- oder medikamentöses Bad.

In sehr schwacher Lösung wird es vom Arzt auch zu Injektionen verwendet, so bei Lues, wo es ein spezifisch wirkendes Mittel darstellt. Wenn eine Lösung hergestellt wird, muß stets zuerst Wasser in den Behälter gegeben werden, dann erst die Sublimatpastille. Sublimat geht mit Seife eine chemische Verbindung ein, wodurch beide unwirksam werden. Großes Augenmerk ist darauf zu richten, daß sich Sublimat mit allen Metallen verbindet und sie dadurch schwer beschädigt und schwärzt. Daher sind metallische Instrumente strenge vor der Berührung mit Sublimat zu bewahren und Sublimatbäder nie in Metallwannen zu verabfolgen. Sublimat kann an empfindlicher Haut zu hartnäckigen Ekzemen führen, daher hat die Schwester den Arzt auf etwa beginnende Hautveränderungen sogleich aufmerksam zu machen. Bei längerem Gebrauch kann Sublimat zu

Nierenschädigungen führen, daher jede Veränderung des Harns oder allenfalls auftretende Ödeme sogleich zu melden sind.

Sublimatpastillen sind als schweres Gift im Giftkasten mit der Bezeichnung „Gift" zu verschließen und stets trocken zu halten Die Pastillen dürfen niemals im Krankenzimmer stehen gelassen werden, da die Gefahr besteht, daß Kinder sie für „Zuckerln" halten und tödliche Vergiftungen erleiden könnten. Sublimatlösung ist auch mit „Gift" zu bezeichnen und im Dunkeln zu verwahren, da das Tageslicht die rosa Farbe bleicht. Bei akuten Vergiftungen dient als Gegenmittel Milch (s. Arzneien S. 198, Vergiftungen S. 268).

Sublimatbad

Das Sublimatbad hat den Zweck, die Körperhaut zu desinfizieren und wird meist bei Furunkulose oder sonstigen infektiösen Hauterkrankungen vom Arzt verordnet (Harnkontrolle!). Sublimatbad wird einzehntelpromillig (d. i. der zehnte Teil der Konzentration wie für Händedesinfektion üblich) verwendet. Auf 10 l Wasser eine Sublimatpastille. Mit Körpertemperatur beginnen, auf 40° C ansteigen, Dauer des Bades 10 Minuten, nicht abbrausen, 10 Minuten im Badetuch dunsten lassen, dann abtrocknen und anziehen. Sehr zu achten ist, daß das Kind keine Sublimatlösung in den Mund bekommt.

Tamponade

Tamponade ist die Ausstopfung einer blutenden Körperhöhle. Sie wird meist mit sterilem Gazestreifen oder mit Watte, je nach der blutenden Körperhöhle, vorgenommen.

Vorbereitung zur Tamponade: Sterile Jodoform- oder hydrophile Gaze, Tamponzange, Hochlagerung der betreffenden Körperstelle, Auflegung eines Eisbeutels, um durch Kälteeinwirkung die Zirkulation des Blutes an Ort und Stelle zu hemmen.

Temperatur des Krankenzimmers

Das Krankenzimmer soll gleichmäßig temperiert sein. Die Temperatur soll nach dem Thermometer und nicht nach dem Gefühl reguliert werden. Heizkörper müssen täglich feucht gewischt werden, da sonst die am Heizkörper liegenden Staubteilchen verbrennen (rösten) und die Luft des Krankenzimmers verschlechtern.

Zimmertemperatur für Säuglinge 20 bis 22° C.

Zimmertemperatur für größere Kinder 18 bis 20° C.

Im übrigen richtet sich die Temperatur des Krankensaales je nach Art der Kranken (s. Lüftung S. 244).

Temperaturmessung

Die Messung der Körpertemperatur erfolgt beim größeren Kinde in der Achselhöhle, beim Kleinkind und Säugling in der Schenkelfalte. Die Messung im Darm wird nur ganz ausnahmsweise vorgenommen.

Zur Messung in der Achselhöhle wird die Achselhöhle zuerst trocken gewischt und dann das gut hinuntergeschüttelte, trockene Thermometer so in die Achselhöhle gelegt, daß der Quecksilberteil gut von den Weichteilen eingeschlossen wird. Der Oberarm muß fest an den Brustkorb gehalten und mit der anderen Hand gestützt werden. Bei schwachen oder unruhigen Patienten muß die Schwester den Arm des Patienten halten. Dauer 10 Minuten.

Um in der Schenkelbeuge zu messen, wird das trockene Thermometer in die Schenkelbeuge gelegt, das Bein so auf den Bauch gedrückt, daß das Knie auf den Nabel zu liegen kommt. Der Druck

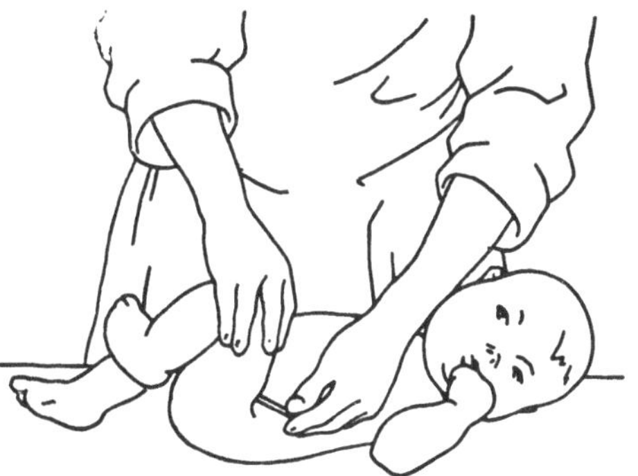

Abb. 72. Temperaturmessung in der Schenkelbeuge

muß so fest sein, daß das Thermometer nicht leicht herausgezogen werden kann. Dauer 5 Minuten.

Für die rektale Messung wird der Patient in linke Seitenlage gebettet, das genau inspizierte Thermometer naß oder eingefettet so tief sanft drehend in den Mastdarm eingeführt, daß der ganze Quecksilberteil verschwunden ist. Die rechte Hand hält das Thermometer, die linke fixiert die Hüfte. Damit nicht Verletzungen zustandekommen, müssen zum Einführen die Analfalten so auseinandergehalten werden, daß die Darmöffnung deutlich sichtbar wird. Während rektaler Messung muß die Schwester dauernd das Thermometer halten. Meßdauer 1 bis 2 Minuten.

Von einem Patienten zum anderen wird das Thermometer durch Einlegen in 1% Seifenlösung desinfiziert, nach Messung im Darm auch mechanisch gereinigt.

Zur Temperaturmessung muß sich der Patient in Ruhe befinden, auch darf die Messung nie unmittelbar nach einer Wasserprozedur oder n a c h der Nahrungsaufnahme erfolgen. Man unterscheidet je nach der Höhe der Temperatur:

39 bis 40⁰ Hohes Fieber,
38 bis 39⁰ Fieber,
37 bis 38⁰ Erhöhte Temperatur,
36 bis 37⁰ Normale Temperatur,
Unter 36⁰ Untertemperatur.

Untertemperatur ist durch warmes Einpacken und durch Wärmevorrichtungen zu beheben. Der Patient ist bei Fieber genau zu beobachten und dem Arzt sind allfällige besondere Veränderungen zu melden (Hautveränderungen, Schluckbeschwerden, Husten usw.).

Tracheotomiebesteck

Die Tracheotomie, ein Einschnitt in die Luftröhre, ist ein operativer Eingriff, der aseptisches Arbeiten verlangt.

Das Tracheotomiebesteck besteht aus:

1 Skalpell	1 Dilatator
1 Bistouri	2 Pinzetten, anatomisch
1 Knopfmesser	2 Pinzetten, chirurgisch
2 Haken, stumpf	1 Hohlsonde
1 Zweizinker	1 Knopfsonde
5 Schieber	2 Scheren
1 Klemme	1 Nadelhalter

1 Membranenfänger, Nadeln, Seide, Narkosekorb, 1 Bolzen, 4 Kanülen, Reiter und BILLROTH-Lätzchen.

Das Tracheotomiebesteck soll immer trocken sterilisiert vorbereitet sein. Für die Narkose soll Äther, Chloroform und BILLROTH-Mischung in dunklen, graduierten Fläschchen zurechtstehen mit Narkosekorb, Zungenzange und Brechtasse. Die Menge der in den Narkose-Tropffläschchen vorhandenen Narkoseflüssigkeit wird bei Beginn der Narkose notiert. Die Kanülen werden vom Arzte vor Beginn der Operation ausgewählt.

Ein tracheotomierter Patient atmet nur durch die Kanüle, daher ist eventuell verabreichter Sauerstoff nicht zum Mund, sondern zur Kanüle zu führen. Das nach der Operation reichlich abgesonderte Sekret muß von der Schwester vorsichtig abgetupft werden; die innere Kanüle hat die Schwester je nach der Sekretabsonderung stündlich oder zweistündlich herauszunehmen, unter fließendem Wasser mit einer Gänsefeder zu reinigen und mit einem sterilen Tupfer zu trocknen. Beim Kanülenwechsel muß recht sanft und leicht vorgegangen werden, da jede Bewegung sehr schmerzhaft ist. Die Ernährung des tracheotomierten Patienten muß vorsichtig durchgeführt werden. Man verabreicht Speisen von dünnbreiiger Konsistenz in kleineren Mengen, da der Schluckakt Beschwerden macht.

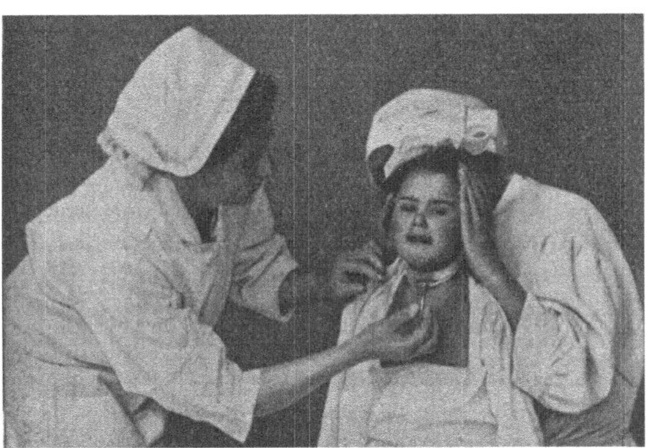

Abb. 73. Kanülenwechsel bei einem tracheotomierten Kinde

Vorbereitung zur Tracheotomie: Steriles Tracheotomiebesteck, Narkose, sterile Mäntel, Hauben, Kompressen, Sauerstoffapparat, Kampferinjektion, Intubationsbesteck, Operationstisch, Genickrolle.

Tropfklysma

Das Tropfklysma wird bei Patienten verordnet, wenn die Zuführung einer größeren Menge Flüssigkeit durch den Mund nicht möglich ist. Da die zugeführte Wassermenge vom Darm aufgesaugt werden soll, muß der Darm entleert sein und die Zuführung der Flüssigkeit muß langsam erfolgen. Man hat also vor jedem Klysma, das aufgesaugt werden soll, ein Reinigungsklysma zu geben. Zugeführt wird physiologische Kochsalzlösung von Körperwärme, aus einem graduierten Glasbehälter, der in einen Thermobehälter mit Aufhängevorrichtung kommt, da die Flüssigkeit stundenlang warm bleiben muß. An den Schlauch des irrigatorähnlichen Tropfklysmaapparates gibt man einen Glasansatz, der sich auf größere und kleinere Tropfen einstellen läßt. Der Glastropfhahn soll am Schlauch senkrecht hängend angebracht werden, so daß man die Tropfen, ohne den Patienten abdecken zu müssen, zählen kann (pro Minute 15 bis 20 Tropfen). Ein genügend langer Schlauch führt bis zum

Anus des Patienten und ein kleines Glasrohr stellt die Verbindung zwischen dem eingeführten Darmrohr und dem Tropfklysmaapparat her. Das Darmrohr wird mit Heftpflaster an der Gesäßgegend befestigt. Den Patienten in linke Seitenlage legen und mit Wärmeflaschen versehen! **Vorbereitung:** Reinigungsklysma, Tropfklysmaapparat, Darmrohr und warme Kochsalzlösung.

Tuberkulin (s. Alttuberkulin)

Tuberkulinreaktion (Kutanreaktion nach Pirquet, s. S. 152)

Die Tuberkulinreaktion ist nach 48 Stunden abzulesen. Die mittlere Stelle dient zum Vergleich. Sind die beiden äußeren im Verhältnis zur mittleren Stelle verändert, dann ist die Reaktion positiv. Die Messung erfolgt in Millimeter mit einem Glasmeßstäbchen. Die Aufzeichnung geschieht in folgender Art:

erste Zahl, Messung in der Längsrichtung des Armes,
zweite Zahl, Messung in der Querrichtung,
⌒ (über der Zahl) Infiltrat stark geschwollen,
∼ „   „   „   geringe Schwellung,
— „   „   „   nicht tastbar,
⌣ (unter der Zahl) sehr starke Rötung,
∼ „   „   „   geringe Rötung,
— „   „   „   keine Rötung.

So würde z. B. eine stark gerötete Reaktion mit geringer Schwellung 16 : 15 bezeichnet werden.

Umschläge (s. Heißer Umschlag, Dunstumschlag, Burow-Umschlag, Breiumschlag, Alkoholumschlag, Eisumschlag, Sublimatumschlag)

Untersuchung des Kindes

Aufgabe der Schwester ist es, das Kind für die ärztlichen Untersuchungen in die entsprechende Lage zu bringen und zu fixieren, um dem Arzt die Arbeit zu erleichtern. Die Schwester muß zunächst für genügende Beleuchtung sorgen.

Die Herzuntersuchung erfordert, daß der Patient sehr ruhig liegt, zeitweise nicht atmet.

Lungenuntersuchungen werden am besten in sitzender Stellung vorgenommen. Die Schwester hat zu achten, daß der Patient mit gekrümmtem Rücken und nach vorne geneigtem Kopfe sitzt und tief atmet.

Bei Untersuchung der Bauchorgane muß das Kind durch Hinaufdrängen der Beine und tiefes Atmen zur Entspannung der Bauchmuskulatur gebracht werden.

Während der Arzt Sehnen- und Nervenreflexe prüft, ist das Kind durch Fragen oder Spiel abzulenken.

Zur Racheninspektion werden kleinere Kinder auf den rechten Arm genommen, beide Hände fixiert. Sehr unruhige Patienten nimmt die Schwester auf den Schoß, hält die Beine des Kindes mit ihren Knien fest und zieht beide Arme stramm nach abwärts.

Uringewinnung beim Säugling

Beim Säugling bereitet die Gewinnung des Urins in der Regel Schwierigkeiten, sie ist aber ebenso wichtig wie beim älteren Kind, welches schon auf den Topf gehen kann.

Besonders wichtig ist die Gewinnung und Untersuchung des Harns bei dem Verdacht auf das Bestehen einer Blasen- oder Nierenerkrankung. Bei Knaben kann eine Eprouvette mittels Heftpflasterstreifens an den Penis befestigt werden, bei Mädchen wird ein sogenannter ERLENMEYER-Kolben ebenfalls durch Heftpflaster über der Vulva befestigt. In das Heftpflaster wird ein Loch geschnitten, durch das man den Hals des Kolbens durchzieht.

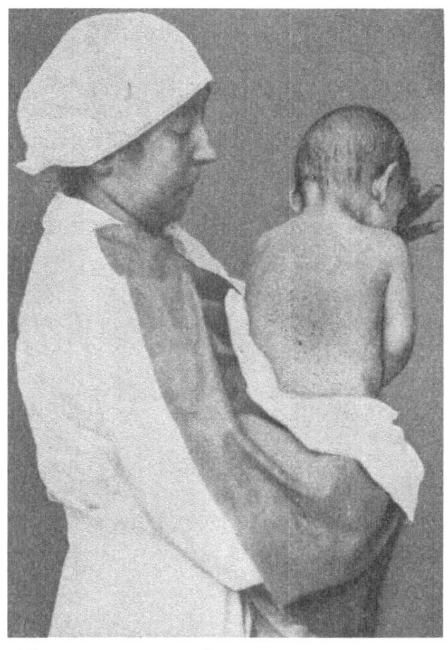

Abb. 74. Haltung des Kindes für Lungenuntersuchung

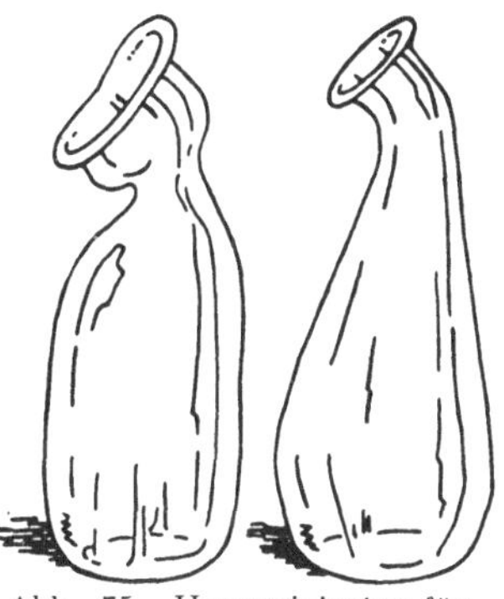

Abb. 75. Harnrezipienten für weibl. und männl. Säuglinge

Man achte darauf, daß das Heftpflaster nicht über die Afteröffnung reicht. Es gibt auch eigene Harnrezipienten (s. Abb. 26) für männliche und weibliche Säuglinge. Um keine Unreinlichkeit in den aufgefangenen Harn gelangen zu lassen, wird der Säugling vor dem Anlegen des Harnglases weder eingepudert noch eingefettet, das Genitale besonders gewaschen, vor die Analöffnung ein Watte-

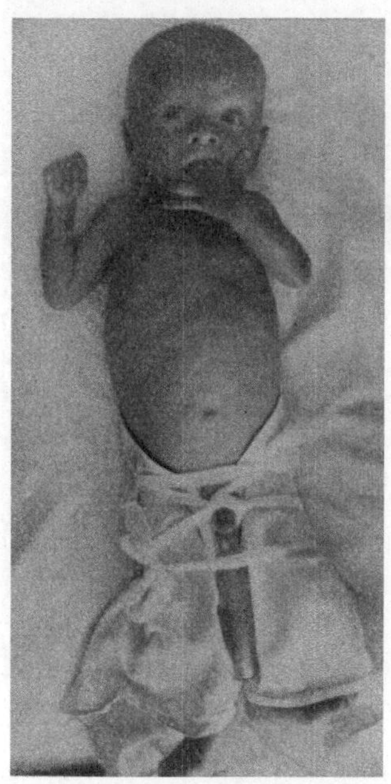

Abb. 76. Befestigung des Harnrezipienten bei einem Knaben

bausch gelegt. Eine Dreieckwindel wird so um die Beine geschlagen, daß dieselben das Glas nicht berühren und nun der Harnrezipient mit vier Bändchen festgebunden, zwei werden um die Oberschenkel und zwei um die Hüften befestigt. Damit der Urin durch Bewegung der Beine nicht aus dem Glas gegossen wird, werden die Knie mit einer Windel zusammengebunden. Schräglagerung des Säuglings verhindert das Rückfließen des Harnes.

Die Schwester muß häufig nachsehen, ob schon Harn in dem Rezipienten ist, damit der Säugling nicht unnötig in dieser unbequemen Stellung verharren muß (s. Harnproben S. 225).

Urotropin

Urotropin (Hexamethylentetramin) ist ein weißes, in Wasser leicht lösliches Pulver von alkalischer Reaktion. Der Arzt pflegt Urotropin bei verschiedenen Blasenleiden in Mengen von 0,25 bis 0,5 g mehrmals täglich zu verordnen. Nach Einnahme des Pulvers läßt man stets reichlich Flüssigkeit nachtrinken. Die Schwester hat auf eventuell auftretende Nebenerscheinungen wie Leibschmerzen, Durchfälle, blutigen Harn zu achten.

Venensektion

Die Körperstelle für den Eingriff ist meist die Ellenbeuge, da an dieser Stelle die Vene oberflächlich liegt, also leicht erreichbar ist. Die Körperstelle wird mit einer ESMARCH-Binde so unterbunden, daß der Puls gerade noch fühlbar ist; dann Hautdesinfektion mit Jod.

Mit einem Skalpell wird die Haut durchschnitten, um die Vene bloßlegen zu können. Unter die Vene wird ein kleiner Glasstab geschoben. Nun wird mit einer Nadel in die Vene eingestochen, die ESMARCH-Binde gelockert und das Blut in einem sterilen Meßgefäß aufgefangen. Die entzogene Menge des Blutes wird manchmal durch eine gleich anschließende intravenöse Infusion von Kochsalzlösung ersetzt.

Vorbereitung zur Venensektion: Sterile Instrumente (Skalpell, Pinzetten, Glasstab, Tupferzange, Punktionsnadeln, Seide oder Klemmen), steriles Meßgefäß, sterile Tupfer, Binde, ESMARCH-Schlauch, Jod, Äther, Watte und Verbandtasse.

Veneninfusion

Die Veneninfusion dient dazu, um einen Blutverlust rasch zu ersetzen oder um im Blute kreisende Gifte (Urämie) zu verdünnen.

Vorbereitung zur Veneninfusion: Sterile Instrumente (Skalpell, Pinzetten, Punktionsnadeln, Nadeln, Infusionsapparat oder 20 ccm Rekordspritze, Seide oder Klammern, Tupferzange, Glasstab), sterile Kochsalzlösung von 37⁰ C, sterile Tupfer, Binde, Jod, Äther, Watte und Verbandtasse (s. Infusion S. 228, Venenpunktion S. 266).

Verband

Ein Verband hat den Zweck zu bedecken oder zu befestigen.

Wir teilen die Verbände ein: Dem Zweck entsprechend in Schutz-, Zug-, Druck-, Dauerverband; der Körperstelle nach, wo der Verband angelegt werden soll, in Arm-, Kopf-, Fuß-, Handverband usw.; dem Material nach in Gaze-, Gips-, Schienen-, Tuch- und Heftpflasterverband.

Der Schutzverband dient dazu, um die Wunde vor Verunreinigung zu schützen; man braucht dazu sterile Gaze, Watte und Binde.

Der Zug- oder Extensionsverband dient dazu, um deformierte Knochen in richtige Lage zu bringen. Gebraucht werden Heftpflaster, Extensionsvorrichtungen aller Art und Gewichte.

Der Druck- oder Kompressionsverband wird angewendet, um durch Ausübung eines Druckes auf Blutgefäße die Zirkulation zu hemmen und das Blut an der verletzten Stelle zur Gerinnung zu bringen. Man braucht dazu sterile Gaze und einen harten Gegenstand.

Der Dauerverband dient zur Ruhigstellung gebrochener Knochen. Benötigt werden Gipsbinden und Watte.

Verbandstoffe

Sie haben den Zweck, Wunden vor Verunreinigung zu schützen und eventuelle Absonderungen aufzunehmen. Stoffe, die wir zur Wundbehandlung verwenden, müssen aufsaugungsfähig, weich und schmiegsam sein und vor allem frei von Krankheitskeimen, also steril. Stoffe, die diese Fähigkeiten haben, sind lockeres Baumwollgewebe, Mull, Gaze oder Kalikot, welche Stoffe als Rollen von breiten oder schmalen Streifen, Binden genannt, in den Handel kommen. Kleine, viereckige Flecke legt man zu **Tupfern**, größere zu **Krüllgaze**, die man zum Aufsaugen und Bedecken der Wunden verwendet, während die **Binde** zum Fixieren von Tupfer und Krüllgaze dient. **Watte**, weiße und graue, entfettete und nicht entfettete, soll man nie direkt auf Wunden legen, sondern sie nur zum Auspolstern oder zur Reinigung der Umgebung der Wunde verwenden. Alle Verbandstoffe, die mit Wunden direkt in Verbindung kommen, müssen keimfrei, steril sein. Man legt den Verbandstoff, in verschiedener Art gelegt, in **Nickelkassetten** und setzt dieselben trockener Hitze oder Dampf bis zu 120⁰ C durch ½ Stunde aus. Meist sind mit dieser außerordentlich verantwortlichen Arbeit der „Sterilisation" im Dienst sehr erprobte Personen betraut. An allen sterilisierten Gegenständen soll das Datum der Sterilisation ersichtlich sein. So lange der Behälter der sterilen Stoffe nicht offen war, ist derselbe keimfrei, nach längerem Offensein können Bakterien aus der Luft hineingefallen sein und kann er dann nicht mehr als keimfrei gelten.

Vergiftungen

Bei Vergiftungen durch Säuren (Salpetersäure, Salzsäure) verwendet man als Gegenmittel laugenartige Flüssigkeiten in großen Mengen (in viel Wasser aufgeschwemmte Kreide).

Bei Vergiftungen durch Laugen gibt man als Gegenmittel Essigsäure oder Zitronensäure, mit Wasser verdünnt.

Als Gegenmittel bei Vergiftungen mit Lysol oder Sublimat gibt man Eiweißwasser, Zuckerwasser oder Milch.

Bei Vergiftungen mit Arsen läßt man sofort aus der Apotheke „Gegenmittel gegen Arsen" holen.

Bei Vergiftungen mit betäubenden Mitteln, wie Morphium oder Opium werden Brechmittel, wie lauwarmes Wasser oder Öl gegeben, dann stark anregende Mittel wie Kaffee; kalte Waschungen, Einläufe mit kaltem Essigwasser werden gemacht oder Senfteige aufgelegt, die Patienten in frischer Luft herumgeführt und bei eventuellem Atemstillstand künstliche Atmung gemacht.

Bei jeder Art von Vergiftung ist dem Arzt sofort die mutmaßliche Art der Vergiftung mitzuteilen, damit der Arzt die notwendigen Gegenmittel mitbringt. Für eine Magenspülung ist vorzubereiten. Bis zur Ankunft des Arztes trachte man durch Einflößen großer Mengen lauwarmen Wassers Erbrechen herbeizuführen. Reste des genommenen Giftes und das Erbrochene sind stets aufzuheben.

Vorgeschichte (Anamnese)

Die Aufnahme der Vorgeschichte (Anamnese) wird zwar in der Regel vom Arzt durchgeführt; häufig kommt aber auch die Schwester in die Lage, besonders, wenn sie in einem Kinderambulatorium beschäftigt ist, die Anamnese aufzunehmen. Deshalb erscheint es wichtig, daß die Schwester über den Gang der Aufnahme der Krankenvorgeschichte orientiert ist und die einzelnen Fragen an die Angehörigen des Kindes in systematischer Weise stellt. In folgendem werden die einzelnen Fragen, die bei der Aufnahme der Vorgeschichte gestellt werden, ausgeführt.

1. Zuerst wird nach der Geburt gefragt. Bei diesem Punkte kann es z. B. bedeutungsvoll sein, wenn die Angabe gemacht wird, daß das erkrankte Kind zu früh zur Welt gekommen ist. (Ursache der Frühgeburt?) Auch wenn wir hören, daß es sich um eine schwere Zangengeburt gehandelt hat, wird der Arzt auf diese Tatsache in vielen Fällen Wert legen. Geburtsgewicht und Geburtslänge werden erfragt.

2. Die zweite Frage erstreckt sich auf die Ernährung. Es wird gefragt, ob das Kind an der Brust oder künstlich genährt wurde oder in der Kost war; wie oft es angelegt wurde, wie lange es an der Brust getrunken hat, bzw. bei künstlicher Ernährung festgestellt, was es zu essen oder zu trinken bekommen hat und wie die Milchmischungen zubereitet wurden, wie groß die Zahl der Mahlzeiten war und ob wirklich alles Angebotene genommen wurde. Diese Frage hat insbesondere für die vielgestaltigen Erkrankungen der Säuglinge Bedeutung.

3. Die dritte Frage erstreckt sich auf die Entwicklung. Es wird nach dem Auftreten der Zähne gefragt, nach der Anzahl der Zähne, wann das Laufen und Sprechen erlernt wurde. Wir wissen, daß die Zahnung bei gesunden Kindern gesetzmäßig erfolgt und ebenso, daß Laufen und Sprechen zu bestimmten Zeiten beginnen. Wenn wir feststellen, daß ein 12 Monate altes Kind erst zwei Zähne hat, kann diese

ALLGEMEINES KRANKENHAUS IN WIEN

Prot.-Nr. ....   Archiv-Nr. ....

KINDERKLINIK

aufgenommen am .... 19 ....

Abteilung: ....

entlassen am .... 19 ....
        (geheilt, gebessert, ungeheilt, gestorben, transferiert)

Vor- und Zuname: ....

Alter: .... **Religion:** ....

Name, Stand und Wohnung der Angehörigen:

....

....

Tag und Ort der Geburt: ....

Zuständigkeitsort: ....

Vorgeschichte: 1. Geburt (wievielte? rechtzeitig? normal?)
2. Ernährung (Brust? künstlich? zu Hause oder in Kost?).
3. Entwicklung (Zähne, Laufen, Sprechen). 4. Frühere Erkrankungen: Masern, Scharlach, Diphtherie, Keuchhusten, Schaf-
blattern, Impfung. Welche anderen Krankheiten? 5. Gegen-
wärtige Erkrankung (Datum des Beginnes, bisherige Erscheinungen). 6. Familien- und Wohnungsverhältnisse (Anzahl der
Geburten, Krankheiten der anderen Kinder und Angehörigen,
                Blutsverwandtschaft).

....

Unterschrift des Verfassers der Anamnese

Tatsache eine große Bedeutung haben. Wir haben bereits gehört, daß besonders bei Rachitis der Zahndurchbruch verspätet und unregelmäßig erfolgt. Die nächsten Fragen erstrecken sich auf die geistige Entwicklung des Kindes.

4. Hierauf erkundigen wir uns nach früheren Erkrankungen. Wir fragen, ob das Kind Masern, Scharlach, Diphtherie usw. gehabt hat, ob es geimpft ist und welche anderen Krankheiten durchgemacht wurden.

5. Die nächste Frage wird nach der gegenwärtigen Erkrankung gestellt. Es wird gefragt, wann die Erkrankung begonnen hat, welche Erscheinungen an dem erkrankten Kind beobachtet wurden, ob Fieber bestanden hat, worüber das Kind besonders klagt und was der Mutter oder den Angehörigen aufgefallen ist. Appetit, Erbrechen, Stuhl.

6. Schließlich erkundigen wir uns nach den Familien- und Wohnungsverhältnissen. Wir fragen, ob und wie viele Geschwister noch da sind, ob Geschwister gestorben sind und an welchen Krankheiten dieselben starben. Wenn wir hören, daß mehrere Kinder an Tuberkulose starben, so kann diese Tatsache für den Arzt bei der Beurteilung des gegenwärtigen Krankheitszustandes von großer Bedeutung sein. Wir fragen weiter nach den Gesundheitsverhältnissen der Eltern, besonders, ob tuberkulöse Erkrankungen bei diesen oder auch bei den Großeltern oder bei den Geschwistern der Eltern vorgekommen sind; und ob etwa Blutsverwandtschaft zwischen den Eltern besteht. Auch nach den Wohnungsverhältnissen sollen wir uns bei dieser Gelegenheit erkundigen, da der Arzt seine Ratschläge natürlich ganz anders erteilen wird, wenn er hört, daß das erkrankte Kind mit sechs anderen Personen in einem kleinen, dunklen, feuchten Raum zusammengepfercht ist, als wenn die Anamnese ergibt, daß die Wohnungs- und materiellen Verhältnisse der Eltern sehr günstige sind.

Beispiel:

1. Zweite Geburt, rechtzeitig, normal. I. Frauenklinik, Geburtsgewicht 3100 g, Geburtslänge 50 cm.

2. Zwei Monate Brust, dann wegen eitriger Brustdrüsenentzündung der Mutter abgestillt und künstlich ernährt: $^1/_2$ l Milch, $^1/_8$ l Wasser, 8 Würfel Zucker täglich in sechs Mahlzeiten, mit dem Sauger immer gut ausgetrunken.

3. Lacht, versucht den Kopf zu heben.

4. Eine Woche nach der Geburt Nabeleiterung durch zehn Tage
   hindurch.
5. Seit einer Woche täglich 4 bis 5 dünnbreiige, schleimige Stühle,
   pressendes geronnenes Erbrechen eine Stunde nach jeder
   Mahlzeit. Schlechterer Appetit, unruhiger Schlaf. In der
   letzten Woche Gewichtsabnahme um 300 g. Normale Temperatur.
6. Zwei Geburten, eine vierjährige Schwester gesund. Vater
   28 Jahre alt, gesund. Mutter 24 Jahre alt, seit einer eitrigen
   Brustdrüsenentzündung immer kränklich. Keine Blutsverwandtschaft der Eltern. Wohnung, bestehend aus Zimmer
   und Küche, licht und trocken, von den Eltern und den zwei
   Kindern bewohnt.

Wärmekasten nach Nobel

Das Kind liegt nackt im Wärmekasten, der Kopf befindet sich
außerhalb desselben. Um den Hals wird eine in Verbandzeug ge-
wickelte Rolle aus Watte gebunden. Die Temperatur des Kastens

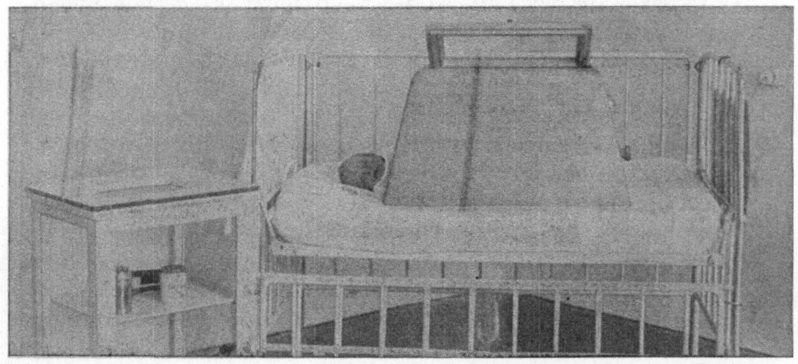

Abb. 77. Wärmekasten für frühgeborene Kinder

und die des Kindes werden alle sechs Stunden notiert. Um eine
Körpertemperatur zwischen 36° und 37° C zu erzielen, ist für gewöhnlich eine Kastenwärme von 38° bis 40° C nötig; ist die Temperatur des Kindes nahe an 37° C, so ist der Kasten kühler zu halten. Die Regulierung erfolgt durch Öffnen und Schließen des
Fensters. Zur täglichen Morgenreinigung wird der Kasten abgehoben, um das Bett in Ordnung zu bringen. Die Messung der
Temperatur und die Reinigung des Kindes nach Stuhl und Harn

geschieht durch das Fenster des Kastens. Auch zur Nahrungsdarreichung wird der Kasten nicht weggenommen, da sich der
Mund außerhalb des Kastens befindet.

Wärmezufuhr

Wärme erweitert die Blutgefäße und löst infolgedessen eine
bessere Durchblutung aus, daher die mannigfache Verwendung
von Wärme am Krankenbett. In erster Linie beim Neugeborenen
oder zu früh Geborenen, dessen Wärmeregulierung noch gar nicht
oder schlecht funktioniert oder bei Schwerkranken, deren Blutzirkulation schwach oder träge ist; bei allen entzündlichen Prozessen, wo eine reichlichere Durchblutung an Ort und Stelle ge-
wünscht wird. Überall hilft uns die Wärme, die wir auf vorsichtige Art und Weise dem Körper zuführen sollen. Wir unterscheiden
eine direkte und eine indirekte Wärmezufuhr. Erstere besteht im
Auflegen der Wärmespender, wie Thermophore, Leinsamensäck-
chen, heiße Umschläge; letztere in Erwärmung der Umgebung
des Bettes, der Kleider, der Luft durch Ziegelsteine oder Wärmeflaschen. Bei jeder Art von Wärmeanwendung hat man alle
Vorschriften genau einzuhalten, und jede Verbrennung zu vermeiden. Alle Wärmespender, gleichviel welcher Art, müssen
auf Dichtheit und Verschluß geprüft und mittels mehrfach zu-
sammengelegter Tücher isoliert werden. Wärmeflaschen sollen
nie mit kochendem, sondern nur mit 70° C warmem Wasser gefüllt werden. Bei Thermophoren ist die auf diesen vorgeschriebene
Kochzeit einzuhalten. Heiße Tücher (nach Operationen) sollen
beim Anwärmen so gefaltet werden, wie man sie auf den Körper
legt, sonst verliert man beim Anlegen zu viel Wärme. In der
Familienpflege dienen meist Ziegelsteine oder Sandsäcke zum
Anwärmen des Bettes.

Wenn kein Wärmekasten zur Verfügung steht, so verhindert
man das Auskühlen der Frühgeburt, indem man die Zimmertemperatur auf 22° C hält und die Kleidung aus Watte herstellt,
wobei auch der Kopf der Frühgeburt in eine Wattehaube
zu kommen hat. Außerdem umgibt man das Kissen, in das die
Frühgeburt gewickelt ist, mit gut eingewickelten Wärmeflaschen.
Beim Wickeln ist angewärmte Wäsche zu verwenden und zu achten,
daß die Frühgeburt nicht unbedeckt liegt.

Wasserkissen

Wasserkissen sind meist viereckige Gummibeutel, die die
Größe eines Matratzendrittels haben. An einem schlauchförmigen

Endstück ist eine Öffnung mit einer Schraube angebracht, durch die man das Kissen füllen und entleeren kann. Das Wasserkissen soll mit 37⁰ C warmem Wasser so weit gefüllt werden, daß man beim Aufstützen den Boden des Wasserkissens mit den Ellbogen nicht durchfühlt. Ehe man das gefüllte Wasserkissen in das Bett des Kranken gibt, überzeugt man sich genau, ob Ventil und Kissen intakt sind. Das Wasserkissen muß mit einem Leintuch bespannt werden und soll nie mit dem bloßen Körper in Berührung kommen. Das Wasserkissen wird durch Waschen mit 1%iger Seifenlösung und Waschel desinfiziert, hierauf wird es abgespült, gut getrocknet und gerollt aufbewahrt. Bei seltenem Gebrauch sollen Gummistoffe leicht eingefettet werden, um das „Brüchigwerden" zu verhindern (s. Dekubitus S. 209).

Wassermann

Die WASSERMANNsche Blutprobe wird zur Diagnosenstellung gemacht. Der Arzt braucht dazu eine kleine Menge Blut, die von einer leicht zugänglichen Vene (Säugling Kopf, Erwachsene Ellbeuge) entnommen wird.

Vorbereitung: Sterile Injektionsnadeln, sterile WASSERMANN-Eprouvetten (sehr kleine Eprouvetten), Watte, Benzin, Eitertasse, WASSERMANN-Protokollschein, sterile Tupfer, Binde (s. Lues S. 155).

Wattestäbchen

Wattestäbchen stellt man her, indem man an das Ende eines dünnen Stäbchens flach gelegte Watte festdreht. Dieses Watteende läßt man mit dem Medikament ansaugen, umrahmt die zu bepinselnde Stelle und trägt dann das Medikament auf. Gewisse Medikamente ruinieren die Wäsche, daher muß man mit ihnen vorsichtig umgehen und Watte oder einen undurchlässigen Stoff unterlegen. Der Patient darf die eingepinselte Körperstelle nicht eher bekleiden, ehe nicht das Medikament eingetrocknet ist.

Wasserstoffsuperoxyd ($H_2 O_2$)

Wasserstoffsuperoxyd ist eine dreiprozentige Lösung von H_2O_2 in Wasser. Es dient als Antiseptikum und schäumt infolge der Sauerstoffabgabe, wenn es mit Eiter in Berührung kommt. Es kommt zur Anwendung zum Gurgeln bei Halsentzündungen (ein Teil Wasserstoffsuperoxyd plus zwei Teile Wasser $= 1\%$), zur Ohrenbehandlung (ein Teil Wasserstoffsuperoxyd plus ein Teil Wasser $= 1^1/_2\%$), zur Wundbehandlung (3% Wasserstoffsuperoxyd). Ätzende Wirkung übt nur das 30%ige Wasserstoffsuperoxyd aus und kommt unter dem Namen „Perhydrol" in den Handel. Es wird auch in konzentrierter Lösung zur Behandlung von Wunden bei Tetanus verwendet. Wasserstoffsuperoxyd wird in dunklen Flaschen geliefert, da das Licht zersetzend wirkt. Die Flaschen müssen stets gut verkorkt sein und sollen nicht ganz gefüllt werden.

Wechselbäder

Wechselbäder werden bei Erfrierungen oder Lähmungen, meist als Teilbäder, verordnet. Man braucht hiezu zwei Badegefäße, dem zu badenden Körperteil angepaßt. Für Hände oder Füße gewöhnliche Waschschüsseln, für Arme längliche, schmale, für Beine tiefe, röhrenförmige Gefäße. Das eine Badegefäß enthält 40 grädiges, das andere 26 grädiges Wasser. Der Patient wechselt die Gefäße in Zwischenräumen von zwei bis drei Minuten und wiederholt dies etwa zehnmal. Man beginne immer mit dem warmen Bad und ende mit dem kalten.

Wechselbäder werden auch bei Atemstillständen der Frühgeburten angewendet, sie haben in diesem Falle den Zweck, durch thermischen und mechanischen Reiz auf das Atemzentrum einzuwirken. Aus einer Wanne mit 40 bis 42° heißem Wasser wird der nicht atmende Säugling herausgehoben, ganz kurz in der Nackengegend mit 10 bis 15° C warmem Wasser abgebraust und rasch wieder ins heiße Wasser gegeben. Je größer der Temperaturunterschied zwischen Bad und Brause, desto größer der Reiz.

Wickel

Wickel werden vom Arzt bei vielen fieberhaften Erkrankungen verordnet. Auf ein trockenes Tuch wird ein nasses, gut ausgewundenes Tuch gelegt. Das nasse Tuch wird rasch um den Körper geschlungen, das trockene herumgelegt und mit einer zusammengefalteten Windel festgebunden. Dieser Umschlag soll von der Achselhöhle bis zur Hüfte reichen. Der Wickel bleibt je nach Angabe des Arztes liegen. Beim Abnehmen wird die Haut gut abgetrocknet. Auf Zyanose und Kaltwerden der Füße ist besonders zu achten, eventuell der Wickel sofort abzunehmen. Um die Haut bei wiederholten Wickeln zu schonen, ist es gut, sie vorher mit Salbe etwas einzufetten. Auch ist darauf zu achten, daß Umschlagtücher und Umschlagwasser stets sauber sind. Um die Wirkung eines Wickels zu beurteilen, ist vorher und nachher die Körpertemperatur zu bestimmen (s. Senfwickel S. 258).

Zahnpflege

Die Zahnpflege bildet bei Kindern und Kranken einen Teil der Körperpflege und trägt viel zum Wohlbefinden des Patienten bei. Der Zahn besteht aus Wurzel, Hals und Krone. Die Zahnkrone ist mit Schmelz bedeckt, jener weißen Emailmasse, von deren glatter Oberfläche die Gesundheit und Schönheit des Zahnes abhängt.

Man erziehe die Kinder, sich mit einer weichen Zahnbürste und einem Desinfektionsmittel täglich die Zähne zu putzen.

Sachverzeichnis

Die Ernährung gesunder und kranker Kinder. Für Ärzte
und Studierende der Medizin. Von Universitäts-Professor **E. Nobel,**
o. Assistent der Universitäts-Kinderklinik in Wien, Universitäts-
Professor **C. Pirquet,** Vorstand der Universitäts-Kinderklinik in
Wien und Privatdozent **R. Wagner,** a. o. Assistent der Universitäts-Kinderklinik in Wien. Z w e i t e, völlig umgearbeitete Auflage.
Mit 78 Abbildungen und 5 Tabellen im Text und auf 2 Tafeln.
165 Seiten. 1928. RM 12,—, in Ganzleinen gebunden RM 13,50.

Kinderpflege. Von Professor Dr. **E. Nobel,** I. Assistent der Uni-
versitäts-Kinderklinik in Wien, und Professor Dr. **C. Pirquet,**
Vorstand der Universitäts-Kinderklinik in Wien. Unter Mitarbeit
von Oberschwester **Hedwig Birkner** und Lehrschwester **Paula Panzer.**
Mit 28 Textabbildungen und 2 farbigen Tafeln. 110 Seiten. 1927.
Steif broschiert RM 3,—, gebunden RM 4,—
Bei gleichzeitiger Abnahme von 10 Exemplaren broschiert je RM 2,70

Hieraus werden gesondert abgegeben:
**Tafeln zur Nahrungsverschreibung für gesunde Klein-
kinder.** Von **C. Pirquet.** In Umschlag, 8⁰ (gefalzt), enthaltend:
Tafel 1: Bestimmung der Nahrungsmenge (Speisen- und Milch-
mischung). Tafel 2: Verteilung der Nahrungsmengen. RM 1,—
Auf Karton aufgezogen, 4⁰. RM 1,20
Beide Tafeln werden nur zusammen abgegeben

Kinderküche. Ein Kochbuch nach dem Nemsystem. Bearbeitet
von **H. Birkner,** Oberschwester, **K. Freisteiner, G. Hansekowitz** und
P. Panzer, Lehrschwestern an der Universitäts-Kinderklinik in Wien.
Herausgegeben von Professor Dr. **E. Nobel,** I. Assistent, und
Professor Dr. **C. Pirquet,** Vorstand der Universitäts-Kinderklinik
in Wien. 190 Seiten. 1927.
Steif broschiert RM 5,30, in Leinen gebunden RM 6,25
Bei gleichzeitiger Abnahme von 10 Exemplaren broschiert je RM 4,80

Der Kraftwechsel des Kindes. Voraussetzungen, Beurteilung
und Ermittlung in der Praxis. Von Dr. **Egon Helmreich,** Assistent
an der Universitäts-Kinderklinik in Wien. Mit einem Vorwort
von Professor Dr. C. P i r q u e t, Vorstand der Universitäts-Kinderklinik in Wien. Mit 21 Textabbildungen und 18 Tabellen.
119 Seiten. 1927. RM 6,90

Lexikon der Ernährungskunde. Herausgegeben von Dr.
E. Mayerhofer, Professor an der Universität Zagreb, und Dr.
C. Pirquet, Professor an der Universität Wien. Abgeschlossen 1926.
Vollständig in 5 Lieferungen broschiert RM 53,20
(Die Lieferungen sind auch einzeln käuflich.)
Zusammen in einen Halblederband gebunden RM 62,—

Säuglingspflegefibel. Von Schwester **Antonie Zerwer,** unter Mitarbeit von Paul Kühl, Lehrer in Charlottenburg. Mit einem Vorwort von Professor Dr. Leo Langstein, Präsident des Kaiserin Auguste Victoria-Hauses. Neunte Auflage. (331. bis 385. Tausend.) Mit 39 Textabbildungen. 64 Seiten. 1928.
RM 0,75

20 Expl. je RM 0,70; 50 Expl. je RM 0,65; 100 Expl. je RM 0,60

Ernährung und Pflege des Säuglings. Ein Leitfaden für Mütter und zur Einführung für Pflegerinnen unter Zugrundelegung des Leitfadens von Pescatore. Von Dr. **Leo Langstein,** a. o. Professor der Kinderheilkunde an der Universität Berlin, Direktor des Kaiserin Auguste Victoria-Hauses, Reichsanstalt zur Bekämpfung der Säuglings- und Kleinkindersterblichkeit. Achte, vollständig umgearbeitete Auflage (108.—157. Tausend). IV, 88 Seiten. 1923. RM 1,20

20 Expl. je RM 1,10; 50 Expl. je RM 1,—; 100 Expl. je RM 0,90

System der Ernährung. Von Dr. **Clemens Pirquet,** o. ö. Professor für Kinderheilkunde und Vorstand der Universitäts-Kinderklinik in Wien.

Erster Teil. Vergriffen

Zweiter Teil. Mit Beiträgen von Professor Dr. B. Schick, Dozent Dr. E. Nobel und Professor Dr. F. von Gröer. Mit 48 Abbildungen. IV, 370 Seiten. 1919. RM 10,80

Dritter Teil. **Nemküche.** Mit Beiträgen von Schwester Johanna Dittrich, Schwester Marietta Lendl, Frau Rosa Miari und Schwester Paula Panzer. VIII, 194 Seiten. 1919. RM 6,—

Vierter Teil. Mit Beiträgen von Professor Dr. F. von Gröer, Dozent Dr. A. Hecht, Dozent Dr. E. Nobel, Professor Dr. B. Schick, Dr. R. Wagner und Dr. Th. Zillich. Mit 180 Abbildungen. IV, 415 Seiten. 1920. RM 10,80

Das Pirquetsche System der Ernährung. Für Ärzte und gebildete Laien dargestellt von Professor Dr. **B. Schick,** Assistent der Universitäts-Kinderklinik in Wien. Dritte Auflage. Mit 5 Abbildungen. IV, 49 Seiten. 1922. RM 1,50

Technischer Wegweiser für die Kinderpflege. Zum Gebrauch in Anstalten und in der Privatpflege. Von Dr. **B. de Rudder,** Oberarzt der Universitäts-Kinderklinik Würzburg. VI, 68 Seiten. 1926. RM 1,50, von 20 Exemplaren an je RM 1,20

Die kindliche Sexualität und ihre Bedeutung für Erziehung und ärztliche Praxis. Von Dr. **Josef K. Friedjung,** Privatdozent der Kinderheilkunde an der Universität Wien. II, 37 Seiten. (Sonderabdruck aus „Ergebnisse der inneren Medizin und Kinderheilkunde", Bd. 24.) 1923. RM 2,—

Die körperliche Erziehung des Kindes. Von **Hans Spitzy,**
a. o. Professor für Orthopädie an der Universität Wien. Z w e i t e,
vermehrte und umgearbeitete Auflage. Mit 177 Textabbildungen.
434 Seiten. 1926.   In Ganzleinen gebunden RM 16,50

Die geschlechtliche Aufklärung im Erziehungswerke. Ein
Wegweiser für Eltern, Erzieher und Ärzte. Von Dr. **Josef K.
Friedjung,** Universitätsdozent für Kinderheilkunde und Stadt-
schulrat von Wien. V i e r t e, verbesserte und erweiterte Auflage.
33 Seiten. 1926.   RM —,60

Medizinische Grundlagen der Heilpädagogik. Für Erzieher.
Lehrer, Richter und Fürsorgerinnen. Von Dr. **Erwin Lazar,** Regie-
rungsrat, Privatdozent für Kinderheilkunde an der Universität
Wien und Leiter der heilpädagogischen Abteilung der Universitäts-
Kinderklinik in Wien. 102 Seiten. 1925.   RM 3,90

Psychologie des Säuglings. Von Dr. **Siegfried Bernfeld,** Wien.
272 Seiten. 1925.   RM 12,—, in Ganzleinen gebunden RM 13,20

Über Psychologie und Psychopathologie des Kindes. Von
Dr. **Theodor Heller,** Direktor der Erziehungsanstalt Wien-Grinzing.
Z w e i t e, erweiterte Auflage. 63 Seiten. 1925.   RM 2,—

Über Psychologie und Psychopathologie des Jugendlichen.
Von Dr. **Theodor Heller,** Direktor der Erziehungsanstalt Wien-
Grinzing. 97 Seiten. 1927.   RM 3,60

Das Auge. Seine Schädigungen, ihre Verhütung und Bekämpfung.
Ein Ratgeber für Lehrer, Eltern und Erzieher. Von Professor
Dr. **Viktor Hanke,** Primararzt der Augenabteilung in der Krankenanstalt Rudolfstiftung, Wien. Mit 38, zum Teil farbigen Textabbildungen. 134 Seiten. 1927.   RM 4,80

Bei gleichzeitiger Abnahme von 10 Exemplaren je RM 4,35